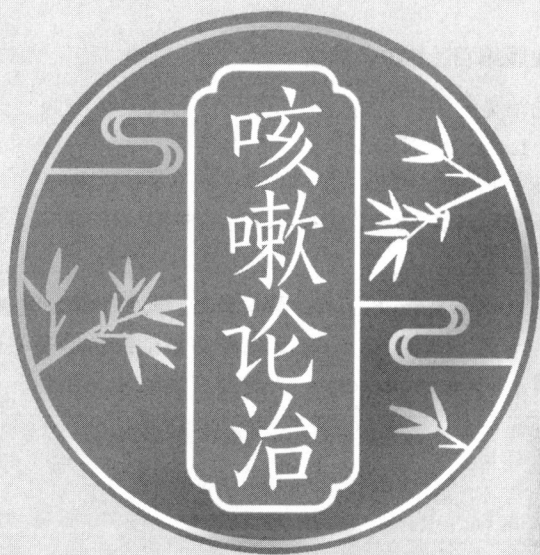

咳嗽论治

主　编　史利卿

副主编　孙增涛　张纾难　马建岭　季　坤

编　委（按姓氏笔画排序）：

于　洋　　王　颖　　王亚杰　　王丽云　　白逸晨　　刘　松
刘智霖　　李扭扭　　李佳珊　　李雅兰　　杨　凯　　宋　欢
范钰晗　　林　彬　　罗敬月　　罗景舒　　贾明月　　郭淑娟
董尚娟　　韩桂玲　　温绍惠

人民卫生出版社
·北京·

图书在版编目（CIP）数据

咳嗽论治 / 史利卿主编 . -- 北京 ： 人民卫生出版社，2025. 1. -- ISBN 978-7-117-37483-5

Ⅰ. R256.11

中国国家版本馆 CIP 数据核字第 20252XU681 号

人卫智网	www.ipmph.com	医学教育、学术、考试、健康，购书智慧智能综合服务平台
人卫官网	www.pmph.com	人卫官方资讯发布平台

咳嗽论治
Kesou Lunzhi

主　　编：史利卿

出版发行：人民卫生出版社（中继线 010-59780011）

地　　址：北京市朝阳区潘家园南里 19 号

邮　　编：100021

E - mail：pmph @ pmph.com

购书热线：010-59787592　010-59787584　010-65264830

印　　刷：北京汇林印务有限公司

经　　销：新华书店

开　　本：710×1000　1/16　　印张：15

字　　数：269 千字

版　　次：2025 年 1 月第 1 版

印　　次：2025 年 4 月第 1 次印刷

标准书号：ISBN 978-7-117-37483-5

定　　价：59.00 元

打击盗版举报电话：**010-59787491**　**E-mail**：**WQ @ pmph.com**

质量问题联系电话：**010-59787234**　**E-mail**：**zhiliang @ pmph.com**

数字融合服务电话：**4001118166**　**E-mail**：**zengzhi @ pmph.com**

前言

咳嗽是临床最常见的病证之一,病因复杂,常不易明确诊断,对患者的工作、学习和生活造成较为严重的影响。中医对咳嗽的认识历史悠久,自《黄帝内经》即设有专篇论述。此后,历代医家在咳嗽病因病机、证候特点、理法方药等诸多方面不断探索,积累了丰富的证治经验和大量有效方药。

近年来,国内外对咳嗽的研究不断深入,取得了许多新进展。2005 年我国首次发布了《咳嗽的诊断与治疗指南(草案)》,并于 2009 年、2015 年、2021 年相继修订完善,指南的内容包含了咳嗽定义、流行病学情况、发病机制、诊断流程、评估方法、检查手段及诊疗指导等多个层面。2015 版指南首次增加了中医相关内容。与此同时,中医同道也在围绕咳嗽不断探索,在咳嗽的病因病机、辨证分类及理法方药等方面开展深入研究,并取得了不少成果。2011 年中华中医药学会肺系病分会牵头制定了《咳嗽中医诊疗专家共识意见(2011 版)》,并在 2021 年进行了修订与完善,为咳嗽的临床诊疗和相关研究提供了重要参考。

本人协同团队持续开展咳嗽相关系列研究 20 余年,形成了专业的咳嗽研究团队,开设了咳嗽专病门诊,搭建了基础研究平台,建立了近万例的咳嗽专病病例数据库,所在单位成为"中国咳嗽联盟成员单位""全国慢性咳嗽亚专科建设成员单位"。在此基础上开展了咳嗽的病名认识、病因病机、证候规律、治法方药及药效机理等系列研究,在中医药咳嗽辨治方面取得一些创新认识和经验积累。相关研究获多项国家级、省部级课题资助。本人作为中医部分执笔专家之一,也参与了《咳嗽的诊断与治疗指南》(2015、2021 版)及《咳嗽中医诊疗专家共识意见》(2011 版、2021 版)的起草和修订工作。团队在咳嗽辨治方面的成果在相关指南及共识中均有体现。

基于对咳嗽中西医研究的系统总结和梳理,本团队携手呼吸领域专家共同编著了《咳嗽论治》一书。本书分为上、中、下三篇。上篇梳理古今认识,总结咳嗽的病因病机、证候特点、治法方药,并列举名医医案,以期展现中医辨治咳嗽的传承与发展。中篇围绕咳嗽病因,分列急性咳嗽、亚急性咳嗽、慢性咳嗽、难治性慢性咳嗽等不同类型咳嗽的中医辨证要点及中医诊疗方案,为临床提供参考。下篇则总结了中医药治疗咳嗽的研究方法和进展,探讨中药药效机理,为揭示中医药治疗咳嗽的科学内涵提供思路和方法。

在本书付梓之际,感谢编委会各位成员的辛苦付出及专业贡献。也特别感谢编辑老师们的精心指导,助力本书顺利出版。

本书涉及中西医多方面内容,受相关研究水平及编者能力所限,难免存在疏漏与不妥之处,诚请读者提出宝贵意见。

史利卿

2025 年 3 月

目录

上篇　咳嗽证因辨治

中篇　咳嗽分病论治

下篇 咳嗽现代研究

上篇　咳嗽证因辨治

第一章　咳嗽历史沿革

关于咳嗽，《黄帝内经》最早对其病因、病位、病机、证候、转归等进行了详细的论述，提出肺之变动为咳，五脏六腑的功能失调影响到肺系皆能导致咳嗽，如《素问·阴阳应象大论》云"肺生皮毛……在变动为咳"，《素问·咳论》云"五脏六腑皆令人咳，非独肺也"。历代对咳嗽的论述甚多，汉代张仲景在《伤寒论》中单独论"咳"者较少，"咳"为多种疾病的一个症状表现，结合六经辨证创制了桂枝加厚朴杏子汤、小青龙汤、真武汤、猪苓汤等；在《金匮要略》中则列有"咳嗽"专篇，对其病因病机、证治等进行了详细的论述，如《痰饮咳嗽病脉证并治》《肺痿肺痈咳嗽上气病脉证治》。至金代刘完素《素问病机气宜保命集·咳嗽论》指出"咳谓无痰而有声……嗽是无声而有痰"，但金代张元素《儒门事亲·嗽分六气毋拘以寒述》则云"嗽与咳，一证也"。后世多数医家认为"咳"与"嗽"为同一病证，无本质区别，将二者统称为"咳嗽"，不作区分；并从不同的病因病机角度对咳嗽进行了划分。明代张介宾在《景岳全书·杂证谟·咳嗽》总结咳嗽的特点，指出"咳嗽一证……止惟二证。何为二证？一曰外感，一曰内伤而尽之矣"，这一分类的思想影响深远，对临床辨证有指导意义。清代程国彭（字钟龄）《医学心悟》进一步总结咳嗽的外感、内伤的病因病机，提出"肺体属金，譬若钟然，钟非叩不鸣，风、寒、暑、湿、燥、火六淫之邪，自外击之则鸣；劳欲情志，饮食炙煿之火，自内攻之则亦鸣"，提示咳嗽是由于外来或内生的病邪犯于肺，肺脏受损而出现的一种病理反应。

一、春秋战国

春秋战国时期（公元前 770 年—前 221 年），中医学在临床治疗经验、理论知识总结、医学分科和职业医生的出现等方面，取得了显著的进步。此期间最为突出的医学成就为《黄帝内经》（简称《内经》）的问世，《内经》是具有丰富理论基础和临床医学实践的一本经典医学著作，为中医学术理论体系奠定了广阔的基础，对后世医学的发展起到了重要的推动作用。《难经》是在《内经》的基础上形成的又一中医学经典著作，它以问答解释疑难的形式来探讨和论述中医学理论,内容包括脉诊、经络、脏腑、阴阳、病因、病机、营卫、腧穴、针刺、病证等方面,对《内经》的理论既有继承又有新的发展。

"咳嗽"作为病名最早出现于《内经》。然而,在更早期的古籍也有关于咳嗽的记载,出现得更多的是"欬"(读 kài),至东汉《说文解字》对其解释为"欬"通"咳","逆气也"。《周礼·疾医》云"冬时有嗽上气疾",《说文解字》注曰:"嗽,欬也。上气,逆喘也……含吸之欲其下而气乃逆上是曰欬"。可见"欬"即为"咳",也提示气上逆是咳嗽的重要表现。《内经》涉及咳嗽的篇章较多,其中《素问》单列《咳论》一篇,从咳嗽的病因、病位、证候表现及治法治则等方面进行了系统的阐述,为后世医家认识、发展咳嗽奠定了基础。

《内经》在多个篇章中提到咳的病变脏腑在于肺脏,如《素问·阴阳应象大论》"西方……在脏为肺……在变动为咳,在窍为鼻",《素问·脏气法时论》"肺病者,喘咳逆气",《素问·宣明五气》"五气所病……肺为咳",《灵枢·九针论》"五脏气……肺主咳"。手太阴肺经连属于肺脏,与手阳明大肠经互为表里,手太阴肺经的病变常以咳喘为表现,在《灵枢·经脉》中有云"肺手太阴之脉……是动则病肺胀满,膨胀而喘咳……是主肺所生病者,咳上气,喘渴,烦心,胸满",《素问·五脏生成》云"咳嗽上气,厥在胸中,过在手阳明太阴",《素问·厥论》云"手太阴厥逆,虚满而咳,善呕沫,治主病者"。肺为五脏之华盖,为娇脏,不耐寒热,易感受外邪,《内经》多个篇章中对肺脏受邪后的表现或肺脏病变进行了详细的描述,《素问·刺热》"肺热病者,先淅然厥起毫毛,恶风寒,舌上黄身热。热争则喘咳",《素问·评热病论》"邪之所凑,其气必虚;阴虚者,阳必凑之……正偃而咳甚,上迫肺也",《素问·风论》"肺风之状,多汗恶风,色皏然白,时咳短气,昼日则差,暮则甚,诊在眉上,其色白",《灵枢·胀论》"夫胀者,皆在于脏腑之外,排脏腑而郭胸胁,胀皮肤,故命曰胀……肺胀者,虚满而喘咳",《灵枢·五癃津液别》"夫心系与肺,不能常举,乍上乍下,故咳而泣出矣"。

关于咳嗽的病位,《素问·咳论》明确提出了"五脏六腑皆令人咳,非独肺也",同时也指出了五脏咳、六腑咳的特征性表现。五脏咳分为肺咳、心咳、肝咳、脾咳、肾咳,其中"肺咳之状,咳而喘息有音,甚则唾血。心咳之状,咳则心痛,喉中介介如梗状,甚则咽肿喉痹。肝咳之状,咳则两胁下痛,甚则不可以转,转则两胠下满。脾咳之状,咳则右胁下痛,阴阴引肩背,甚则不可以动,动则咳剧。肾咳之状,咳则腰背相引而痛,甚则咳涎。"六腑咳则分为胃咳、胆咳、大肠咳、小肠咳、膀胱咳、三焦咳,"胃咳之状,咳而呕,呕甚则长虫出……胆咳之状,咳呕胆汁……大肠咳状,咳而遗矢……小肠咳状,咳而失气,气与咳俱失……膀胱咳状,咳而遗溺……三焦咳状,咳而腹满,不欲食饮。"

关于咳嗽的病因，《内经》可分为以下三部分：①外感因素，《素问·调经论》云"风雨之伤人也，先客于皮肤……寒湿之中人也，皮肤不收，肌肉坚紧，荣血泣，卫气去"。《素问·咳论》云"皮毛者肺之合也。皮毛先受邪气，邪气以从其合也。"又云"感于寒则受病，微则为咳"，可见六淫之邪可从皮毛而入，并且寒邪在咳嗽的发病中作用突出。②内伤因素，《素问·咳论》提到"寒饮食入胃，从肺脉上至于肺"，胃、肺之间病理上的联系主要还是依赖于经脉上的联系，在《灵枢·经脉》中有云"肺手太阴之脉起于中焦，下络大肠，还循胃口"，当饮食寒凉生冷后，寒饮邪气上犯于肺则肺寒。③内外因互相影响，《素问·咳论》又提到"肺寒则外内合，邪因而客之，则为肺咳"，体现了寒邪致咳是外来寒邪、内生寒饮共同作用于肺脏而产生的。《内经》提出了咳嗽的季节特点，如"五脏各以其时受病，非其时各传以与之……乘秋则肺先受邪，乘春则肝先受之，乘夏则心先受之，乘至阴则脾先受之，乘冬则肾先受之"，五时内应五脏，各时段有不同的主气，邪气先犯主脏，后传于肺故发作咳嗽。《内经》对咳嗽病机演变规律进行阐述，认为"五脏之久咳，乃移于六腑"提示五脏与六腑之间表里相应、相互影响的关系，而久咳主要责之于肺、胃，即"久咳……此皆聚于胃，关于肺"。

关于咳嗽的论治，《素问·咳论》提出"治脏者治其俞，治腑者治其合，浮肿者治其经"。《灵枢·本输》云"凡刺之道，必通十二经络之所终始，络脉之所别处，五俞之所留，六腑之所与合，四时之所出入，五脏之所溜处，阔数之度，浅深之状，高下所至"。咳嗽的治疗当分辨所病之脏腑，五脏咳取穴以俞穴为主，六腑咳则取合穴，咳嗽而伴见浮肿者取经穴，但尚未确立治咳方药。

《难经》一书言及咳嗽者仅见于"五十六难"中，有云"肝之积名曰肥气，在左胁下，如覆杯，有头足。久不愈，令人发咳逆，痎疟，连岁不已。以季夏戊己日得之。"清代黄元御对此注解到"肝位在左胁，肝胆同气，咳逆，胆火逆刑肺金也"，这也体现了《素问·咳论》"五脏六腑皆令人咳"的思想，现代医家认为肝积的表现与肝炎、肝硬化症、肝癌等疾病相似，会出现呼吸困难、咳喘等肺系症状。

综上所述，春秋战国时期出现的《内经》一书作为中医学的奠基之作，它对咳嗽的论述颇为翔实，从病因、病机、证候表现及治则等方面对咳嗽进行总结，它提出的"五脏六腑皆令人咳，非独肺也""聚于胃，关于肺"等病机认识深刻地影响了后世医家对咳嗽的认识。现代医学中提出咳嗽的发生有部分原因是源于非呼吸系统疾病，如胃食管反流性疾病、药物相关性咳嗽、心因性咳嗽等。

二、秦汉

秦汉时期（公元前221年—220年）开始出现早期医家诊治疾病的记载，张仲景《伤寒杂病论》的问世为中医理法方药体系的建立奠定了基础，《中藏经》开创了"虚实寒热生死逆顺"的八纲辨证先河。尽管这一时期专门论述咳嗽者不多，但《伤寒杂病论》对咳嗽相关的疾病、证候及病机认识一直影响至今，其中出现的很多经典方剂如麻黄汤、桂枝汤、小青龙汤等在现代临床实践及研究中也多有应用。

在《伤寒论》中，"咳"或"欬"作为症状出现，小青龙汤证指出"伤寒表不解，心下有水气，干呕发热而咳……小青龙汤主之"。小柴胡汤证指出咳嗽是其中的一个或见症，"伤寒五六日中风，往来寒热，胸胁苦满，嘿嘿不欲饮食，心烦喜呕……或咳者……小柴胡汤主之"，"若咳者，去人参、大枣、生姜，加五味子半升，干姜二两"。真武汤证"少阴病……腹痛，小便不利，四肢沉重疼痛，自下利者，此为有水气，其人或咳……真武汤主之"，"若咳者，加五味子半升，细辛一两，干姜一两"。四逆散方证云"少阴病，四逆，其人或咳或悸……四逆散主之"，"咳者，加五味子、干姜各五分"。猪苓汤方证云"少阴病，下利六七日，咳而呕渴，心烦不得眠者，猪苓汤主之"。

《金匮要略》指出了咳嗽可作为某一症状出现在肺痿、肺痈、肺胀、痰饮、悬饮、支饮等疾病中，并论述了疾病的不同病因病机及相应的治则，共载处方23首。尽管都会出现咳嗽的症状，但是不同疾病会有其较为突出的特征，如肺痿以"吐涎沫"或"多涎唾""脉数虚"为主要表现，肺痈则表现为"咳即胸中隐隐痛，脉反滑数……咳唾脓血"，肺胀以"咳逆上气"为主症，悬饮为"咳唾引痛"，支饮为"咳逆倚息……短气不得卧，其形如肿"。在病因病机上，各病有所不同，肺痿由于疾病性质或加汗、吐、下法失宜所致，"重亡津液"肺脏失养，若因肺中冷者则见"吐涎沫而不咳者，其人不渴，必遗尿，小便数……必眩，多涎唾"，若因肺中虚热者见到"大逆上气，咽喉不利，止逆下气"。肺痈则在不同时期呈现不同的病机特点，依次经历"寸口脉微而数……微则汗出，数则恶寒""风中于卫……热过于荣""热伤血脉，风舍于肺，其人则咳，口干喘满，咽燥不渴，时唾浊沫，时时振寒""热之所过，血为之凝滞，蓄结痈脓，吐如米粥"等阶段。肺胀往往从体征或其他症状上进行疾病的区分，"其人喘，目如脱状，脉浮大者""烦躁而喘，脉浮者，心下有水"，肺气壅塞不能宣通故喘甚。悬饮为"饮后水流在胁下"，支饮为饮留胸膈上迫于肺。治疗方面，张仲景创新性地提出"病痰饮者，当以温药和之"，并创制了诸多有效方剂如肺痿虚寒证予甘草干姜汤，虚热证予麦门冬汤，"心下有水气"予小青龙汤或苓桂术甘汤,肺痈脓已成予桔梗汤,悬饮予十枣汤,支饮予葶苈大枣泻肺汤等。

《中藏经》继承了《内经》五脏咳、六腑咳与《难经》肝积致咳的认识。《论肺脏虚实寒热生死逆顺脉证之法》一篇提出"凡虚实寒热,则皆使人喘嗽",《论大肠虚实寒热生死逆顺脉证之法》篇有云"(大肠)虚则喜满,喘咳,而喉咽中如核妨矣",这体现了肺与大肠相表里,病理上相互联系,肺为娇脏,肺伤则病咳喘,肺病日久可传于大肠致肺肠同病。《论肾虚实寒热生死逆顺脉证之法》篇云"肾病腹大胫肿,喘咳身重,寝汗出,憎风,虚则胸中痛,大腹小腹痛,清厥意不乐也……喉中鸣,坐而喘咳,唾血出,亦为肾虚,寒气欲绝也",是较早地对肾脏虚损致水饮内停引起咳喘的论述。此外,在《难经》提出"三焦者,水谷之道路,气之所终始也"后,《中藏经》进一步详细论述了三焦的作用及其分类,其中也提到"中焦实热,则上下不通,腹胀而喘咳,下气不上,上气不下,关格而不通也"。《论水肿脉证生死候》篇又云"(肾脏)水者,肾之制也……三焦壅塞,荣卫闭格,血气不从,虚实交变,水随气流,故为水病……(水病)有因嗽而发者……白水者,其根起于肺,其状先从脚肿而上,气喘嗽也。"《中藏经》在后世的发展中逐渐形成了肾主水、三焦为水液运行的通道等理论,也使补肾、治水饮以止咳喘的思想得到了坚实的理论支撑。

由清朝徐沛撰写的《华佗神方大全》中收集了诸多华佗治疗咳嗽的方药,列有《治伤寒咳嗽神方》《治咳嗽神方》《治新久咳神方》《治积年久咳神方》《治热咳神方》《治冷咳神方》《治干咳神方》《治咳嗽有痰神方》《治咳嗽脓血神方》《治咳嗽唾血神方》《治老年咳嗽神方》《治肺热兼咳神方》《治肺热咳痰神方》《治肺虚咳嗽神方》,总结发现华佗对于咳嗽的认识借鉴了张仲景《伤寒杂病论》肺痈、肺痿、肺胀的相关认识,治疗上也有一定的相似性,但他也对咳嗽进行了细分,按照病因病机及症状特点明确提出了"五嗽"的认识,将其分为"上气嗽、饮嗽、燥嗽、冷嗽、邪嗽"。

秦汉时期也出现了我国最早的儿科学专著《颅囟经》。由于小儿脏腑生理、病理上的不同,对咳嗽的认识有所不同,如《颅囟经·疳痢证治》"治孩子疳劳,肺气热咳嗽,四肢渐瘦,心肺干",认为小儿肺脏有热,久则损伤心肝,可表现出疳积、消瘦、咳嗽等。

综上可知,张仲景对于由外感引起咳嗽的认识更重视寒邪、水饮等,而在内伤杂病致咳时首先分辨疾病,随后谨守疾病虚、实、寒、热的病机多寡,治病求本。张仲景在咳嗽的辨治中尤其重视痰饮水湿邪气的作用,治疗上多选用温化饮邪或祛利水饮的方法,可以认为是对《内经》"形寒寒饮则伤肺"的继承与发挥，也为后世痰饮咳嗽提供了理论和实践基础。华佗继承了《内经》《难经》五脏六腑咳的相关理论，从五脏、六腑的虚实寒热来认识疾病的特点，为后世脏腑辨证的思想提供了依据，同时也对《难经》三焦理论有了更深层次的发挥，拓宽了中医病机及辨证论治的内涵。

三、三国两晋南北朝

三国两晋南北朝时期（公元220年—589年）在内科学的发展中主要的贡献之一是体现在晋代王叔和对《伤寒杂病论》整理和研究，另一贡献则是晋代葛洪著有《肘后备急方》一书。此外，由于临证经验的丰富，出现了诸多医论方书，如《辅行诀》《小品方》《刘涓子鬼遗方》等。

《肘后备急方》有《治卒上气咳嗽方》专门对咳喘气上逆的病机及治方进行了介绍。葛洪言"治肺痿咳嗽，吐涎沫，心中温温，咽燥而不渴者"，一方为生姜、人参、甘草、大枣，一方为甘草单药，一方为天冬、紫菀、饴糖，一方为干姜、甘草、大枣。他提出"气嗽"病名，"气嗽不问多少时者，服之便瘥方"，予陈皮、桂心、杏仁，忌生葱。按照咳嗽病程将咳嗽分为卒得咳嗽与久咳嗽，食疗方与灸法使用是其治疗咳嗽的一大特点，"治卒得咳嗽方"有酒渍乌鸡、蒸桃仁、制豆豉、熬猪肾等，"治久咳嗽，上气，十年二十年，诸药治不瘥方"列举了猪胆汁、龟、渍曲酿、秫米等偏方。可见治咳药物有百部、天南星、皂荚、葶苈子、半夏、瓜蒌、萝卜子等，食疗多取梨肉，也最早见到以药物（款冬花）熏法治咳。根据气上逆伴随症状的不同，葛洪将其分为三类，一者为"治卒上气鸣息便欲绝方"，喘逆上气同时伴见喉中鸣响可知其与现在所言"哮病"相一致，以方药可知治疗多用温法，如"捣韭绞汁""桑根白皮三升，生姜三两，吴茱萸半升""茱萸二升，生姜三两""麻黄四两，桂、甘草各二两，杏仁五十枚（熬之）""末人参，服方寸匕"。一者为"治卒乏气，气不复，报肩息方"，与"肺胀"相似，治疗上亦多用温法，一方单用干姜，一方用仲景麻黄汤，药味加减"多冷者，加干姜三两；多痰者，加半夏三两"。一者为"治卒厥逆上气，又两心胁下痛满淹淹欲绝方"即为奔豚病，方用"甘草二两，人参二两，桂心二两，茱萸一升，生姜一斤，半夏一升"。尽管在篇中未直接言及"咳嗽"，但哮病、喘病、奔豚病都出现咳嗽这一伴随症状。

《小品方》提到诸多治咳的药物如紫菀、吴茱萸、乌头、半夏、皂荚、当归等。"虚冷为患，其疾多端，有患咳嗽上气积年者"，提示陈延之重视寒邪致咳的病机。《小品方·治咳嗽上气诸气》篇列有紫菀七味汤、生姜五味子汤治疗咳嗽，贝母汤治疗"咳逆，喉中如水鸡声"，射干麻黄汤治疗"咳而上气，咽中如水鸡声"，覆杯汤治疗"咳嗽上气，呼吸攀绳，肩息欲死"，沃雪汤治疗"上气不得息卧,喉中如水鸡声,气欲绝",所列诸方中多用麻黄、桂心、细辛、干姜、五味子、半夏,可见治咳多用温法。《小品方·治虚满水肿诸方》云"患气促,积久不瘥,遂成水肿",再次提及"十水""白水",并用十水丸、十水散治之,其中白水因"其根在肺,椒目主之……桑根主之"。《小品方·治少小百病诸汤方》首次明确提出"少小咳嗽"的病名,七物小五味子汤"治少小咳嗽,腹胀",四物汤(紫菀、桔梗、麦冬、甘草)"治少小十日以上,至五十日,卒得暴咳,吐乳呕逆,昼夜不得息",紫菀汤"治小儿中冷及伤寒暴咳嗽,或上气咽喉鸣气逆者,或恶寒鼻塞清水出",四物款冬丸"治少小咳嗽,昼瘥夜甚,初不得息,不能复啼"。《小品方·灸法要穴》一篇列出了可用于治疗咳嗽的穴位,有肩井、大杼、肺俞、风门、天突、玉堂、膻中、云门、中府、巨阙、期门、气户等穴,为后世灸法治疗咳嗽提供参考。

综上可知,这一时期中医对于咳嗽的认识更加重临证实践。代表性的著作有《肘后备急方》与《小品方》,对于咳嗽的相关记载更多的是以列举经方、验方或食疗方为主,在方药前后注明疾病症状表现,简短分析其病因病机,而详列药物组成、剂量及服法等,为治咳的临证经验进行了极大的补充。在用药处方上一定程度上受到了张仲景治痰饮以温化的影响,因此常用到干姜、半夏、细辛等。

四、隋唐五代

隋唐五代时期(公元 581 年—960 年)在医药学术和疾病防治的研究上进一步细化,开始对每一类疾病、每一证候的病因病机、临床表现、治疗有了更深的认识。隋代巢元方所著写的《诸病源候论》被认为是我国最早的一部病因与证候学专著,唐代孙思邈《备急千金要方》《千金翼方》和王焘《外台秘要》对疾病的论治也先从病因、证候表现论述,后列有医方,是对中医病因证候学的进一步提高、发展。

《诸病源候论》总结了隋代以前的医学成就,其内容丰富,论述临床各科疾病,以内科为主,以病为纲,以证为目。《诸病源候论》中关于咳嗽的论述很多,在其卷之十四有专门的篇章《咳嗽病诸候》,里面详列对咳嗽候的分类论述,其中"咳嗽候""久咳嗽候""咳嗽短气候""咳嗽脓血候""久咳嗽脓血候""暴气嗽候""咳逆上气候""久咳逆上气候""咳逆上气呕吐候""咳逆短气候",与咳嗽最为相关,分类以咳嗽为主症,按其他兼症的不同特点而分类。在其他病诸候中也有关于咳嗽的记载,其中有"虚劳咳嗽候""伤寒咳嗽候""时气嗽候""温病嗽候"是以其他为主症或病因而导致咳嗽的,比如"虚劳咳嗽候"是虚劳引起的咳嗽,"伤寒咳嗽候"是伤寒引起的咳嗽。咳嗽的分类继承了"五脏六腑皆令人咳"的脏腑分类辨证法,《诸病源候论·咳嗽病诸候·咳嗽候》又提出了"十种咳"的分类,"风咳""寒咳""支咳""肝咳""心咳""脾咳""肺咳""肾咳""胆咳""厥阴咳"。其中"五脏咳"和"胆咳"所述症状和《内经》中有所不同,其他风咳、寒咳、支咳、厥阴咳按病邪的特点或按经络分类。这十种咳有其症状特点,比如风咳的表现为"欲语因咳,言不得竟是也",厥阴咳的特点为"咳而引舌本是也"。

《诸病源候论》对咳嗽病因病机亦进行了一次全面总结。《诸病源候论·虚劳病诸候·虚劳咳嗽候》《诸病源候论·伤寒病诸候·伤寒咳嗽候》《诸病源候论·时气病诸候·时气嗽候》《诸病源候论·温病诸候·温病嗽候》分别论述了虚劳咳嗽、伤寒咳嗽、时气嗽、温病嗽的病因,如《诸病源候论·虚劳病诸候·虚劳咳嗽候》言"虚劳而咳嗽者,腑脏气衰,邪伤于肺故也。久不已,令人胸背微痛,或惊悸烦满,或喘息上气,或咳逆唾血,此皆脏腑之咳也。然肺主于气,气之所行,通荣脏腑,故咳嗽俱入肺也"。指出脏腑气衰,邪气犯肺,此为虚劳咳嗽的病机。《诸病源候论·伤寒病诸候·伤寒咳嗽候》中论述了伤寒咳嗽的病机是"此由邪热客于肺也。上焦有热,其人必饮水,水停心下,则肺为之浮,肺主于咳,水气乘之,故咳嗽"。《诸病源候论·时气病诸候·时气嗽候》中论述了时气嗽候的病机是"热邪客于肺,上焦有热,其人必饮水,水停心下,则上乘于肺,故上气而嗽也"。《诸病源候论·温病诸候·温病嗽候》中论述了温病嗽候的病机是"邪热客于胸府,上焦有热,其人必饮水,水停心下,则上乘于肺,故令嗽"。可见邪热客于肺、胸府,水停心下为伤寒咳嗽、时气嗽、温病嗽的病机。

《诸病源候论》中对于咳嗽的传变与《内经》大致相同,有"肺感于寒,微者即成咳嗽,久咳嗽,是连滞岁月,经久不瘥者也。凡五脏俱有咳嗽,不已则各传其腑。诸久嗽不已,三焦受之",认为久咳病位在肺,与三焦、脾胃密切相关,且具有脏腑传变的特点,五脏久咳可传至五腑,脏腑久咳最终传于三焦,同时指出寒邪留滞是久咳不愈的病机。《诸病源候论·咳嗽病诸候·久咳嗽上气候》中亦载有"久咳嗽上气者,是肺气虚极,气邪停滞,故其病积月累年"的论述,指出久咳嗽是由肺气亏虚,邪气停滞而成,久咳为一虚实夹杂的病证,虚者以肺气亏虚为主,实邪主要指风邪,提出了风邪在久咳中的作用,为后世医家从风论治咳嗽提供了思路。《诸病源候论·咳嗽病诸候·咳嗽短气候》中的论述为"气虚为微寒客皮毛,入伤于肺,则不足,成咳嗽。夫气得温则宣和,得寒则痞涩,虚则气不足。而为寒所迫,并聚上肺间,不得宣发,故令咳而短气也",指出气虚复感寒邪为咳嗽短气的病因病机。

《诸病源候论·咳嗽病诸候·咳嗽脓血候》阐释了咳嗽脓血的病机。"咳嗽脓血者,损肺损心故也。肺主气,心主血,肺感于寒,微者则成咳嗽。嗽伤于阳脉,则有血。血与气相随而行,咳嗽极甚,伤血动气,俱乘于肺,肺与津液相搏,蕴结成脓,故咳嗽而脓血也"。以及《诸病源候论·咳嗽病诸候·久咳嗽脓血候》中有"肺感于寒,微者则成咳嗽。咳嗽极甚,伤于经络,血液蕴结,故有脓血。气血俱伤,故连滞积久,其血黯瘀,与脓相杂而出"的论述。阐述了咳脓血病位主要在肺与心,感受寒邪阳气亏虚,伤血动气,经络损伤为其重要病机。

《诸病源候论·咳嗽病诸候·暴气嗽候》提及了暴气嗽的论述。"肺主于气,候皮毛。人有运动劳役,其气外泄,腠理则开,因乘风取凉,冷气卒伤于肺,即发成嗽,故为暴气嗽。其状,嗽甚而少涎沫"。指出腠理开泄,感受风寒邪气为暴气嗽的重要病机。

《诸病源候论·咳嗽病诸候·咳逆候》记载了咳逆的病机。"咳逆者,是咳嗽而气逆上也。气为阳,流行腑脏,宣发腠理,而气肺之所主。咳病由肺虚感微寒所成,寒搏于气,气不得宣,胃逆聚还肺,肺则胀满,气遂不下,故为咳逆。其状,咳而胸满气逆,膊背痛,汗出,尻、阴股、膝……足皆痛"。指出感受寒邪,邪犯于胃,胃气上逆犯肺,肺气胀满气逆不下为咳逆的病机。《诸病源候论·咳嗽病诸候·咳逆上气呕吐候》中论述为"又有季夏脾王之时,而脾气虚,不能王。有寒气伤之而咳嗽,谓之脾咳。其状,咳则右胁下痛,暗暗引膊背,甚则不可动,动则咳剧。脾与胃合,脾咳不已,则胃受之。其状,咳嗽而呕,呕甚则长虫出是也"。指出夏季脾胃受寒胃气上逆,则可见呕吐,为咳逆上气呕吐的病机。

关于咳嗽的外治法,《诸病源候论》有导引法的记载。"先以鼻内气,乃闭口咳,还复以鼻内气,咳则愈。向晨去枕正偃卧,伸臂胫,瞑目闭口无息,极胀腹两足再息,顷间,吸腹仰两足,倍拳,欲自微息定。复为之。春三、夏五、秋七、冬九。荡涤五脏,津润六腑……还向反望、倒望,不息七通。治咳逆,胸中病,寒热也。"

《备急千金要方》对于咳嗽的论述,沿袭了《内经》与《诸病源候论》的理论,将咳嗽分为五脏六腑咳及十咳。关于咳嗽的病因病机,有"若顺时有风寒冷,人触冒解脱,伤皮毛间,入腑脏为咳上气,如此也。有非时忽然暴寒,伤皮肤中与肺合,则咳嗽上气"。可见外感风寒咳嗽无论是"顺时风寒"还是"非时风寒"触于皮肤,终将伤于脏腑而咳。"或胸胁支痛,咳唾有血者,是其热得非时之寒,暴薄之不得渐散,伏结深,喜肺痈也。"热得非时之寒,易发咳而唾血,此亦为肺痈之病因。"夫久咳为痰,咳而时发热,脉在九菽(一作卒弦)者,非虚也,此为胸中寒实所致也,当吐之。"指出肺脏感寒,邪气稽留导致久咳不愈的病机。《备急千金要方·大肠腑》在论述咳嗽时提到"治三十年咳嗽,或饮或咳,寒气,嗽虽不同,悉主之方",指出久咳其病理因素可为痰饮、寒邪。《备急千金要方·大肠腑·咳嗽》中的论述为"咳家,其人脉弦为有水,可与十枣汤下之。不能卧者,阴不受邪故也……久咳数岁……其脉虚者必善冒,其人本有支饮在胸中故也。治属饮家",指出有水或胸中支饮可致咳嗽久而不愈。同时书中指出采用"细辛　款冬花　防风　紫菀各三两　藜芦二两　蜀椒五合"的方法治疗久咳,为久咳从寒、从痰饮论治提供了思路和方法。同时书中还记载了"治三十年咳嗽方""治久嗽不瘥方""治积年咳嗽方"等多首治疗久咳的方药。关于咳嗽的外治法,《备急千金要方》记载了使用硫黄、艾叶等烟熏取吐的方法。书中还记载了针灸治疗咳嗽的方法,在《备急千金要方·针灸·心腹·咳逆上气》中有大量篇幅论述"咳逆""咳嗽""咳唾血"等咳嗽各种症候下的针灸处方。如"缺盆、膻中、巨阙,主咳嗽""缺盆、心俞、肝俞、巨阙、鸠尾,主咳唾血"等,为针灸治疗咳嗽提供指导。

《外台秘要》中对于咳嗽的论述主要在卷九、卷十,其他相关方剂则因感受外邪的性质、机体内在状态、病人群体等的不同而分别见于伤寒病、天行病、虚劳病、妇人病、小儿病等卷书中。关于咳嗽的分类,基本继承前人之说,具体可分为两方面。一方面为前人进行过具体论述的分类模式,共有三种,第一,将咳嗽分为肺咳、心咳、脾咳等五脏咳与大肠咳、小肠咳、胃咳等六腑咳,这种分类模式承袭于《内经》;第二,将咳嗽分为风咳、寒咳、支咳、肺咳等十咳,这种杂合病因病机与脏腑的分类模式出自《诸病源候论》;第三,根据病因病机将咳嗽分为冷嗽、热嗽、饮气嗽、肺气嗽四种,这种分类模式则来源于许仁则。另一方面为前人未进行具体论述而笼统称呼,或随病证特点设名的分类模式,如笼统称之为疗咳嗽、主咳嗽等;根据患病时间的长短将咳嗽分为卒咳嗽、积年久咳、久咳不瘥等;根据病因病机及患者体质的不同将咳嗽分为邪嗽、呷咳、酒客咳等。

《外台秘要》认为咳嗽的基本病机为肺失宣肃,多因本脏自病,如伤寒春冬咳嗽方三首称"此由邪热客于肺也"、天行咳嗽方五首称"热邪气客于肺"、气嗽方八首指出"冷气卒伤于肺"等。但亦认为可由他脏所及,如《删繁》款冬花丸治疗大肠虚寒,腑气不通影响肺正常肃降所致咳嗽;硫黄丸治疗肝劳虚寒、疏泄失职影响肺之宣肃所致咳嗽等。《外台秘要》对寒性咳嗽的认识比较深入,如在咳嗽方三首中称"咳嗽者,由肺感于寒,微者成咳嗽也""五脏六腑皆有咳嗽,各以其时感于寒而受病";在气嗽方八首中言"人有运动劳役,其气外泄,腠理则开,因乘风取凉,冷气卒伤于肺,即发成嗽";在咳嗽短气方七首中称"肺主于气,候于皮毛,气虚为微寒客于皮毛,伤于肺,气不足则成咳嗽";在咳逆及厥逆饮咳方七首中则称"咳病由肺虚感微寒所成,寒搏于气,气不得宣,胃逆聚还肺,肺则胀满,气逆不下,故为咳逆"。

《外台秘要》重视病理产物致病,尤其重视痰饮对咳嗽的影响,如在呷咳方二首中称"其胸膈痰饮多者,咳则气动于痰,上搏咽喉之间,痰气相击,随咳动息,呀呷有声,谓之呷咳";在许仁则疗咳嗽方一十二首中,专门论述饮气嗽"由所饮之物,停澄在胸,水气上冲,冲入于肺,肺得此气,便成嗽"。该书针对痰饮的主要治法有三。一是运用干姜、细辛、"桂"等药温阳化饮;二是运用半夏、茯苓等药燥湿化痰;三是运用芫花、甘遂等药峻下逐饮。《外台秘要》认为"久咳嗽上气者,是肺气虚极,风邪停滞,故其病积月累年",明确指出久咳是因正气虚弱,无力鼓邪外出所致。肺主气司呼吸,咳嗽日久往往耗伤肺气,治此若唯以祛邪为务,或单纯宣肃肺气,常因缺乏脏腑生机内应而效果不佳,故其治应扶正与祛邪兼顾。

《外台秘要》书中共记载了咳嗽的内服方剂269首,将唐之前的咳嗽方重新分类,总结为"咳嗽方三首""五嗽方四首""新久咳方三首""卒咳嗽方八首""暴热嗽方二首""冷咳方二首""咳失声方四首""气嗽方八首""熏咳法六首""疗咳方一十四首""积年久咳方二十一首""九种咳嗽方一首""十咳方七首""咳嗽唾粘方二首""许仁则疗咳嗽方一十二首""杂疗咳嗽方三首"等,所载之方均有出处,涉及《诸病源候论》《深师方》《古今录验》《广济方》《延年秘录》《千金要方》《必效方》等著作。治疗咳嗽最常使用补虚药,顾护正气之意不彰自明,补虚药中使用频次排名前五的甘草、蜂蜜、五味子、人参、大枣均为补气药,说明《外台秘要》治疗咳嗽,尤其是久咳,强调益气,常在此基础上配伍生姜、细辛、麻黄等解表药,芫花等泻下药开张邪路、祛邪外出。

《外台秘要》治疗咳嗽除内服方剂外,尚有外用、导引等其他方法,这些方法内容虽然不多,但也具有一定特点,熏咳法,以剂型而论又可称为吸入烟剂,《外台秘要》借此治疗咳嗽共有9处相关记载,均出自卷第九。如咳失声方四首中记载《古今录验》疗中冷伤寒致咳者,"舂芫花根令飞扬,入其七孔中";又如呷咳方二首中记载崔氏疗三十年呷咳,以羊脂涂青纸,捣筛莨菪、木香、熏黄为散于上,烧令烟出以吸咽等。排除青纸、烂青布等载体及黏合物羊脂、蜂蜜,所用药物包括芫花、莨菪、木香、熏黄、艾叶、硫黄、盐、淡豆豉、款冬花、钟乳石、白石英、人参、丹参、雄黄、水银,较为丰富。这些药物吸入多可直接作用于气道。如现代治疗慢性支气管炎、支气管哮喘常采用雾化吸入疗法,实则我国早在唐代就有此经验。此外滴鼻法、探吐法、纳下部法在书中亦有记载。滴鼻法见于咳嗽脓血方一十一首中《千金》疗肺病咳嗽脓血及唾涕血出不止方,将酥炼为液态,适寒温而灌入鼻中。酥的功效与蜂蜜、饴糖相似,《证类本草》记载其药性微寒,直接灌入鼻中可能借其滋润之质、微寒之性以止唾涕血出。探吐法见于积年久咳方二十一首中《古今录验》所载许明疗人久咳欲死方,削刻厚榆皮成条,纳喉中频频出入,认为"当吐脓血则愈"。既然"久咳欲死""当吐脓血则愈",说明这种病理产物较难通过自身咳吐而出,故通过物理手段刺激气道,以帮助脓血排出。纳下部法见于上气咳身面肿满方四首中《必效》疗上气咳嗽及腹满体肿方,取楸叶三升浓煎作丸,称"以竹筒纳下部,立愈"。楸叶,《本草纲目》载其"苦,小寒,无毒",《本草拾遗》谓其"捣敷疮肿,亦煮汤洗脓血",可能借其苦寒,纳入大肠以降泻腑气,有助于上逆之肺气肃降。此外还记载了导引法治疗咳嗽。《外台秘要》记载了两种导引法,这两种方法均出自卷第九的咳逆及厥逆饮咳方七首,援引《养生方导引法》之论"伸臂胫,瞑目闭口无息""还向反望、侧望"等。《素问·评热病论》云"邪之所凑,其气必虚",人体气血流通、脏腑调和,纵有外邪也不易生病,或病而易愈。《外台秘要》除使用药物内服、外用治疗咳嗽以外,能够单独记载养生导引之法,可见其对人体健康与疾病关系的认识,这种卫生观念值得今人思考。

隋唐医学飞速发展,对咳嗽的认识全面而多元。出现了新的"十种咳"的分类,《诸病源候论》《千金要方》对咳嗽的病因学做了全面的探索与总结。较之先秦两汉时期缺乏治疗咳嗽方的情况,隋唐时期出现了大量的方书,咳嗽的内治方、外治法、针灸方、急救方、食疗方、导引法等皆有大量论述和总结。这一时期的医学蓬勃发展,为后来的百家争鸣奠定了基础。

五、宋金元

宋金元时期(公元960年—1368年)临床各科进步,各科临床及伤寒学研究的专著增多,形成多种流派,尤以金元四大家为代表,各家对咳嗽的认识也出现了不同的观点。

宋朝王贶在《全生指迷方》中对咳和嗽首先进行了区分:"盖其声响亮,不因痰涎而发谓之咳;痰涎上下随声而发谓之嗽"。金元四大家之首刘完素在《素问病机气宜保命集》中将咳与嗽分而论之"咳谓无痰而有声,肺气伤而不清;嗽是无声而有痰,脾湿动而为痰也;咳嗽谓有痰而有声,盖因伤于肺气,动于脾湿,咳而为嗽也"。张从正的《儒门事亲》认为咳与嗽是一个证,"《素问》惟以四处连言咳嗽,其余篇中只言咳,不言嗽,乃知咳嗽一证也"。

在脉诊方面,提出咳嗽病主诊右寸脉:宋代施发所著《察病指南》是我国现存较早而且较为系统的一部诊断学专著。其中明确提出咳嗽主在右手寸口脉,在其中"七表脉"和"八里脉"详述了各种咳的脉象,并有咳嗽死脉候的总结。宋代崔嘉彦撰的《脉诀》以"浮、沉、迟、数"为宗,用四言歌诀的形式阐述脉学医理,书中总结了咳嗽的内外病因,做成歌诀,精要易懂。元代滑寿所撰《诊家枢要》,以其丰富的临床经验,汇通元以前的脉学,全书除介绍脉法及其原理、脉的名称和形象,类分条析,扼要叙述,还结合实践经验总结出右寸沉、滑等常主咳嗽证。

宋金元时期医家对咳嗽的病因病机进行了探索。宋代陈言所撰《三因极一病证方论》第十二卷中将咳嗽按此三因分类、辨证、处方用药。金代刘完素《素问病机气宜保命集》云"盖因伤于肺气,动于脾湿,咳而为嗽也……寒、暑、燥、湿、风、火六气,皆令人咳嗽。唯湿病痰饮入胃,留之而不行,上入于肺,则为咳嗽",强调了湿邪在致咳中的重要性。金代张从正《儒门事亲》论述了风寒暑湿燥火六邪致咳的特点,强调致咳的病因并非只有寒邪,风寒暑湿燥火皆可致咳,并且详尽地论述六种咳的特点和处方。元代王好古《此事难知》对《内经》中"秋伤于湿,冬生咳嗽"的阐发,从秋金之所胜、所不胜、所生三方面分别论述秋感受湿邪咳嗽不发于秋而发于冬的机理:心火所胜,"秋者清肃之气,收敛下行之体也为湿所伤,是长夏之气,不与秋令也,秋令不及,所胜妄行,故火得以炎上,而克金,心火既形于肺,故肺气逆而为咳"。肝木所不胜,"所不胜者侮之,木气上行与火同,得动而不息也"。肾为所生,"所生者受病,故肾水亏也,长夏已亢,三焦之气盛也,命门有三焦之舍也,故迫肾水上行,与脾土湿热相合为痰困,咳而动于脾之湿也"。

《仁斋直指方论》中对咳嗽的病机做了经典比喻,"江流滔滔,日夜无声,狂澜激石,不平则鸣。所以咳嗽者,痰塞胸脘,气逆不下,冲击而动肺耳",指出痰浊阻肺,气逆不下的咳嗽病机。朱震亨根据病因病机类型将咳嗽分为"风寒、火、劳、肺胀、火郁、痰"六种,并确立了相应的治法方药。此外朱震亨著作中关于咳嗽的论述很多,除六种咳外尚有其他特点的咳嗽论治,如饮酒伤肺痰嗽、吐血嗽血、阴分嗽、痰积嗽、咳逆嗽、初嗽成劳、风寒郁热于肺夜嗽、感冷则嗽、寒热交作而痰嗽、气血俱虚咳嗽、咳嗽恶风因劳、脾虚肺寒,痰涎咳嗽、热嗽胸满、好色人久嗽不愈、好酒人嗽、咳嗽声嘶、干咳嗽者、嗽而胁痛等。

治疗方面,咳嗽治则丰富,《素问病机气宜保命集》中有"若咳而无痰者,以辛甘润其肺。故咳嗽者,治痰为先。治痰者,下气为上,是以南星、半夏胜其痰,而咳嗽自愈。枳壳、陈皮利其气,而痰饮自除",指出治咳贵在辛甘润肺、治痰下气。

《证治准绳》引用《仁斋直指方论》中按照脉象确立治疗原则，"治嗽大法，肺脉浮为风邪所客，以发散取之。肺脉实为气壅内热，以清利行之。脉濡散为肺虚，以补肺安之"，根据脉象不同确立不同的治法。此外，在这一时期官书盛行，其中《太平圣惠方》第四十六卷中主论咳嗽方，分为"治久咳嗽诸方""治积年咳嗽诸方"等十余类，分门论述。其他卷中有论"伤寒咳嗽""时气咳嗽""热病咳嗽""虚劳咳嗽"等，并有咳嗽生死脉法。《太平惠民和剂局方》将咳嗽分为风、寒、热三种，并随此三证处方，后并附"风寒暴嗽""寒嗽""热嗽""风痰""久病嗽""嗽因寒热相交"多种咳嗽方。

在咳嗽外治方面，宋代王执中撰《针灸资生经》基于咳嗽主症下的兼次症分类给予针灸方。《琼瑶神书》中有"男女咳嗽风涎一百九十法""治咳嗽有红痰二百五十法"，记载治疗"咳嗽风涎""咳嗽有红痰"的针灸方法，既有穴位处方，又有刺法灸法，如"太渊伸补肺咳嗽""肺俞提从按刮弹"等。元代著名的医学家朱震亨著作《金匮钩玄》中载有咳嗽熏法"治嗽烟筒，佛耳草、款冬花、鹅管石，上为末，用纸卷烧其烟熏之，或白汤调亦得"。《圣济总录》雄黄、雌黄烟熏治冷痰嗽，指出了采用烟熏之法治疗咳嗽的方法。

同时此时期亦有关于咳嗽饮食调摄的记载：元代饮膳太医忽思慧所撰《饮膳正要》，书中所记载的药膳方和食疗方非常丰富，其中所载以"杏霜汤"治咳嗽，以粟米、杏仁、盐为方，起到"调顺肺气，利胸膈"的作用。《圣济总录·食治久新咳嗽》载大量咳嗽食疗方，猪肾、真酥、麻子粥、药肝桃、仁粥等。北宋陈直撰《养老奉亲书》，广泛搜集老人食治之方，专门论述老人养生及防病治病的理论和方法。在《养老奉亲书·食治老人喘嗽诸方》中载有咳嗽的老人食疗方，姜糖煎方、桃仁煎方、桃仁粥方、饧煎方、煨梨方、甘蔗粥方、地黄饮方等。

综上所述，宋辽金元时期的医学发展更加理论化、系统化，临床实践更加丰富，促成了其综合性医书增加和不断地总结创新。刘完素开始以声和痰区分咳嗽，给其命名以界定。朱震亨又分出六种咳。陈言的三因理论对咳嗽的病因进行了归类，除了湿邪以外，六邪的致咳机理皆得到了重视，对"痰"和"气"在咳嗽的病因病机、证治疗中的认识更加地深入。依据咳嗽发作的节律特点对咳嗽的病机特点与治疗思路提出了独特见解，发展了中医对咳嗽的认识；同时咳嗽的外治法、饮食调摄方面的认识和治疗不断地完善。《太平圣惠方》《太平惠民和剂局方》《圣济总录》《御药院方》等大量官修方书、综合性医书、针灸专著的出现，不断地对之前的方剂、医学成就进行总结，并有民间医家医论和方书辈出，咳嗽方大量涌现，理论、实践不断深入。

六、明清

明代至清代中期（公元 1368 年—1840 年）出现了温补学派、温病学派，对于内伤杂病的临床实践更加重视辨证论治，对内科杂病诊治的总结与医著空前增多，对咳嗽的临证实践发挥切实的指导作用。

明代李梴《医学入门》提出"咳嗽须分痰与声，痰声具有肺脾经"，但"以肺为主，故多言咳，则包嗽在其中"。咳嗽辨虚实，以咳声、痰质、脉象为主要依据，云"实者痰稠声且重，虚者声利痰亦清"，"实者，浮大有力……虚者，弦大无力"。咳嗽分外感、内伤，其中由于外感者与四气有关，有风乘肺、寒乘肺、暑乘肺、湿乘肺，并列有各自的症状表现与方药加减。"风乘肺，咳则鼻塞声重，口干喉痒，语未竟而咳"，"若久咳、夜咳、冬咳，风入肺窍者"。"寒乘肺，咳则胸紧声哑"，所生变证有属寒热者、有寒包热者、有风寒郁热夜咳者。"暑乘肺，咳则口燥声嘶吐沫"，因暑为阳邪其症状可见出血类表现。"湿乘肺，咳则身重，骨节烦疼洒淅"。内伤咳嗽分为火咳、郁咳、劳咳、食咳、七情伤咳，"火咳，声多痰少"，按咳嗽分作时辰的不同可以分辨火热之邪所在脏腑，细分为五更咳、上半午咳、下半午咳、黄昏咳。"郁咳，即火咳久者。干咳无痰，乃肾水焦枯，邪火独炎于肺"。"劳咳，五劳虚咳也"，因过劳属性的差异有伤及肝、心、脾、肺、肾的不同，"疲极伤肝，咳而左胁疼引小腹""劳神伤心，咳而咽干咯血""劳倦伤脾，咳而气短无力""叫呼伤肺，咳而呕吐白沫，口燥声嘶""房劳伤肾，咳而腰背痛、寒热""传证痨咳，即干咳，痨咳久"。"食咳，因食积生痰，痰气冲胸，腹满"，饮食所伤有"伤于生冷，以致肺胃不清、嗳酸吐泻，恶风寒""伤煎炒热物""伤酒食积"。"七情，脏气不平则咳，久不已则入六腑。怒伤肝咳，两胁下满，入胆则呕吐苦汁；喜伤心咳，心痛咽肿，入小肠则咳与气俱失。思伤脾咳，右胁引肩背痛，甚则不可以动，入胃则呕吐痰沫长虫；忧伤肺咳，喘息唾血，入大肠则遗粪；恐伤肾咳，唾涎，腰背引痛，入膀胱则遗尿，入三焦则腹满不欲食。始则关于肺，终则聚于胃故也"，七情伤致咳的理论是对《内经》五脏六腑咳的又一发挥。

《医学入门》一书也对痰饮致咳、瘀血致咳等提出了更详细的论述。"痰咳，痰出咳止，胸膈多满"，因脏腑不同痰咳可分为四种，"湿在心，谓之热痰；湿在肝，谓之风痰；湿在肺，谓之气痰；湿在肾，谓之寒痰"。"惟湿痰入胃，上干于肺，则必作咳"，痰伤于肺有病深病浅之别，有"痰郁肺经""痰积流入肺脘"，又当根据痰的性质来辨证，有"痰因火动""痰因宿食""痰因酒湿"。"水咳，因饮茶水停蓄为涎上涌"，症或见身热胸满、怔悸、身寒胁硬、结胸、大便闭、小便涩，以小青龙汤、玄武汤、小半夏汤、十枣汤等辨治。"瘀血咳，则喉间常有腥气",对瘀血咳的病因指出"或因打损劳力伤肺,遇风寒则咳",因此治疗上"利去心肺间瘀血即止,后服人参养荣汤调理"。

《医学入门》对咳嗽的治疗原则、预后的认识也较为丰富,提出"治分新久求其本","久甚还将脾肾宁","新咳,有痰者,外感随时解散;无痰者,便是火热,只宜清之。久咳,有痰者,燥脾化痰;无痰者,清金降火"。治疗时当随证治之,变化用药,"外感久则郁热,内伤久则火炎,俱宜开郁润燥"。"七情气逆者,则以枳壳、香附顺气为先;停水宿食者,则以南星、槟榔分导为要。气血虚者,补之、敛之"。在咳嗽的早期则忌用收涩之剂,"浪用兜铃、粟壳涩剂,反致缠绵"。随肺脏之性,"咳不拘于寒"。久咳治疗辨治复杂,失治、误治则伤脾胃、久则气损及肾亦多生变证,云"久咳曾经利下及劳倦饥饱,以致肺胃寒而饮食少进者,只理脾而咳自止。然肾为气脏,咳嗽动引百骸,自觉气从脐下逆奔而上者,乃肾虚气不归元,宜所服药中加补骨脂、五味子,或三味安肾丸。阳虚者,肾气丸;阳虚者,黑锡丹以镇之"。咳嗽反复迁延不愈,"凡咳至肺胀及咽疮失音者,必死"。

《景岳全书》进一步明确提出了"咳嗽之要,止惟二证。何为二证,一曰外感,一曰内伤而尽之矣。夫外感之咳,必由皮毛而入,盖皮毛为肺之合,而凡外邪袭之,则必先入于肺,久而不愈,则必自肺而传于五脏也。内伤之嗽,必起于阴分,盖肺属燥金,为水之母,阴损于下,则阳孤于上,水涸金枯,肺苦于燥,肺燥则痒,痒则咳不能已也。总之,咳证虽多,无非肺病,而肺之为病,亦无非此二者而已,但于二者之中,当辨阴阳,当分虚实耳"。外感之咳肺为本,他脏为标;内伤之咳他脏为本,肺为标,当分清标本论治。对于咳嗽的治疗也根据外感或者内伤咳嗽给出了不同的治则,即"外感之咳,阳邪也,阳邪自外而入,故治宜辛温,邪得温而自散也。内伤之咳,阴病也,阴气受伤于内,故治宜甘平养阴,阴气复而嗽自愈也。然外感之邪多有余,若实中有虚,则宜兼补以散之"。

《景岳全书》在外感咳嗽的治疗中强调寒邪的重要性,指出"外感之嗽,无论四时,必皆因于寒邪,盖寒随时气入客肺中,所以致嗽",并重视辛温之法在外感咳嗽的作用,"但治以辛温,其邪自散,惟六安煎加生姜为最妙",同时根据伤于寒邪之轻重分别列有不同的用药,如或上方加细辛、麻黄、桂枝等,或予小青龙汤,或以二陈汤加减。"外感之嗽,凡属阴虚少血,或脾肺虚寒之辈,则最易感邪",由此他也强调补养肺、脾、肾之不足,或予金水六君煎,或予六君子汤、理中汤、八味丸等。"外感咳嗽而兼火者,必有内热喜冷脉滑等证"则加凉药佐之。因四时之气有不同,治疗亦当详辨。对于内伤咳嗽的证治,"凡内伤之嗽,必皆本于阴分。何为阴分? 五脏之精气是也……凡治劳损咳嗽,必当以壮水滋阴为主,庶肺气得充,嗽可渐愈,宜一阴煎、左归饮、琼玉膏、左归丸、六味地黄丸之类择而用之。其有元阳下亏,生气不布,以致脾困于中,肺困于上,而为喘促,为痞满,为痰涎呕恶,为泄泻畏寒,凡脉见细弱,证见虚寒而咳嗽不已者,此等证候,皆不必治嗽,但补其阳而嗽自止,如右归饮、右归丸、八味地黄丸、大补元煎、六味回阳饮、理中汤,劫劳散之类皆当随宜速用,不得因循,以致汲深无及也”。由此可见其在内伤咳嗽中将脾、肾阴阳失衡作为主要病机,并提出温补脾肾阳气或滋补肾中元阴以培本,是温补学派学术思想的重要体现。此外,张介宾也对“干咳嗽”的病机、辨治展开了论述,指出“干咳嗽者,以肺中津液不足,枯涸而然,此明系内伤亏损,肺肾不交,气不生精,精不化气,所以干涩如此”,因而不可不详辨而速投祛痰利气之品,应根据有无内生虚火以分治。“内伤虚损之嗽,多不宜用燥药及辛香动气等剂,如六安、二陈之类,皆不可轻用。惟甘润养阴,如乳酥、蜂蜜、百合、地黄、阿胶、麦冬、去皮胡桃肉之类,皆所宜也”。

喻昌提出了“燥咳”的概念,他把燥邪致病的时令定位于秋季,认为“春月地气动而湿胜,斯草木畅茂;秋月天气肃而燥胜,斯草木黄落。故春分以后之湿,秋分以后之燥,各司其政”,至此秋燥成为一种独立的病证。他认为燥气“同于火热”,所致咳嗽全是火燥见证,主张清金润燥为治。

叶桂对外感风邪咳嗽主张“辛以散邪,佐微苦以降气为治”;对温邪咳嗽主张用辛甘凉润;暑邪咳嗽当“以辛凉清润,不可表汗,以伤津液”。内伤久咳不愈多与真气亏损、脏腑之气失调有关,主张“法以甘缓,益胃中之阴”,“于有年久嗽,都从脾肾子母相生主治;更有咳久,气多发泄,亦必益气,甘补敛摄,实至理也”,反对过辛泄肺和苦寒沉降。

吴瑭认为肺为清虚之脏,位于上焦,用药宜轻清,对温邪闭肺所致咳嗽多选用微苦微寒微辛之品,不宜用大苦大寒耗伤肺气或过于滋补闭遏邪气。所创银翘散治疗风热犯肺之咳嗽,桑菊饮亦为辛凉轻剂,清络饮用治暑湿犯肺之咳嗽,燥邪伤阴用清燥救肺汤辛凉甘润,都充分体现了“治上焦如羽,非轻不举”。关于内伤咳嗽,吴氏主要着眼于痰湿,责之两太阴;或肝经气逆,木叩金鸣;虚证久咳多为中焦阳虚肺脾不足,或下焦肝肾阴伤。总为他脏之病累及于肺,当以治他脏为主。

王士雄的学术思想中心内容即体现在气化枢机上,主张“不论用补用清(泻),悉以运枢机、通经络为妙用”,尤以调理肺气为重,尊肺为诸气之枢。临证治肺有宣肺、肃肺、化痰、清养、金水相生、培土生金、泻肝肃肺等多种方法,标本兼治。薛雪在《湿热病篇》中对湿热病进行了系统阐发,初步构建了湿热类温病的诊疗理论,指出其发病的机制为“太阴内伤,湿饮停聚,客邪再至,内外相引,故病湿热",他对四时温病咳嗽的诊疗原则在于风温初起每以辛甘凉润为治,春温辨治中谨守卫气营血辨治思路,湿温病以调理气机、廓清湿温为主要宗旨,暑病重在透邪外出,秋燥详论辛凉轻润以治温燥。

沈金鳌论述了16种咳嗽,主张治肺之要以调气为先,久咳气虚当升举中气,外感肺气壅遏宜调达肺气。"血生于脾,统于心,藏于肝,宣布于肺,根于肾",只有血布,肺金得濡,方能主治节之令,否则血虚失养或血瘀阻于络,均使肺失宣降,因此常用养血化瘀调治肺病。肺病日久必伤肺阴,阴虚火旺灼津为痰,阻塞肺窍,虚实错杂难愈,沈氏善用相反相成之药,开敛并施。书中也有导引、运功相关内容作为久咳的日常治疗方法之一,丰富了咳嗽的治疗。他也提出"肺不伤不咳,脾不伤不久咳,肾不伤火不炽、咳不甚,其大较也"的理论,不仅指出肺、脾、肾是咳嗽主要病变所在,还指出咳嗽累及的脏腑是随着病情的加重而由肺及脾,由脾及肾。

汪绮石在《理虚元鉴》中论述了心肾不交之劳嗽,指出劳嗽有四候,分别为"肺有伏逆之火,膈有胶固之痰,皆畏非时之感,胸多壅塞之气",且以肺火伏逆为主,治疗原则当"补其虚,载其陷,镇其浮,定其乱,解其争,制其过,润其燥,疏其淹滞,收其耗散",初起不宜益气收敛,而当先散表邪,再用清凉滋阴之品以要其终。

唐宗海《血证论》从全新的角度系统阐述了瘀血所致久咳的病因病机,他认为"肺血伤,则火来克金,金被火克,不能行其制节,于是在下之气,始得逆上";"盖人身之道,不可有塞滞。内有瘀血,则阻碍气道,不得升降,是以壅而为咳"。强调血家咳嗽尤多生于肾虚,还创造性地引用了冲脉的作用,"肾中之气,上于肺而为呼吸,亦借冲脉之路,以上循入肺",因此"血海受伤,则冲脉气逆,上合阳明,而为火逆燥咳之证";"冲气挟肝经相火,上乘肺金";"冲脉每挟肾中之虚火,上逆而咳"。

明清医家对于咳嗽的论述亦多以外感、内伤而辨,对外感、内伤相关病因病机的认识也较为一致,外感者由于六气,内伤则与肺、脾、肾相关。至清代程国彭的《医学心悟》云"肺体属金,譬若钟然,钟非叩不鸣,风、寒、暑、湿、燥、火六淫之邪,自外击之则鸣;劳欲情志,饮食炙煿之火,自内攻之则亦鸣",认为咳嗽是内外合邪犯肺,肺脏驱邪外出的病理反应,对咳嗽病因病机进行了大略的概括。李用粹在《证治汇补》中提出"脾为生痰之源,肺为贮痰之器",则是对咳嗽病肺、脾病机的又一重要发挥,为后世治疗痰湿咳嗽提供了辨治依据。温病学派关于风温、湿温证治的详细论述对后世辨咳提供了重要的依据,所创辛凉之剂如桑菊饮为后世治疗风热咳嗽的主方,清热化湿之剂如三仁汤、上焦宣痹汤则为湿热咳嗽的常用方剂。

七、近现代

随着对咳嗽病因认识的深入,近现代医家的贡献主要体现在对咳嗽辨证论治体系的不断细化和完善,同时在临床经验积累的基础上提出了许多独到见解。

近代医家对咳嗽的认识体现了各自的诊治特色。丁甘仁辨治内伤咳嗽以六经辨证为纲,以滋益摄纳为功。倡立治咳十六法,有辛温散邪、和卫固表、清燥润肺、开痹达邪、清肺淡渗、理脾和胃、涤痰肃肺、导滞泄热、清泄胎火、养血清火、滋益心阴、壮水柔肝、温中补气、培土生金、滋养金水、摄纳下元等,具有较强的临床指导意义。焦树德反对脱离辨证论治一味镇咳,提出了宣、降、清、温、补、润、收的治咳七法。他认为内伤咳嗽阴虚要以润肺育阴为主;阳虚要以补肺气为主兼顾脾肾,有寒湿之证时补阳气而咳自止;久咳渐变为痨瘵咳嗽,气阴皆损,当按肺痨施治。施今墨按病程施治,认为治疗咳嗽气喘有四法,一曰宣,二曰降,三曰润,四曰收。根据咳嗽病程发展的不同时期,辨其新患还是久罹。初起之时表邪未尽,咳而咽痒痰少色白者当宣肺止咳;表邪已解,气逆上冲者当用降法;干咳无痰或久咳不止,已现肺燥之象者予润法;久咳而无力或伴气喘者宜用收法。恽铁樵认为"肺气虚损,痰饮停肺。母病及子,肺病传肾;肺气太虚,则金被木侮",久病气血大亏者当化痰理气、平肝潜阳、养血活血。

现代医家依从前代医家的经验,咳嗽的治疗多由肺脾肾入手,如熊寥笙将内伤咳嗽分为肺火、痰湿、阴虚、阳虚四型。因咳而有痰者,咳为主,治在肺;因痰而致咳者,痰为主,治在脾。黄吉赓指出慢性咳嗽往往有正虚夹风、夹寒、夹热、夹痰的特点,治疗时辨其脏腑、阴阳、病邪性质采用扶正祛邪法。强调肾虚气化不能以致痰饮阻肺的病机,善用补肾益气、理气活血、祛风通络之品,以消补兼施,同时注意顾护脾胃。除此之外,尚有一些医家提出了久咳亦与肝气太过、横逆犯肺有关,重视调理肝肺在久咳辨治中的意义。武维屏指出咳嗽的五个重要病理因素为风、痰、气、瘀、虚,此五者在咳嗽的发生发展中相互影响,共同致病。慢性咳嗽之病机涉及内风暗伏、痰浊阻滞、气滞气壅气逆、瘀血碍气、正气亏虚等方面,特别强调肝肺不和是其中心环节,提出了调肝理肺五法,即疏肝理肺、清肝泻肺、柔肝祛风、解郁化痰、养阴益肾降肺,以达到枢机和利、气机条达、气血通畅、脏腑安和、阴阳平和,则咳嗽自止。吴银根认为咳嗽治痰是关键,将痰分为风痰、寒痰、热痰、湿痰、燥痰,治痰又以调气为先,气行则湿化,气顺则痰消,咳嗽日久痰瘀互结交阻肺络,用药当以通补为用,祛瘀化痰,兼顾扶助正气,在咳嗽病位上强调肺、胃的作用,久咳则肺胃气阴两虚尚需固护脾胃。陈苏生指出痰浊为致咳之因,见咳止咳而咳不止多由痰浊未去,治当化痰与清热相表里,且不宜过急,以免徒伤正气,应以调畅肺气、排除痰浊为大法。又因久咳不愈者不少由宣散太过、肺气受损、开合失司所致,主张开肺与敛肺相结合。

《中医内科学》一书对咳嗽的历史沿革、病因病机、辨证分型都进行了系统介绍,其辨治咳嗽的思路基本沿用张介宾咳嗽分二证的思想,外感咳嗽分为风寒咳嗽、风热咳嗽、风燥咳嗽,内伤咳嗽分为痰热蕴肺、痰湿阻肺、肝火犯肺、肺阴虚等。随着中医药的进步、发展及西医咳嗽认识的影响,有关咳嗽病的认识出现了一定的创新,如晁恩祥提出从风治咳,从辨病与辨证相结合的角度有了更丰富的认识;史锁芳运用治风与治痰相结合的方法治疗上气道咳嗽综合征等;谈馨媛等初步制定了基层医院使用的《感染后咳嗽简易诊治手册》。同时,数据挖掘技术在中医药研究的应用日益广泛,基于此开展了对古籍文献的证候、用药规律及近现代医家的治咳经验分析,极大地丰富了中医治疗咳嗽的内容。尽管目前咳嗽的研究较多,但咳嗽证型、证候的认识并不统一,随着《咳嗽的诊断与治疗指南(2021)》《咳嗽中医诊疗专家共识意见(2021)》的颁布或可为咳嗽的中医认识提供统一的标准。现代证素、证候的研究也成为中医咳嗽研究的热点,通过临床疗效、基础实验研究的验证也为新的咳嗽证型的认识提供了依据,使临证面对咳嗽的证型不单局限于以往的认识,同时也为辨病、辨证的有机结合提供了参考。

参考文献

[1] 李经纬,林昭庚.中国医学通史(古代卷)[M].北京:人民卫生出版社,2000.

[2] 李聪甫.中藏经校注[M].北京:人民卫生出版社,2013.

[3] 陈永灿.葛洪及其《肘后备急方》[J].浙江中医杂志,2016,51(12):918-919.

[4] 梁永宣.葛洪《肘后备急方》与张仲景《金匮要略方》对比研究[J].中国中医基础医学杂志,2008,14(06):413-416.

[5] 梅全喜,吴惠妃.试论《肘后备急方》在医药学上的贡献[J].中医药学刊,2005,23(07):1194-1198.

[6] 徐彬,李达,方莉,等.《外台秘要方》中关于熏咳法治疗咳嗽的记载[J].中医药临床杂志,2013,25(01):70-71.

[7] 刘小可.《外台秘要方》论治咳嗽特色研究[D].成都:成都中医药大学,2020.

[8] 丁甘仁.丁甘仁医案[M].上海:上海科学技术出版社,2001.

［9］焦树德．焦树德临床经验辑要［M］.北京：中国医药科技出版社，1998.

［10］吕景山．施今墨医案解读［M］.北京：人民军医出版社，2004.

［11］陈沛沛，杨杏林．恽铁樵医案［M］.上海：上海科学技术出版社，2010.

［12］熊寥笙．中医难症论治［M］.重庆：重庆出版社，1988.

第二章　咳嗽病因病机

中医对咳嗽早有认识，历代医家对其病因病机虽有不同见解，但归纳起来一般多分外感、内伤两方面：咳嗽的外感病因为六淫邪气，内伤病因包括饮食、情志、肺脏自病及他脏及肺。咳嗽病位主要在肺，与肝、脾、肾等脏腑密切相关，不论邪从外入抑或自内而发，均可引起肺失宣降、肺气上逆而咳。《医学心悟》中提到"肺体属金，譬若钟然，钟非叩不鸣，风、寒、暑、湿、燥、火六淫之邪，自外击之则鸣；劳欲情志，饮食炙煿之火，自内攻之则亦鸣"即是对其病因病机的高度概述。近年来，随着咳嗽频作或迁延不愈造成的生理心理负担及社会负担等危害逐渐被重视，咳嗽指南相继颁布与更新，大大提升了咳嗽的诊疗水平，但仍有部分患者病因不明或针对病因治疗后效果欠佳，被称为难治性慢性咳嗽。现代中医医家亦为提高咳嗽的诊疗水平不断进行实践与探索，其在前期理论的基础上结合现状，从多角度、多层次提出了许多新的病机理论如脏腑相关病机、伏邪病机、多维病机等，丰富了咳嗽的中医病机体系。同时采用因子分析、聚类分析、关联法等现代研究方法开展咳嗽相关研究，为咳嗽的病因病机学研究提供了新的思路和方法，不断提高咳嗽的诊疗水平。

第一节　外 感 病 机

疾病的外感病因一般包括六淫邪气和时疫邪气，一般认为咳嗽外感病因多为外感六淫之邪。《素问·至真要大论》中指出"夫百病之生也，皆生于风寒暑湿燥火，以之化之变也"，提出六淫邪气在疾病发生中的重要作用。六淫邪气致咳，在《素问病机气宜保命集·咳嗽论》中早有论述："寒、暑、燥、湿、风、火六气，皆令人咳。"外感邪气从口鼻或皮毛而入，侵袭肺系，或因吸入尘烟、异味气体，肺气被郁，肺失宣降发为咳嗽，此多因起居不慎，寒温失宜或过度劳累，使得肺卫外功能失调，以致在天气冷热失常、气候骤变的情况下，外邪入客于肺导致。

一、风邪犯肺

《黄帝内经》中素有"风者,百病之始也""风者,百病之长也"的论述,可见风邪多为疾病的初始致病因素,参与多种疾病的发病过程。《素问·咳论》中指出"皮毛者肺之合也,皮毛先受邪气,邪气以从其合也",风邪侵犯人体皮毛腠理,或风为六淫之先导,携他邪侵共同侵犯人体肌表。肺为人体之华盖,外合皮毛,皮毛先受邪气后内传其合致肺。且风为百病之长,其性属阳,易袭阳位,清代沈金鳌《杂病源流犀烛·感冒源流》云"风邪袭人,不论何处感受,必内归于肺",可见肺脏易为风邪所袭。肺为娇脏不耐邪侵,则可出现肺失宣肃、肺气上逆而发为咳嗽;《备急千金要方·治诸风方》中云"凡风多从背五脏俞入诸脏受病。肺病最急,肺主气息又冒诸脏故也",可见风邪袭人,首先犯肺。故《金匮要略·肺痿肺痈咳嗽上气病脉证治》中云"风舍于肺,其人则咳"。《医学心悟》中提到"咳嗽之因,属风寒者,十居其九",亦体现了风邪在咳嗽发病中的重要地位。巢元方在《诸病源候论》中论述了风咳特点"一曰风咳,欲语因咳,言不得竟是也",可见风邪所致之咳具有说话诱咳的特点。《诸病源候论·咳嗽病诸候·暴气嗽候》中论述了风邪致咳的病机,指出"肺主气,候皮毛……腠理则开,因乘风取凉……其状嗽甚而少涎沫",可见阵咳、干咳伴咳嗽突发突止的特点主要与风邪有关。又风为阳邪,日久化燥可耗伤津液,咽喉失于濡润,则易出现咽干症状。中医学认为,"痒"的产生与风邪关系密切,《证治汇补》中有"风胜则痒"之说,《医学入门》中云"风乘肺咳,则鼻塞声重,口干喉痒,语未竟而咳",可见风邪犯肺,可出现咳嗽伴咽喉痒、口干、鼻塞等外感症状,同时亦有说话被咳嗽打断的特点。《诸病源候论·咳嗽病诸候·久咳嗽上气候》中提到"久咳嗽上气者,是肺气虚极,风邪停滞,故其病积月累年",《丹溪心法》中亦载有"治久嗽风入肺……"的论述,可见风邪停滞于肺,是导致咳嗽迁延不愈的重要原因。

在古代理论的基础上,现代医家亦通过临床实践,对咳嗽的病因病机进行了探索,认识到风邪在咳嗽尤其是慢性咳嗽中的作用。肖光志认为风邪入肺经,肺失宣降是顽固性咳嗽的病机关键。晁恩祥教授提出"风咳"概念,认为咳嗽变异性哮喘、上气道咳嗽综合征、胃食管反流性咳嗽等慢性咳嗽常见病因具有"风证"表现,如阵咳,常突发突止,且为挛急性咳嗽,是由风邪内伏日久、气道挛急失畅、气道反应性增高所致。本研究团队既往通过对慢性咳嗽患者的临床特点进行总结发现,在风、寒、湿、痰、燥、瘀等病理因素中,以风邪最为常见,且风邪致病特点不仅表现在风邪犯肺证,还存在于多种证候表现中,可能成为慢性咳嗽基本病理因素,认识到了风邪在慢性咳嗽中的重要地位。同时亦发现咳嗽可被冷风、异味、说笑等多种诱因诱发的特点与伏邪致病特点十分吻合,认为机体在初次感受风邪后可因其体质、基础疾病致肺气虚损、祛邪不尽而致风邪羁留体内,"内伏于肺"成为伏邪,患者在遇外感、冷热空气、异味等外界因素后而产生咳嗽或咳嗽加重,此即内伏之风邪被"外风"引动,内外合邪,使肺失宣肃,肺气上逆,以至咳嗽反复发作,迁延难愈,故认为风邪伏肺为慢性咳嗽的基本病机。

二、寒邪犯肺

寒邪作为六淫之一,寒为阴邪主收引,其性凝滞,亦在咳嗽的发生、发展过程中发挥着重要作用。寒邪之来源《伤寒来苏集》总结得最为全面:"早晚雾露,四时风雨,冬春霜雨,此天之寒气也;幽居旷室,砖地石阶,大江深泽,邃谷高山,地之寒气也;好饮寒泉,喜食生冷,酷嗜瓜果,误服冷药,人之寒气也。"另外患者自身阳气之盛衰也是重要的因素,如《医理辑要·锦囊觉后编》曰:"易寒为病者,阳气素弱。"肺脏易为寒邪侵犯,《灵枢·邪气脏腑病形》云"愁忧恐惧则伤心,形寒寒饮则伤肺";《灵枢·百病始生》亦云"忧思伤心;重寒伤肺……"也就是说无论是外感寒邪还是饮食生冷,肺脏易被寒邪侵袭。早在《素问·咳论》中就指出"感于寒则受病,微则为咳,甚者为泄、为痛。"可见机体感受寒邪,可因感邪的轻重及部位出现不同的临床表现,感邪轻而在肺者可发为咳嗽。《华氏中藏经》中记载"有寒则善咳",指出寒邪易伤人体而致咳。《诸病源候论·咳嗽病诸候·久咳嗽候》中云"肺感于寒,微者即成咳嗽,久咳嗽,是连滞岁月,经久不瘥者也……寒气聚于胃而关于肺……"认为久咳不愈是由于肺脏感受寒邪,寒邪留滞于肺脾二脏导致的。寒邪最易与风相合,风寒邪气侵犯肌表,《古今医彻》云"六淫之中,风寒尤易犯,以肺主皮毛,而开窍于鼻,形寒饮冷则伤之,留而不去,为寒为热,变迁不一"。《医学心悟·咳嗽》指出"咳嗽之因,属风寒者,十居其九……"张介宾亦云"外感之嗽,必因偶受风寒",可见风寒咳嗽临床尤为常见。风寒咳嗽之病机为风寒束肺,肺失宣肃。其证候特点:①咳嗽时作,白天多于夜间,咳而急剧,声重,痰稀色白;②外见外感风寒诸症,头痛、恶寒、发热,无汗,舌苔薄白,脉浮或浮紧等。外寒为病多见于冬季,也可见于其他季节,寒为阴邪,侵袭肌表皮毛,皮毛内合于肺,肺气不宣,则上逆为咳;卫阳被遏,营阴郁滞,可见恶寒、发热、鼻塞、流清涕等症;寒性凝滞,气血凝滞不通,可见全身肢体关节疼痛。

三、湿邪犯肺

湿为阴邪,其性黏滞、重浊,易阻滞气机、影响阳气输布。其来源主要有内外两条途径,在外或因久居潮湿或沿海之地,或因感受夏季暑湿之气等,在内或因饮食不节,或因情志失调导致脾失健运,津液输布异常,聚而成湿。外感病因湿邪多来源于第一条,雨水偏多或久居湿地,空气潮湿,人体易感受湿邪。湿邪为病,四季皆可发生,尤以长夏居多。因长夏乃夏秋交替之际,此时自然界中阳热偏盛,雨水尚多,热气蒸腾,水湿充斥,形成一年之中湿气最盛的季节。湿邪侵袭人体所致的病证,称为外湿病证。其产生的原因多与空气潮湿、水中作业、涉水淋雨有关。外邪侵犯人体,多从口鼻、皮毛而入。肺处胸中,居于上焦,主气司呼吸,外合皮毛,开窍于鼻,主司卫外。故湿邪入侵,肺卫首当其冲,肺失宣降,气机上逆,以致咳嗽。《素问·生气通天论》云"秋伤于湿,上逆而咳",王好古《此事难知》专文论述了"秋伤于湿冬生咳嗽",阐发了《素问·阴阳应象大论》中"秋伤于湿,冬生咳嗽"的理论。对于湿邪所致咳嗽特点,《医学入门》中提到"湿乘肺,咳则身重,骨节烦疼洒淅……"指出湿邪所致之咳,多伴有身重、骨节烦疼等症状。此外,湿为阴邪易伤阳气,外湿侵袭人体,肺气、肺阳进一步耗损而虚,因气虚不能化湿,阳虚不能化阴,加剧水湿内生。湿邪致肺气上逆,全身气机上逆又一次影响肺,使肺气上逆发为咳嗽。湿邪又可与热邪、寒邪、痰等病理因素相合,共同为病,症状多变。湿与热两邪可合成湿热邪气共同致病。外感湿热邪气从口鼻、皮毛侵犯人体,进而犯及肺脏,导致肺脏气机失司、宣肃失常,肺气上逆发为咳嗽。对于湿热咳嗽的特点,《温热经纬》中云"湿热证,咳嗽昼夜不安,甚至喘不得眠者……"可见湿热所致之咳具有昼夜均咳,湿热邪气侵犯人体还会出现其他湿热致病的特征,表现如口干、口苦、口黏,大便黏,脘腹胀满,身重等。湿热二邪相合,相互作用,湿中有热、热中夹湿,如油入面,胶灼难散,故疾病更易缠绵难愈。

四、燥邪犯肺

燥为秋季主气,性干涩易伤津液,燥易伤肺。最早,古人对燥邪认识较少,《黄帝内经》病机十九条中涉及六淫者共十二条,但均未提燥,因此有"六气之中,燥不为病"的偏见。至金元时期刘完素《素问玄机原病式·六气为病》始补此缺,"诸涩枯涸,干劲皴揭,皆属于燥",从而在理论上确立了燥因为病的机理,后世医家在此基础上继承与发挥,燥邪致病的病机逐渐被认识及重视。燥咳亦是如此,人们对风、寒、热相关的咳嗽了解和研究较多,对燥咳的重视和研究相对较少。至清代叶桂始言"燥气上受,先干于肺,令人咳嗽",提出燥邪袭人,首先犯肺,发为咳嗽。外感温燥之邪,燥邪伤肺,损伤肺津,肺失宣降,从而出现一系列的临床症候。燥虽为秋令之气,但风、寒、湿、热诸邪均可伤津化燥,所以临证四季均有燥咳之患者,但以秋季为多见。肺为娇脏,亦属燥金之脏,同气相求,肺气一旦被燥邪所伤,则治节失度,肺的宣发肃降功能则失调。同时,燥伤肺阴,津液受损,气血运行受阻,五脏六腑皆能为其所累。肺主宣发肃降,不耐寒热温凉。外感燥邪,邪气伤肺,损伤肺津,肺失宣降,从而出现一系列的临床症候。临床初起燥咳,可见咽痛咽痒,口鼻干燥,鼻塞,流清涕,头痛,或有发热,干咳无痰;或者痰少而黏,咳嗽呈阵发性,痉挛性咳嗽,夜间较重;或伴有声音嘶哑。若燥邪伤及肺络,则出现咳嗽痰中带血等症状,舌红,苔少而干,右脉数大。燥气在秋季当令,故称秋燥。秋燥有温燥和凉燥之分,临床又以温燥多见。一般初起无明显热象属凉燥,主要表现为咳嗽痰稀,轻微头痛,怕冷,舌淡红,苔白等。温燥多见于素体阴虚,平时伏案劳作,熬夜,嗜食辛辣,抽烟饮酒等人。主要表现为咳嗽无痰或痰少而黏,咽痛,口干,舌红,大便干等温热之症,此类人形体偏瘦,性格急躁,有木火刑金的倾向。现代医家对于燥咳不断提出新见解:徐大鹏认为燥咳病机主要为阴虚化燥、燥热生风,重点强调了燥和风的关系,他指出干生燥,燥生风,风生痒,则可见痒咳少痰;畅达教授认为燥咳分轻重,燥咳轻症病在肺卫,燥咳重症,内热趋盛,化燥伤阴,轻重程度不同,遣方用药亦不相同。徐丽华认为外感燥咳多因外感燥邪,且燥邪亦与风邪相合,风燥犯肺,燥邪伤阴,津伤液耗,肺失清润,肃降无权,肺气上逆可致燥咳。

五、暑邪犯肺

暑邪亦为外感六淫之一,为夏季主气。《黄帝内经》曾云"五运相袭,而皆治之,终期之日,周而复始,时立气布,如环无端",遵循时立气布的规律,暑邪的产生有明显的季节局限性。《素问·热论》言"后夏至日者为病暑",可见暑邪多生于夏季酷暑时节。肺为人体之华盖,感受暑邪,肺先受之,如《时病论》中云:"良由暑热下逼,先伤乎上,夫五脏之位,惟肺最高,为诸脏之华盖,暑热袭之,肺经先病者,固无论矣。"陈念祖曾说:"暑伤气,初感即发,其邪在肺。"何廉臣直言:"暑气从鼻吸入,必先犯肺。"人体感受暑邪,暑邪犯肺,肺失宣降,肺气上逆则发为咳嗽。其所发咳嗽亦因暑邪性质具有自己的特性。

暑为阳邪,其性炎热。《素问·五运行大论》曰"其在天为热,在地为火······其性为暑",王冰云"阳热大盛,寒不能制,故为病曰暑",可见暑性炎热。暑为阳热之邪,其性炎热,因此暑邪伤人则见一系列阳热症状。《素问·

生气通天论》言"因于暑,汗,烦则喘喝,静则多言,体若燔炭,汗出而散",指出暑邪致病会出现汗多烦渴、喘息气粗、壮热等证候。《素问·疟论》谓:"阳盛则外热,阴虚则内热,则喘而渴,故欲冷饮也。此皆得之夏伤于暑,热气盛,藏于皮肤之内,肠胃之外,皆荣气之所食也。"《素问·气交变大论》又曰:"岁火太过,炎暑流行,金肺受邪,民病疟……中热肩背热。"可见感受暑邪,多表现出热象。暑热犯肺,客于肺经,热灼伤津,邪与热搏结于咽喉,炼液成痰,阻于肺道,引起咳嗽,热伤血络,迫血妄行则见咯血。《时病论》中云"骤然吐血衄血,头目不清,烦热口渴,咳嗽气喘,脉象浮取则洪,中取则空,沉取复有",为暑热火邪上烁肺金,损伤肺络所致的暑瘵。

暑性升散,耗气伤津。暑为阳邪,阳性生发,故暑邪侵犯人体,多直入气分,可致腠理开泄而多汗,而《灵枢·五癃津液别》有"天暑衣厚则腠理开,故汗出"的说法,可见暑热多汗出。汗出过多,则耗伤津液,津液亏损,暑邪伤肺,即可出现咳嗽,少痰,口渴喜饮,尿赤短少亦等症。同时在大量汗出之时,往往气随津泄,而致气虚,肺气亏虚,则见咳则无力,声音低微,喘息气短等气虚之象。

另外,暑多夹湿为暑邪的另一重要特性。《医门法律》中说:"凡治中暑病,不兼治其湿者,医之过也。"汪昂在《本草备要》提出:"暑必兼湿,治暑必兼利湿。"叶桂有"长夏湿令,暑必兼湿""暑必挟湿,二者皆伤气分""暑热必挟湿,吸气而受,先伤于上"。章楠曰:"火湿合化而成暑。"吴瑭曰:"上热下湿,人居其中,而暑成矣。"可见暑邪夹湿的普遍性。暑湿犯肺可导致咳喘,同时邪气犯表,卫气运行不畅可见恶寒少汗,肢体酸困沉重,暑湿犯于脾则见纳呆脘痞与渴饮尿赤并见,犯于胃肠则见腹痛泄泻。湿为阴邪,更易复兼寒邪,则恶寒体痛。

此外,夏季感受暑邪,暑本多夹带湿邪,易于犯脾胃,导致"脾气散精"障碍,湿浊不化则聚而为痰;暑邪耗气,元气亏虚无力运化;暑邪犯肺,肺气不布,津聚成痰,暑邪生痰,亦是其致咳的另一重要病机。现代医家对于暑咳亦进行了一些探讨,丁元庆教授认为暑咳初期在肺,暑热或暑湿犯肺,肺气壅遏不能宣降而致咳,失治误治或患者素体气阴亏虚,暑邪可循经伤脾胃气阴、灼肝肾阴精,演化为内伤咳嗽。临床可分暑咳在肺、在脾胃、在肝肾辨治,指出咳痰急迫量多,痰色虽为白色亦应辨为热证,治暑用药宜辛平、甘润、苦降,还可适时应用健脾养阴甘温药,对清半夏、石膏、桑叶、白扁豆、熟地黄的应用有独到认识。周氏认为暑咳者,必素体气阴不足、相火有余,肺气虚于上,肾阴亏于下,相火自下上逆。时交暑月相火用事,天暑地蒸,加于气阴不足之体,暑热乘虚入肺,相火内外引动,肺金受伐,气失宜肃,致生咳嗽。

六、风热犯肺

热为阳邪,其性质与火相同,只是程度稍异,热为火之渐,火为热之极,热为阳邪其性燔灼趋上,易耗伤津液,生风动血。热邪的产生亦包括外感、内伤两种途径,在外可因感受夏季暑热邪气,在内可因情志不畅、饮食不节、积食生火等导致内热自生。风为百病之长,易携他邪侵犯人体,另易化寒热,若体内素热,则风邪袭人易从热化,则病风热,如清代王士雄言"人与天地相参,则天地人合一,故身半以上,天气主之,为阳,身半以下,地气主之,为阴,故风从热化属阳,故先受于手经,所以风热之邪伤人,首先犯肺",风热之邪袭人多伤肺气,肺气不利作咳。久热伤气,风热久恋肺脏,可耗伤脾肺之气,出现脾肺气虚之状,如《评校柳选四家医案·静香楼医案上卷》中认为"风热不解,袭入肺中,为咳为喘,日晡发热,食少体倦,渐成虚损"。热易动血,肺开窍于鼻,若风热灼伤肺络,则病鼻衄。热易伤阴,风热郁肺,灼伤肺阴,肺阴虚亏,则病咳嗽不爽,甚则干咳等肺阴虚之证。

第二节 脏腑病机

《黄帝内经》中云"五脏六腑皆令人咳,非独肺也",《素问·咳论》以脏腑命名,将咳嗽分为肺咳、心咳、肝咳、脾咳、肾咳等,此即五脏咳;"五脏之久咳,乃移于六腑。"又创六腑咳之论,可见咳嗽病位主要在肺,而又非只在肺,脏腑功能失调皆可导致肺气上逆发为咳嗽。

一、病位在肺,治咳不离肺

《内经》中提到"五气所病,心为噫,肺为咳……"《儒门事亲·嗽分六气毋拘以寒述二十五》中云"《素问·咳论》虽言五脏六腑皆有咳,要之止以肺为主",《医学三字经·咳嗽》云"咳嗽不止于肺,而亦不离于肺也"。可见咳嗽病位主要在肺,肺为咳嗽之主脏。肺为人体之华盖,《医学源流论》云:"肺为娇脏,寒热皆所不宜。太寒则邪气凝而不出;太热则火烁金而动血;太润则生痰饮;太燥则耗精液;太泄则汗出而阳虚;太涩则气闭而邪结。"因此肺又有娇脏之称不耐寒热,易为外邪所袭。《医学三字经·咳嗽》中载到"肺为脏腑之华盖,呼之则虚,吸之则满,只受得本脏之正气,受不得外来之客气,客气干之则呛而咳矣;亦只受得脏腑之清气,受不得脏腑之病气,病气干之,亦呛而咳矣"。因此,邪犯于肺,肺气上逆为咳嗽的主要病机。

肺为水之上源,水道的通调必须依赖肺气的宣发肃降,才能"下输膀胱"和"水精四布,五经并行",其"若雾露之溉",通过气机的调节,来促成津液的正常代谢和排泄,若肺的通调水道功能失调,水液的输布与排泄异常,可致水液停聚而成痰成饮,若痰饮停肺则肺气郁闭,肺气失宣作咳。如清代坐啸山人指出痰饮阻肺,肺气郁闭则肺实而咳,胸脘喘满,时吐稠痰,甚者痰气闭结,语音不出,此为塞金不鸣,此乃痰饮阻肺而实咳证。此外,肺主气,人体中肺脏与气的关系极为密切,《素问·五脏生成论》云"诸气者,皆属于肺",《素问·六节藏象论》中亦道"肺者,气之本"。这是因为肺是人体气的主要来源之一,其司呼吸功能的正常与否,直接影响着气的生成,同时还对全身的气机起着重要的调节作用。同时肺朝百脉,脉中血液皆聚于肺,通过肺部血液的流动,再把气带到人体的五脏六腑,五官七窍,皮毛筋骨。肺既主气,亦主血,既行气,亦行血。若肺朝百脉功能异常,导致气血运行不畅,气滞血瘀阻碍肺之气机,肺气上逆,发为咳嗽,正如唐宗海《血证论》中所说"盖人身气道,不可有塞滞。内有瘀血,则阻碍气道,不得升降,是以壅而为咳……须知痰水之壅,由瘀血使然……""血积既久,亦能化为痰水"。肺主气,司呼吸,主宣发与肃降,肺气通畅,呼吸功能才能正常运行,久咳伤肺或年老体弱,肺气不足则肺气不宣,清肃之令失常,气道不利,上逆而咳而喘,肺的功能失调是咳喘的主要原因。肺气虚则卫外不固易感外邪,肺气不足,少不足以息,肺气不利则病咳嗽,如明代张三锡云"久病肺虚,肺气不足,病气促,咳嗽色黄白,脉虚大"。肺中虚寒,肺气为寒所迫,并聚于肺,不得宣发,则病咳而短气,如明代张三锡云"肺中虚寒,咳痰者多色白,且作泡沫状"。另肺阴虚亏,火灼肺金,肺气不清,肺金性喜润,润则生水,以滋脏腑,若本体一燥,则水源先竭,火无所制,金受火灼,肺燥火旺,清肃之令不能下行,肺气焦满,则气自乱而咳。

二、肺脾相关,肺脾同治

脾位于中焦,主运化、升清和统摄血液。脾为肺之母,肺为脾之子,对于咳嗽《素问·咳论》有脾咳之说。咳嗽具有肺脾相关病机。"其寒饮食入胃,从肺脉上至于肺则肺寒,肺寒则外内合邪,因而客之,则为肺咳"指出"肺咳"之因与脾胃密切相关。《灵枢·邪气脏腑病形》中云"形寒寒饮则伤肺,以其两寒相感,中外皆伤,故气逆而上行",指出肺气上逆而致咳嗽。《难经·四十九难》中"形寒饮冷则伤肺"承自《内经》并强调了"形寒饮冷"的病机,寒饮伤肺,肺亦为病。《内经》中云"久咳不已,则三焦受之……此皆聚于胃,关于肺……"《医学入门》强调对于咳嗽"久甚还将脾肾宁",《杂病源流犀烛·咳嗽哮喘源流》指出"盖肺不伤不咳,脾不伤不久咳,肾不伤火不炽……"均提示了咳嗽的肺脾相关病机。在五行上脾属土,肺属金,二者为母子关系,且二者同属太阴,有"同气相求"之妙。经络上,手太阴肺经亦起自中焦,《灵枢·经脉》中云"肺手太阴之脉,起于中焦,下络大肠,还循胃口……"在功能上,肺主气,其所主宗气亦来源于脾胃化生的水谷精微之气,且二者亦在津液代谢上相互作用"饮入于胃,游溢精气,上输于脾,脾气散精,上归于肺,通调水道,下输膀胱……"可见肺脾二脏在生理功能上有密切联系,若脾脏功能失常必影响至肺,肺脏功能失常必影响至脾。在咳嗽中亦是如此,若饮食劳倦等导致脾气、脾阳亏虚,脾虚日久,母病必将及子,导致肺气亏虚、肺阳亏虚,最终影响肺之宣降,肺通调水道功能异常导致痰饮、湿邪产生,则久咳不已。此外脾气亏虚、脾阳亏虚,运化功能失职,津液代谢失常可生湿邪、痰饮等病理产物,犯肺而成咳嗽。

对于痰湿咳嗽,"脾为生痰之源,肺为贮痰之器",刘完素《素问病机气宜保命集·咳嗽论》指出咳与嗽有别,"嗽是无声而有痰,脾湿动而为痰也。咳嗽谓有痰而有声,盖因伤于肺气,动于脾湿,咳而为嗽也",强调了咳嗽的脾湿生痰病机。朱震亨的《丹溪心法·痰十三》中关于"治痰"方面,则有"善治痰者,不治痰而治气"的论述,治痰当以健脾,"清中气,以运痰降下",以期气机畅达。明代所创止咳化痰著名方剂"三子养亲汤""清金化痰汤""清气化痰丸"等都体现出肺脾同治的思想。正虚方面,外感寒邪,损伤阳气,致肺阳亏虚,肺阳亏虚,子盗母气可致脾阳亏虚、后天失养,水谷精微不得运化上输,肺失所养,肺失宣降上逆为咳。咳嗽日久,久病耗气,可见肺气亏虚、宣降失司,上逆为咳。热病后期,耗气伤津、肺阴亏虚、阴虚火旺,若热邪伤及胃之津液,胃阴不足,不能上承濡润肺脏,肺失濡润,气逆作咳。邪实方面,外感风、寒、湿热等邪气,郁闭上焦、肺气失宣致咳。亦可因脏腑虚弱,内生实邪,尤其肺脾损伤,内生痰湿、湿热、寒饮之实邪,影响脏腑气机。脾虚失运,痰湿内停,痰湿之邪上贮于肺,痰湿阻肺,肺气壅闭,上逆为咳。肺脾亏虚、气不化津,痰浊更易滋生,水湿停聚易从寒化,而致寒饮伏肺,肺失宣降,上逆为咳。若因饮食不节,伤及脾胃,则脾失健运,水湿内停日久化热,湿热之邪上干于肺,湿热郁肺,肺气郁闭,上逆为咳。正虚与邪实病机之间可相互转化,相兼为病。如外感寒邪,伤及肺阳,肺气不固,卫外不利,而更易感外邪;肺脾亏虚,湿热内生,日久又可耗气伤津,加重肺脾损伤等。此外,基于前期研究,本团队提出慢性咳嗽的伏邪病机,伏邪病机以虚为本,可因虚致实,外邪入侵,伤及肺系;或因正气虚弱、脏腑失调,尤其肺脾两脏失调;或因失治误治、祛邪不尽,风邪、寒饮、湿热等邪气留伏于内,复由外邪引动,邪犯于肺,肺气上逆而咳,病邪内伏于肺,使咳嗽反复发作或加重,迁延难愈。并认为慢性咳嗽病位主要在肺,兼及他脏,与脾胃最为相关。慢性咳嗽的主要病机为邪犯于肺、肺气上逆,而其在痰湿、水饮、湿热等病理物质产生方面的病因病机尤为常见,这些病理产物的产生及病机转化与肺脾的生理、病理密切相关,可见湿热郁肺、肺脾阳虚、寒饮伏肺、痰湿阻肺等证候表现。咳嗽病因病机复杂多变,可见内外合邪、虚实夹杂、脏腑相关的病机特点,肺脾相关尤为重要,因而临床特点表现为病程较长、迁延难愈,在治疗中当以详辨。

三、肝肺相关,从肝治咳

肝脏功能失调亦可导致咳嗽,早在《内经》有道"肝咳之状,咳则两胁下痛,甚则不可以转,转则两胠下满",是对肝咳症状做了最早的论述。肝脏功能失调,累及肺脏则会导致咳嗽的发生。在五行关系上,肺属金,肝属木。生理上,肺气主降,肺金克肝木,能制约肝气、肝火的上升;病理上,若肝气郁结日久,肝火过盛或肺虚不能制肝,则木可侮金,形成木火刑金之证。在位置上《素问·刺禁论》指出"肝生于左,肺藏于右",肝与肺之间,通过气机升降的联系保持着密切关系。肝主疏泄,为气之枢,其气以升发条达为顺,是调畅全身气血津液运行的重要环节;肺为气之主,其气以肃降通调为常,肝与肺升降相因,肝气调畅,气机升降出入有序,则肺气宣发肃降正常,呼吸调匀则不为咳;若肝木升发太过或不及,气机升降出入失序,累及于肺,肺失宣降则发为咳嗽。此外在经络方面《灵枢·经脉》曰"肝足厥阴之脉……其支者,复从肝,别贯膈,上注肺",指出肝与肺经络相连,密切相关。从疾病传变角度看,感受外邪,未及表散,病由太阳经传入三阴经时,常需经过半表半里之少阳经。少阳病属半表半里,此时邪气不能长驱直入,正气也不能祛邪外出,故相持不下,导致咳嗽迁延不愈。此外赵献可云:"七情内伤,郁而生痰。"肝主疏泄,有通利三焦、疏通水道的作用,肝郁气滞、肝失疏泄,三焦气机阻滞,水道不利而致水液不行则出现痰饮病;另外木不疏土,脾失健运,水湿内聚成痰饮,痰饮内贮于肺,壅阻肺气,宣降失常致咳矣。《血证论·咳血》亦云:"盖咳嗽固不皆失血,而失血则未有不咳嗽者也。"肝郁气滞,气郁日久化火,循经犯肺,木火刑金,则肺失清肃而咳,甚则迫血妄行而咯血。肝为风木之脏,相火寄之,体阴而用阳,其性刚劲,主升主动,素体阳盛或阴虚不能涵阳,或七情内伤、郁而化火伤阴等均可使肝阳化风,旋绕不息,而致呛咳。叶桂有"肝阳化风,旋转不息,致呛咳不卒期"之说,多因肝阴亏虚,血燥生风,阴虚风动,上扰于肺而咳。肝主藏血,若肝血亏损,肝木失养,则木气干燥易燃,化热化火,循经上炎,灼伤肺金,多见于咯血。肝主藏血,体阴而用阳。一方面肝之阴血能濡养自身,并且制约肝之阳气,维持肝的阴阳平衡,保障疏泄正常运行。另一方面肝可以调节人体血量,根据脏腑需要加以调配;肺主气司呼吸,治理和调节,全身之气,又朝百脉,助心行血,肺得肝血的滋养,肺气宣发肃降,则"治节出焉";肺气有规律地宣发与肃降,调节一身之气机,也对肝气的疏泄及肝血的归流与外施产生促进作用。肝肺二脏,协同共济,对调畅气血至关重要。《医学真传·咳嗽》记载:"肝藏血,而冲、任血海之血,肝所主也……卧则内归于肝。今肝脏内虚,不合冲、任之血,出于肤腠,则肝气从心包以上冲,上冲则咳。此上冲之咳而属于肝也。"肝藏血,若累及到血分,则肝不藏血,导致出血,随着肝气上逆,上犯于肺,肺络受伤而致血自肺中经气道咳嗽而出,故先咯血,后咳嗽;又因为咳属气分之症,气与血的关系可分而不可离,故有"气为血之帅,血为气之母"的说法,所以气病日久必及血分,咳病日久也可出现出血、瘀血之征。在肝咳患者中,经常出现咯血,凡出血必有瘀血停滞体内,瘀血不去,血液难循经而行,导致出血反复不止日久,如《素问·脉要精微论》提到的"因血在胁下,令人喘逆"。

四、肺肾相关,从肾治咳

肾藏精,为水脏,居于下焦,肺主气,为五脏六腑之华盖,位于上焦。五行中,肺属金,肾属水,金水相生,肺肾二脏相互影响。肾脉贯脊系腰背,上连肝脾入肺中,《灵枢·本输》曰"少阴属肾,肾上连肺",肾与肺经络相连,关系密切。在功能方面,肾主纳气,肺司呼吸,肾为气之根,肺为气之主,两者功能协调,则呼吸正常,反之则咳喘作。《医贯·咳嗽论》指出"肺金之气,夜卧则归藏于肾水之中,今因肺受心火之邪,欲下避水中,而肾水干枯,有火无可容之地,于是复上而病矣"。因此肾阴亏虚咳影响及肺而发生咳嗽。久病易耗肺阴,肺阴亏损,迁延不愈,母病及子,肾阴逐渐亏耗,或劳伤过度,肾阴虚竭,阴虚火旺,虚火灼肺,肺失清肃,气逆于上,则出现咳嗽痰少,正如《医述·咳嗽》中所云"肺金之虚,多由肾水之涸,而肾与肺又属子母之脏,呼吸相应,金水相生,若阴损于下,阳孤于上,肺苦于燥,则咳不已,是咳虽在肺,而根实在肾"。《明医杂著》指出"男子二十前后,色欲过度,损伤精血,必生阴虚火动之病,睡中盗汗,午后发热……甚则咳涎带血"。由于肾阴亏耗,虚火上炎,灼伤肺阴肺失濡润,肺气上逆,发为咳嗽。肾阳亏虚亦可导致咳嗽产生。肾主水,为水之下源,肾阳对水液有气化蒸腾作用,若肾阳气亏虚,不能气化蒸腾水液,则水液泛溢。水饮上凌于心肺,则咳嗽气喘,喉中痰鸣。阳气能温煦机体,若肾阳不足,温煦失职,则畏冷肢凉。水液运行失常,水气犯脾,脾失健运,水液停于脾胃,则腹部胀满。肾居于下焦,肾阳不足,不能向上气化蒸腾水液,水湿具有趋下特性,聚于四肢,则腰以下肿甚,按之没指。肾司二便,水液运行失常,不能正常排泄,则小便短少。阳虚水停,则舌质淡胖,苔白滑,脉沉迟无力。《素问·水热穴论》指出"勇而劳甚,则肾汗出,肾汗出逢于风,内不得入于脏腑,外不得越于皮肤,客于玄府,行于皮里,传为胕肿","故其本在肾,其末在肺"。治法应温肾助阳,化气行水。肺为气之主,肾为气之根,久病则肺气虚,肺的主气功能失常,不能正常宣发肃降,临床中出现咳喘、呼多吸少,动则尤甚。肺气不足,影响其子脏,导致肾气不足,则肾主纳气功能失常,故见呼吸短促难续。肾气虚,不能正常固摄尿液,膀胱失约,出现遗尿,以剧烈运动、咳嗽、跳跃、闻水声为著。肺肾气虚,肺失治节,不能帅血,血液瘀滞,亦可犯肺而发为咳嗽。

五、肺心相关,从心治咳

心主血,肺主气,心属火,肺属金,气血相互依存,相互为用,肺朝百脉,宗气贯心脉而司呼吸,故有"呼出心与肺"之说。在经络上心脉起于心中,出属心系,上挟于咽。《诸病源候论·咳嗽病诸候》言"五曰心咳。咳而唾血,引手少阴是也",可见心脉起于心中,出属心系,上挟于咽,故邪犯心肺,气机闭阻,故咳嗽兼胸痛,喉中梗塞不利,又因心火上炎,故见咽喉肿痛。心属君火,为阳中之太阳,上居胸中,行阳令而制于阴,若心气不足、心阳不振,则寒水阴邪作怪,犯肺而作咳。《伤寒论》曰:"伤寒,心下有水气,咳而微喘,发热不渴。""少阴病……此为有水气。其人或咳,或小便利,或下利,或呕者,真武汤主之。"指出心火失其位,肾水逆其行,水寒射肺,气逆而不下而作咳。另心主血脉,肺主气,气血相关,若心气虚,血瘀痹阻,因心病而累及肺,血郁于肺,肺失宣降,则易引起咳嗽、胸痛、咯血诸症。《血证论·咳嗽》论述了咳嗽与血脉痹阻之间的关系:"有咳嗽侧卧一边,翻身则咳益甚者……宜血府逐瘀汤加杏仁、五味子主之。"《医学入门》认为,胸闷咳喘与痰瘀气阻密切相关,"肺胀满,即痰与瘀血碍气,所以动则喘急,或左或右,眠一边不得者"。心为君火,坐镇于上,行阳令而制阴于下,若心气不足而肾气乘之也,发则肾气逆欲上凌心肺,从少腹上冲心胸,至心则心悸,至肺则咳喘,故《伤寒论》中讲:"发汗后,其人脐下悸者,欲作奔豚,茯苓桂枝甘草大枣汤主之。"若心阳虚衰,不能制约下焦阴气,寒水乘虚上凌,寒水犯肺而咳。

六、膀胱治咳

膀胱位于小腹中央,属"州都之官",具有贮存和排尿的功能。膀胱和肾直接相通,二者又有静脉相互络属,故为表里。《素问·咳论》曰"肾咳不已,则膀胱受之,膀胱咳状,咳而遗溺",首次提出膀胱咳。《诸病源候论》言"肾咳不已,则膀胱受之,膀胱咳之状,咳而遗尿"。《备急千金要方》言"肾咳经久不已,传入膀胱,其状咳则遗尿",可见膀胱咳与肾脏密切相关。膀胱咳是肾咳的进一步发展,肾与膀胱相表里,肾气亏虚,可以导致膀胱失约,以致小便频数。并且肺肾是母子关系,金水相生,肾虚是导致膀胱咳的重要成因之一。并且膀胱与肺二者的气机可以相互影响,膀胱气化不利,影响肺气升降,引起咳嗽。

七、从胆论咳

《素问·咳论》记载:"肝咳不已,则胆受之,胆咳之状,咳呕胆汁。"胆,其腑藏精汁而寄相火、主决断而喜疏泄;其经脉起于"目锐眦","上肝贯心,以上挟咽",且"咽为之使",是肺之门户,经腑相连,通达内外,若胆病循经犯咽,致门户不宁,则肺气受扰,肺失宣肃,肺气上逆,发为咳嗽。咳嗽以下半夜为甚,这是胆咳发病的时间特点,因胆与足少阳胆经相连,属少阳经腑为病,出现下半夜咳嗽或咳嗽加重。《诸病源候论·咳嗽病诸候》提到"九曰胆咳,咳而引头痛口苦是也",提出胆咳另伴有头痛口苦等症状。

第三节　虚 实 病 机

《素问·调经论》云:"百病之生,皆有虚实。"虚、实病机是相比较而言的概念,代表了正气强弱及邪气盛衰,在疾病发生发展过程中,正气与邪气相互斗争而形成了虚实病机。虚不外乎气血阴阳亏虚,而针对咳嗽的虚性病机,一般认为,主要为气虚、阴虚、阳虚,而通常以气虚为始,而后气损及阳或损及阴血,逐渐发展至阳气亏虚、气阴两虚等,而肺虚日久常影响他脏,导致肺脾两虚、肺肾两虚等,而在脏腑病位中,尤以肺脾相关病机最为密切。实性病机主要包括六淫外邪邪气,以及脏腑功能失调所产生的病理产物,包括痰、饮、湿、热、瘀血等积滞体内为患。咳嗽经久不愈,其病因病机复杂多变,各病理要素互为因果,因虚致实,因实致虚,虚实夹杂、寒热错杂,导致咳嗽病程长、反复发作。

一、虚性病机

1. 气虚

肺气亏虚多为素体较弱,气之生化乏源,肺气不足,或因久咳耗伤肺气,或劳累过度,肺气亏耗,或他脏影响,不能荣养于肺,导致肺气亏虚。肺主皮毛,司腠理开合,开窍于鼻,肺气虚则卫外不固易感外邪。正所谓"正气存内,邪不可干"(《素问·刺法论》)、"邪之所凑,其气必虚"(《素问·评热病论》)。

肺气虚损,则咳喘无力,气少不足以息,动则更甚,声音低怯,体倦乏力,或胸闷、腹胀,或自汗、畏风、易感冒。肺司呼吸,吸入自然界清气,同时又将脾上输的水谷精气与清气结合,形成宗气,积聚于胸中,上出喉咙以行呼吸,下贯心脉以行气血,起着主宰一身之气的作用。肺气虚,宗气生成不足,其贯心行血脉的功能减退,则运血无力,血行不畅则血瘀;若咳嗽病久,久病必虚,肺失宣肃,而肺病及脾,子盗母气,肺脾两虚,脾失健运,脾运化失司,则聚湿生痰,痰湿上聚于肺,加重咳嗽表现,肺气更虚;甚则久病及肾,肾虚不能纳气,由咳致喘,呼吸短促难续,动则更甚。正气一虚,易反复外感邪气,且正气不抵邪气,致祛邪不尽,则缠绵难愈,形成虚实夹杂、脏腑相关的病机特点。

2. 阳虚

肺阳虚的病因主要有外邪伤肺、饮食失节如恣食寒凉、药物因素如久用抗生素、过用寒凉药品、他脏虚损所累,以及禀赋肺阳不足等。外感风寒,风寒自皮毛而入,饮食生冷从肺脉而上,肺为娇脏,不耐寒热,两寒相感,肺阳容易受损。临床中,治疗外感热病目前多用清热解毒之品,特别容易出现过用寒凉药品的现象,寒凉药物或入肺经直折肺阳,或先入脾胃复从肺脉上至于肺而伤肺阳。肺阳亏虚,无力鼓动肺气宣发,肺宣降失常,气逆而咳。

肺气亏虚,气损及阳,阳气不足,卫外不固,易感外邪,旧咳未愈,新感复加,则咳嗽反复迁延不愈,症见恶寒,头身疼痛,无汗,四肢不温,语声低弱,脉沉迟无力。肺为水上之源,肺气的宣发和肃降对体内水液的输布、运行和排泄起着疏通和调节的作用。肺气虚寒,水津不布,聚而为饮、为水,症见咳喘胸满,痰出稀薄,状若白沫而量多,甚则肢体浮肿,头晕目眩。饮又为实性病机,虚实病机常常相兼为患。肺气虚寒,不能通调水道,下输膀胱,症见肢体肿胀,小便不利等。肺阳虚逐渐发展,肺病及脾,子盗母气,肺脾阳虚,脾失健运,脾运化失司,水液代谢失常,聚湿生痰,阳虚寒饮更甚,若失治误治,则进一步可导致肾阳亏虚,肺气失宣,肾气失化,则亦导致水液代谢失常。

3. 阴虚

肺阴亏虚的病因主要为先天禀赋不足、外感六淫、饮食药物、情志刺激等诸多因素,直接或间接损伤肺阴。若先天禀赋不足,则容易导致肺脏虚弱,本身肺阴不足,更易外感邪气。六淫邪气,尤其如风燥、暑热之邪,直接伤及肺络,蒸炼津液,更易耗伤肺阴。从内因来言,若饮食不节,如过食辛辣刺激、苦寒之味,辛散气,苦伤脾气,最终耗气伤阴。而肺为娇脏,因此他脏的病变易传变入肺,致使肺阴亏虚,如情志不畅,肝气不舒,郁而化火,肝火犯肺,灼伤津液,则导致肺阴亏虚;或因肺脏虚损,运行不畅,滞而生瘀,久瘀则生热,灼伤阴液,转变为肺阴虚证;或肾阴不足,肾虚火上炎,灼伤肺之津液等。

阴为体,阳为用,肺阴亏虚,肺失濡润,肺宣发肃降失司,肺气上逆致干咳;阴虚日久,内热伤津,炼液成痰,可见口干,痰少而质黏;肺与肾母子相生,阴液互滋,肾阴不足,不能上滋于肺,肺阴亏虚,久虚及肾,肺肾阴虚,阴虚内热,损伤肺络,则血溢脉外,可见五心烦热、颧红盗汗、痰中带血等症。

二、实性病机

1. 风

肺为"华盖",位于五脏六腑之上,风为阳邪、易袭阳位,肺脏是风邪最易侵袭的脏腑。《金匮要略·肺痿肺痈咳嗽上气病脉证治》中提出"风舍于肺,其人则咳",论述了风邪致咳的病机。风邪有"外风"及"内风"之分,前者包括外感风邪犯肺或夹杂寒、热、燥邪等,后者进一步体现了伏邪致病的特点。咳嗽的外感病机于第一节详细论述,此处主要论述咳嗽风邪伏肺病机特点。

伏邪的致病特点,即感受邪气,即时不发,伏藏于体内,逾时而发。风为百病之长,六淫之首,伏风藏匿体内,驱之不散,伺机而动,易使病情缠绵反复,迁延难愈。因此风邪伏肺病机多见于慢性咳嗽中,以示其病程长、迁延反复的特点。内外邪气相感,同气相求,外风不尽,则外风易引动内伏于肺之风邪;风邪内伏于肺,则外风更难以疏解,内外合邪,总以风邪为患。此类患者最常见的症状为阵发性咽痒、突发突止,遇冷空气、异味、说话则加重,具有"风性挛急""无风不作痒""风邪善行数变"的发病特点。

本团队认为"风邪伏肺"乃慢性咳嗽的基本病机,风邪伏肺证是慢性咳嗽常见证型之一。此"内风"的形成因体质、基础疾病等因素所致肺气虚损或失治误治,机体在初次感受风邪后或因失治误治,或因脏腑内伤、祛邪不尽,风邪羁留体内,久之不去,导致临床所见气道敏感性增高的表现,如遇外感、冷热空气、异味等刺激即可诱发咳嗽,当外邪再次犯肺,此构成"外风"致病的特点,触动内伏之风邪而咳嗽反复,迁延不愈,"风邪伏肺"与"外风"两个因素共同触发而致病。此"内伏之风"的认识为外风不尽,羁留于肺,其病位在肺。此外部分学者认为咳嗽与肝关系密切,临床上常见"木火刑金"引起的咳嗽,遇情志刺激等肝气横逆,引动内风,致内风随气妄动,上干于肺,肺气上逆,则见咽喉不利、干咳、胸胁疼痛、咽中如窒、心烦、口苦、目赤,甚或咯血等,可从肝论治咳嗽。

2. 痰湿

痰湿为病理产物,是体内津液代谢失常,津液停聚的结果。湿有外湿和内湿之别,外湿多因空气、环境潮湿而致,如淋雨、久居湿地等;内湿则多与肺、脾、肾密切相关,其中以脾胃运化水湿功能障碍为主要原因。寒湿外袭肺脏,肺不布津液,水液停聚而为痰湿;若肺气亏虚,治节无权,不能通调水道,水津不布,聚而为饮、聚湿生痰;或水湿困脾,脾气运化失司,进一步加重水湿的形成;或素体脾胃虚弱,或饮食失节,过食厚味膏粱,脾失健运,不能输布水谷精微,酿湿生痰而形成痰湿蕴肺之证。

肺主行水和通调水道,脾为气血生化之源,运化水谷精微,肺脾互为母子,在气机运行和水液代谢上互相影响,对于咳嗽的病因病机而言,肺脾相关是咳嗽的重要病因病机之一,肺脾气机失调、内邪干肺,致肺失宣肃、肺气上逆导致咳嗽。外感或内伤因素导致痰湿内生,上聚于肺,壅遏肺气,肺宣发肃降失常,肺气上逆则见咳嗽咳痰,痰白而黏,量多易咳,气喘痰鸣,胸脘满闷,恶心,头身困重,腹泻便溏等症。

3. 寒饮

《难经·四十九难》言:"形寒饮冷则伤肺。"《素问·咳论》云:"其寒饮食入胃,从肺脉上至于肺则肺寒,肺寒则外内合邪,因而客之,则为肺咳。"寒冷气候、地理环境、冒雨涉水、汗出当风、惯用空调、恣食寒凉或服用寒凉药物等寒从外来;久病阳虚,或素体阳虚,或思虑过度等耗伤阳气,阳气受损,阳不制阴,则阴寒内生。当今社会,惯用空调、恣食寒凉的生活方式及寒凉药物滥用等因素,导致寒饮咳嗽已呈上升趋势,约占慢性咳嗽10.76%。肺胃通过经脉相连,肺与脾胃的相关性在辨治寒饮咳嗽时尤为重要,外来之寒及内生阴寒终致寒饮内伏。因此,临床常见寒饮伏肺证。

外感或内伤因素均可导致肺脾阳虚,寒饮内伏,复因形寒饮冷,内外合邪,致肺失宣降,肺气上逆而见咳嗽,咽痒,遇冷易咳,痰涎清稀色白或呈泡沫、形寒背冷,舌淡胖,苔白滑,脉沉紧或弦滑,常可兼见胸闷、反酸烧心、胃寒、呕吐或干呕、口淡不渴、便溏等脾胃阳虚之表现。其中背冷症尤为突出,约占寒饮咳嗽的88.7%,表现为两肩胛骨之间有寒凉感,怕风怕冷,需添加衣物保暖。寒饮咳嗽病性本虚标实、虚实夹杂,肺脾阳虚为本,寒饮留伏为标。肺脾阳虚,不能化水谷精微,津液代谢失常,积生寒饮;饮为阴邪,易伤阳气,饮复伤阳,肺阳复损,更生寒饮。寒饮与阳虚二者互为影响,虚实夹杂、因虚致实、因实致虚、虚实转化,故寒饮咳嗽反复发作、迁延难愈。

4. 湿热

清代吴瑭在《温病条辨》中论及湿热病邪引起的病证时提到"其变证也,则有湿痹、水气、咳嗽……等证";清代王士雄在《温热经纬·薛生白湿热病篇》中明确提出"湿热证,咳嗽昼夜不安,甚至喘不得眠者"。湿热之邪的产生,外因为感受湿热邪气,其影响因素包括季节气候、地理环境等。随着全球季候变暖,湿热邪气,四季皆有,尤以夏秋常见,或冒雨涉水、久居湿地,则易外感湿热。内生湿热多责之于脾胃,如嗜食膏粱厚味或辛辣煎炸之品、饮食不节或素体脾胃亏虚,贪食生冷,或嗜烟喜酒,或过服温补滋腻之品等,损伤脾胃,津液代谢失常,湿饮停聚,湿邪内生,郁久化热,而致湿热内生。此外现代生活和工作节奏加快,精神紧张,起居不当,少动久坐,劳神耗气等,气机郁滞,而致湿热内生。若湿热失治误治,祛邪不尽,湿热内伏于内而为湿热伏邪。因此,临床上常见湿热郁肺型咳嗽。湿热之邪或因于外感,或因于内生及内伏,内外之邪常相合为病。

湿热上干于肺,阻遏肺气,肺气失宣,肺气上逆而咳。湿热之邪黏腻难祛,易阻碍气机,气停则湿不化,循环往复,湿热之邪胶着难解,故临床湿热咳嗽常迁延不愈,反复发生。症见咽痒,咳痰不利,胸闷,手足汗出,阴汗,肢体困重,脘痞腹胀,口干不欲饮水或饮水不解渴,或但欲饮水不欲咽,口苦口黏,大便黏滞不爽,舌红苔黄腻,脉滑数等表现。此外,临床也常兼见背冷症,表现为患者自觉背部两肩胛骨之间,如巴掌大小部位,怕冷怕风,此为湿热困阻于中焦,郁闭于上焦,肺阳被郁,不得宣发布散于肌表,或湿热内伏日久,耗伤肺脾之阳气,阳虚失于温煦,故见背冷。

5. 痰热

痰热的产生可因素体热盛,外感邪气,入里化热,或平素饮食不节,嗜食辛辣刺激厚味之品,易化火生痰,或情志过急,肝火犯肺,炼津成痰;或脾虚生湿,湿聚成痰,痰郁日久化火,致痰热搏结。热能炼液灼津为痰,热耗伤肺阴,肺阴耗损致虚火上炎,又可炼液为痰,致痰热郁肺。总而言之,痰热的产生是津液停聚,与内生邪热相结合而致。

痰热病机多见于急性咳嗽。痰热郁肺,肺气壅滞,气机升降失常则咳嗽,黄痰,难咳出,甚者咳吐脓血痰或腥臭痰,伴胸闷;痰热化火,灼伤肺络,可见痰中带血;若热伤津液,可见口干口苦;痰热上扰可见头目昏重,面目热赤。痰是病理产物,同时也是致病因素,痰热相生相化,久则相互胶结难解。

6. 血瘀

肺主气,心主血,气为血之帅,血为气之母,气血相互为用;肺朝百脉,宗气贯心脉而司呼吸;心手少阴之脉,其支者,从心系,上挟咽,其直者,复从心系,却上肺。咳嗽日久,肺气、肺体损伤,肺气虚则宗气生成不足,其贯心行血脉的功能减退,则血行涩滞,肺脉不畅则留瘀;若心气虚,气不运血,血瘀痹阻,因心病而累及肺,血郁于肺;肺主通调水道,肺气壅塞,水液不布,聚为痰饮,痰饮蕴结于肺络,致气血运行不畅,血行郁滞而成瘀。

瘀血又可导致肺气血运行不畅,肺气壅滞,气不布津可引起痰浊。可见,瘀血是脏腑功能失调的病理产物,同时又是致病因素,瘀血咳嗽常与其他病机相兼为患,或气虚,或气滞,或痰浊,终致瘀血阻塞肺道,阻碍气机,肺气不利则上逆,则见咳嗽、咯血等症。

第四节 伏 邪 病 机

伏邪是机体感受邪气不立即发病而深伏于内,逾时而发的一种病邪,对于伏邪致咳的认识相对较少。作为咳嗽病机的一个重要部分,认识伏邪致咳的特点对临床诊治咳嗽具有重要意义。

《内经》有云"冬伤于寒,春必温病",又云"百疾之始期也,必生于风雨寒暑,循毫毛而入腠理,或复还,或留止",由此可见伏邪的致病特点。后世医家在此基础上不断将其丰富,尤其在外感热病中进行了详细的论述。《康治本·康平本伤寒论·伤寒例》载有"中而即病者,名曰伤寒。不即病者,寒毒藏于肌肤,至春变为温病,至夏变为暑病。暑病者,热极重于温也。是以辛苦之人,春夏多温热病者,皆由冬时触寒而致,非时行之气也"。提出人体感受寒邪后在不同条件下发病之变。金代张从正《儒门事亲》中载有"伤于寒也,热郁则内,浅则发,早为春温。若春不发,而重感于暑,则夏为热病。若夏不发,而重感于湿,则秋变为疟痢。若秋不发,而重感于寒,则冬为伤寒"。又如明代吴有性《温疫论》中云:"今邪在半表半里,表虽有汗,徒损真气,邪气深伏,何得能解,必俟其伏邪渐退。"清代温病学家对于伏气温病多有论述。叶桂立有专著《三时伏气外感篇》,系统论述了不同季节因伏气所致各种疾病的诊治方法。吴瑭在《温病条辨》中对伏气温病有详细的阐述。王士雄认识到伏邪的传变,"伏气温病,自里出表,乃先从血分,而后达于气分",强调辨治当分新感与伏邪。清代刘吉人更将伏邪的内涵由外感六淫邪气扩展到温病之外,也提出了内伤伏邪的认识,在其《伏邪新书》中云"感六淫而不即病,过后方发者,总谓之曰伏邪。已发者而治不得法,病情隐伏,亦谓之曰伏邪。有初感治不得法,正气内伤,邪气内陷,暂时假愈,后仍作者,亦谓之曰伏邪。有已治愈,而未能除尽病根,遗邪内伏,后又复发,亦谓之曰伏邪"。

在历代医家对伏邪的认识基础上,现代学者也提出了各自的认识。广义伏邪是指一切伏于体内之邪,除中医病因如外感六淫、内伤七情以外,还包括用现代科学检查方法检出的各种人体病理产物、代谢废物等,如潜伏于人体的肿瘤、结石、寄生虫卵及细菌、病毒等病原微生物。可见目前伏邪概念的内涵更加广泛,即邪气未能除尽,伏于体内,后又复发。而具体到关于伏邪致咳的认识亦较多:万丽玲教授认为,风寒伏邪是慢性咳嗽的主要病因,原因一为风寒之邪侵犯人体,不即发病,伏于体内,或是除邪未尽,留存体内则成伏风、伏寒;一为治不得法、伤及阳气,正不抗邪、风寒邪气内伏,如抗生素的不合理使用。吴力群在儿童咳嗽变异性哮喘的病机认识中,提出伏风、伏痰潜伏患儿体内,相互影响,伏风可化燥伤阴,炼液成痰,痰随风动,风裹痰移,相互搏结,阻于气道。孙杰结合临床实际,初步探析导致慢性咳嗽的病因与伏饮、伏风、伏火、伏燥、伏寒等伏邪相关,并根据伏邪性质不同总结治疗慢性咳嗽的不同治法、方药,以期为慢性咳嗽的治疗提供新思路。

人体中肺为"华盖",开窍于鼻,咽喉为门户,易被外邪侵,再者肺为娇脏,不耐寒热,除易感外邪之外,本虚邪实、失治误治、他脏影响等均可致病。而祛邪不尽,邪气伏留于内,是为伏邪,故邪气伏于内,每因外邪引动而复发。就咳嗽而言,伏邪对于久咳、顽咳的作用更加突出,这类咳嗽往往对应于现代医学亚急性咳嗽或慢性咳嗽,初起感受外邪侵袭,邪气未能尽除,伏于肺中,再次感邪,内外相合,则咳嗽迁延、反复难愈。风邪、寒饮、湿热等邪均可伏于内,在外邪与内伤病机共同作用下,遇诱因引触而见反复致咳的伏邪病机特点,其中以风邪、寒饮、湿热内伏,伏火等临床尤为常见。

一、风邪内伏

咳嗽一病,其病位主要在肺,兼及他脏,初由外感致病,风邪犯肺,邪不得尽除,伏于肺内的风邪遇外风引动,内外相合,突发咽痒咳嗽,阵咳或呛咳,而发为咳嗽。中医认为"风之善行数变""风性挛急""无风不作痒",故见咳嗽时发时止,遇油烟、灰尘、冷空气、讲话等容易引触。清代沈金鳌在《杂病源流犀烛》中云"风邪袭人,不论何处感受,必内归于肺"。其病机正如《金匮要略》中所云"风舍于肺,其人则咳"。又如《邵兰荪医案》中云"此人因风邪伏肺,而咳嗽日久……风邪舍于肺,势必气逆咳嗽",即风邪留于肺中可致咳。临床可见咳嗽日久不愈,咽痒,甚则胸窒闷,痒则咳嗽阵作,遇冷空气、香烟、油烟等易诱发咳嗽,痰少而黏,或伴鼻塞、流涕,舌苔薄,脉浮等。慢性咳嗽风邪伏肺证病位在肺,证候多无明显寒热从化表现,仅以咽痒,遇刺激易咳,时发时止为主要特点,治疗可以祛风宣肺为主。

二、寒饮内伏

若初起外感寒邪或饮食生冷不节,阳气受伤,而致肺脾阳虚、寒饮内伏、肺失宣降而咳,当再次感受风寒,同气相求相合而病,致使肺气不清、失于肃降、迫气上逆而作咳。正如《难经》所云"形寒饮冷则伤肺"。临床可见咳吐涎沫,质清稀而量多,形寒肢冷,后背怕冷,遇寒加重,口不渴,舌体胖,舌质淡,苔白润滑,脉迟缓或迟弦等。其中后背怕冷常为其特征性表现,正如《金匮要略》所述"背寒冷如手大"。寒饮伏肺证病位多在肺、脾,病性以肺脾阳虚为主,治疗当以宣肺止咳兼以通阳化饮为法。

三、湿热内伏

若感受湿热邪气,或饮食起居不当,嗜食膏粱厚味,少动久坐,损伤脾胃,脾气呆滞,运化失常,气不布津,导致湿邪内伤,湿浊停聚日久,郁而化热,而生湿热,湿热之邪内伏于中焦脾胃,沿经上输于肺,平时肺气充实,宣发输布,湿热尚不至郁结。或遇外邪侵袭与湿热相合,或遇四季变动,或遇过劳、暴饮暴食、情志不遂,损伤肺气,肺气不足以宣发输布,则湿热郁于肺中,肺失宣降,肺气上逆而作咳。临床可见:咳嗽迁延,缠绵难愈,常伴咽痒,痰黏不易咳出,口干口苦,口黏不欲饮水或饮不解渴,或见手足心热,大便黏滞不爽,舌质红,苔黄腻,脉滑数等。湿热内伏于中焦,影响及肺,常虚实寒热错杂而见反复。且湿热不去,则肺气难宣,独宣肺而咳嗽难愈,唯湿热去则咳嗽方止,故治疗中当肺脾同治,宣肺止咳与清热利湿并举为法。

四、伏火

伏火形成分外感和内伤。外感即感受风寒暑湿燥火之邪,然后因素体虚弱或治不得法,导致邪气内伏、闭门留寇,邪伏日久则化为伏火。内伤即嗜食辛辣、情志不畅、劳逸失常而形成内生火邪。不论外感还是内伤,均可因复感外邪、饮食不当、情志不畅、劳逸失常导致外火引动内火外发或内火发为外火,火热循经上炎灼伤肺系,故肺气上逆发为咳嗽。伏火咳嗽多以干咳、咽痛、咽中异物感为主,多伴口干、口苦,甚则发热、咳黄痰、咽喉红肿充血,多因饮食不节、情志不畅、劳逸失常、感受外邪而加重,舌边红、苔中间黄边薄白、脉弦略数。治以发散伏火,热毒内盛者兼以清热解毒。

在久咳或顽咳发病过程中,邪气内伏兼外邪引动是其主要病机特点。邪气起初作为致病因素为外因,不发病时伏邪止伏体内,与正气相持,隐而不作,当遇外邪引触则咳发,其较之内无伏邪之咳嗽具有咳嗽反复、病程长而难愈的特点。诱发咳嗽反复或加重的外因可见外感六淫、饮食劳倦、起居失节、异味刺激等。病之初起,以感受风邪为多见,在咳嗽的发病中尤为突出,内伏之邪除风邪、寒饮、湿热、伏火之外,尚可见痰湿、热毒、瘀血等,也可与脏腑内伤共同成为慢性咳嗽的病理因素。此外,邪伏于内,日久伤正,亦可影响脏腑功能,所谓"邪之所凑,其气必虚"。内外合邪、寒热错杂、虚实互见的病机特点更能够揭示咳嗽辨治的复杂性。

第五节 证 候 病 机

证候病机是指疾病某一阶段所表现的证候的发生机理。证是内在本质的反映,候是证的外在表现。要辨证识病必须要辨识证候的病机。证候一般不是由单独的某个症状体征组成,而是由一组有内在联系的症状体征组成。证候病机是把宏观和微观联系起来的桥梁,通过采集外在症状,来分析其内在疾病发生发展的机理。单个症状体征具有多重属性,因此,辨识证候不仅要通过对单个症状体征的病机分析,弄清该证候所表达的本质属性,还要通过对贯穿于这组有内在相互联系症状体征的病机分析,认清该证候的本质属性,概括出分别由症状体征构成的病因、病位、病性、病势等证候的基本要素,从而总结提炼形成证候的病机,才能获得证候诊断结论。

咳嗽的病因病机复杂,外感六淫、饮食劳倦、情志失调、内邪干肺、阴阳气血失衡、脏腑功能失调等均可导致肺失宣降,上逆发为咳嗽。中医强调辨证论治,辨证的关键在于明确病机,因此抓住疾病的主要证候病机,并由此针对性施以治法方药,对于提高疗效具有重要的意义。咳嗽的证候病机主要由风、寒、热、湿、燥、痰、水饮、虚等病理因素组成。根据病理因素的不同特征及临床表现,可将其概括为:风病善变,寒多阴伏,火热急速,湿性缠绵,燥胜伤津,痰饮阻滞气机,虚多久病。同时,各病理因素又可相互交织,多因复合,形成风寒袭肺、风热犯肺、痰热郁肺、湿热郁肺、寒饮伏肺等证候病机。各医家基于理论基础及临床经验总结,提出了咳嗽临床常见证候病机,并形成《咳嗽中医诊疗专家共识意见》,现对咳嗽常见证候病机列举分析如下。

一、风寒袭肺

风寒袭肺证候病机主要由风、寒病理因素复合而成。风为百病之长,六淫之首,在外感咳嗽诸证中,多以风为先导。明代张介宾《景岳全书·杂证谟·咳嗽》云,六淫之邪皆可令人咳,以风寒为主,"外感之嗽,无论四时,必皆因于寒邪,盖寒随时气入客肺中",强调了风寒对导致外感咳嗽的重要性,故治时重在疏风散寒。风为阳邪,易袭阳位,肺为华盖,位置最高,且肺为娇脏,不耐寒热,外邪侵袭常以风邪为先导,导致肺失宣降,上逆而咳。又因风性轻扬,善于向上、向外,故风邪伤人易侵袭人体上部、肌表等阳位,故而出现头痛、鼻塞流涕、项背痛等。寒性收引,易使人体气机收敛,腠理紧闭,脉络拘紧,筋肉挛急,常表现为无汗、肢体疼痛等症。风寒外束于表,皮毛闭塞,卫阳被遏,故兼见恶寒、发热等症状。由恶寒、发热、无汗、肢体酸痛、咳嗽、咽痒、痰白清稀、舌苔薄白、脉浮紧等症状及体征组成，此类症状均为风、寒邪气致病之表现，病位在肺，故将此类证候病机总结为风寒袭肺。

二、风热犯肺

风热犯肺证候病机主要由风、热病理因素复合而成。风为百病之长，六淫之首，外感咳嗽诸证多以风为先导，风邪侵袭肺脏，导致肺失宣降，上逆而咳；火为阳邪，其性炎上，具有向上燔烧及消灼津液的作用，故见发热、喉燥咽痛等表现。风热犯表，卫表不和而见恶风、汗出，鼻流黄涕等症状。由发热、恶风、汗出、喉燥咽痛、咳嗽、痰黏黄稠、鼻流黄涕，舌质红、苔薄黄、脉浮数等症状及体征组成，此类症状均为风、热邪气致病之表现，病位在肺，故将此类证候病机总结为风热犯肺。

三、风燥伤肺

风燥伤肺证候病机主要由风、燥病理因素复合而成。风为百病之长，六淫之首，且为阳邪，易袭阳位，且肺为最高，不耐寒热，故在外感诸证中，常易侵袭肺脏，导致肺失宣降，上逆而咳；燥性干涩，易伤津液，故外感燥邪易耗伤人体的津液，造成阴津亏虚的病变；可见口鼻干燥，咽干口渴，皮肤干涩，小便短少，大便干结等症；且燥易伤肺，肺为娇脏，喜润而恶燥，肺主气而司呼吸，与外界大气相通，肺又外合皮毛，开窍于鼻，燥邪伤人，多从口鼻而入，故易伤损肺津，影响肺的宣发肃降功能，从而出现干咳少痰，无痰或痰少而黏，或痰中带血等症。由咽痒，干咳，无痰或痰少而黏，或痰中带有血丝，唇鼻干燥，舌质红干而少津，苔薄白或薄黄，脉浮等症状及体征组成，此类症状均为风、燥邪气致病之表现，病位在肺，故将此类证候病机总结为风燥伤肺。

四、风邪伏肺

风邪伏肺证候病机主要由风邪病理因素组成。不论外感内伤，均以风邪为先导，可夹寒、热、燥等邪气犯肺，肺失宣降而咳，又因失治误治，祛邪不尽或正虚邪恋，风邪留伏于内，每因外邪引动，内外合邪，邪犯于肺，肺失宣降，肺气上逆而发为咳嗽。"风性主动""风者，善行数变"，风邪搏于气道、咽喉则咳嗽突发突止、咽喉作痒而咳；风为阳邪，日久化燥伤津，肺与气道、咽喉失于濡养，则易见干咳等症；风邪伏于肺内，则每遇外界刺激而诱发咳嗽，如咽痒、异味、冷风、说笑等因素，从而表现为阵发性咳嗽、突发突止。由干咳，咽痒，阵咳，异味、吸冷风说笑诱咳，苔薄白、脉滑、脉弦等症状及体征组成,此类症状均为风邪致病之表现,病位在肺,故将此类证候病机总结为风邪伏肺。

五、痰湿蕴肺

痰湿蕴肺证候病机主要由痰、湿病理因素复合而成。痰饮为有形之邪,易阻滞气血运行,肺脏气机升降失调,故见咳嗽,痰多;湿性重浊,黏腻,故患者可见痰白黏稠。又因痰饮、湿邪为阴邪,均易伤阳气,阳气受损,水液运化失常,则可进一步加重病情,使得咳嗽迁延。痰湿中阻,脾为湿困,气机受阻,故见胸闷脘痞,呕恶纳差等症状。由咳嗽、痰多、痰白黏稠或稀薄、痰出则咳缓、脘痞、纳差,舌苔白腻、脉濡滑等症状及体征组成,此类症状均为痰、湿之邪致病之表现,病位在肺,故将此类证候病机总结为痰湿蕴肺。

六、痰热郁肺

痰热郁肺证候病机主要由痰、热病理因素复合而成。痰饮为有形之邪,易阻滞气血运行,肺脏气机升降失调,故见咳嗽,痰多;火热为阳邪,易伤津耗气,故可见痰质黏稠,面赤,口干。痰热壅阻肺气,肺失清肃,故咳嗽,气息粗促。由咳嗽,痰多、色黄质黏,或有热腥味,面赤,口干,舌质红,苔薄黄腻,脉滑数等症状及体征组成,此类症状均为痰、热之邪致病之表现,病位在肺,故将此类证候病机总结为痰热郁肺。

七、湿热郁肺

湿热郁肺证候病机主要由湿、热病理因素复合而成。湿为阴邪,易阻遏气机,气机升降失调,故见咳嗽,咳痰;火热为阳邪,易伤津耗气,故见痰质黏稠、口干等,且热无形,易依附于有形之湿,湿热相合,如油入面,病势缠绵。临证时可常见湿热郁肺而致咳者,常因脾胃本虚或饮食劳倦损伤脾胃,脾失健运,酿湿生热,复因外感湿热之邪、嗜烟好酒、过食肥甘辛辣炙煿等引触,内外合邪,上干于肺则咳作,正如清代王士雄的《温热经纬·薛生白湿热病篇》中所记载:"太阴内伤,湿饮停聚,客邪再至,内外相引,故病湿热。"此类中以湿热相关症状为主,湿热蕴于中焦脾胃,可见口苦口黏。由咳嗽、口苦、口黏、欲饮水、饮水不解渴、少痰、痰白黏稠、眠不安、手足心热、大便黏、腰膝冷、恶风汗出,舌质红,苔黄厚腻,脉弦等症状及体征组成,分析其病机以湿热为主,病位在肺、脾、胃,以咳嗽为最主要症状,病位主要在肺,故将此类证候病机总结为湿热郁肺。

八、寒饮伏肺

寒饮伏肺证候病机主要由寒、饮病理因素复合而成。寒为阴邪,易伤人之阳气,阳气损伤而失去正常的温煦作用,故见怕冷、后背凉等;饮邪为有形实邪,易阻滞气机,故见咳嗽,痰质清稀。外感或内伤等因素,肺脾阳虚,寒饮内伏,而为伏邪,复因形寒饮冷,内外合邪,合而为病,肺阳更伤,阴寒重生,阻滞气机,致肺失宣降,肺气上逆而致咳。由咳嗽、痰质清稀或为泡沫痰、怕冷、后背凉,舌质淡,苔白滑,脉沉紧等症状及体征组成,此类症状均为寒、饮之邪致病之表现,病位主要在肺,故将此类证候病机总结为寒饮伏肺。

九、肝火犯肺

肝火犯肺证候病机主要由火邪病理因素组成,表现为肝火。肝升于左,肺降于右,肝气郁结,久而化火,木火刑金,导致肺失宣降,气逆而咳;肝火炽盛,火性燔灼,上冲头目,故见头眩、咳时面红目赤;肝火横逆,少阳不和,故见性急易怒,口苦咽干,胸胁胀痛。肝火犯肺,炼液为痰,灼伤血络,则阵咳,痰黏或成絮条,难以咯吐,甚或咯血等症。由阵咳,咳时面红目赤,咳引胸痛,可随情绪波动增减,烦热咽干,咳痰量少质黏,或痰如絮条,口干口苦,胸胁胀痛,舌质红,舌苔薄黄少津,脉弦数等症状及体征组成,此类症状均为肝火致病之表现,病位在肝、肺,故将此类证候病机总结为肝火犯肺。

十、肺脾阳虚

肺脾阳虚证候病机主要以肺、脾两脏阳气亏虚为核心。因肺失温煦、宣降失常,脾阳亏虚、运化失司,导致水液代谢障碍而痰湿内生,故见咳声低弱,反复发作,遇寒加重,痰多色白质稀易咳,晨起或活动后尤甚,常伴气短、胸闷;脾虚则可兼见食欲不振、腹胀便溏、神疲乏力、面色㿠白等症。由咳嗽咳痰,遇寒加重,咳痰清稀色白,伴有背冷,胸闷,食欲不振,四肢不温,畏寒喜暖,神疲乏力等,舌淡胖有齿痕、苔白滑、脉沉细无力等症状及体征组成,此类症状均为肺脾阳气亏虚之表现,病位在肺、脾,故将此类证候病机总结为肺脾阳虚。

十一、肺阴亏虚

肺阴亏虚证候病机主要由阴虚病理因素组成。肺阴亏虚,失于濡润,肺宣发肃降失常,肺气上逆,故见干咳;阴虚日久,内热伤津,炼液成痰,故可见口干咽燥,痰少而质黏,或见痰中夹血;肺与肾金水相生,阴液互滋,肾阴不足,不能上滋于肺,肺阴亏虚,日久亦累及于肾,造成肺肾阴虚,可见五心烦热、颧红盗汗等症。由干咳,痰少质黏,或见夹血,五心烦热、颧红盗汗,舌质红,少苔,脉细数等症状及体征组成,此类症状均为肺阴虚致病之表现,病位在肺,故将此类证候病机总结为肺阴亏虚。

十二、胃气上逆

胃气上逆证候病机主要由气逆这一病理因素所致。气逆是气机失常的核心表现之一,气的升降出入失常,应降不降,反升太过,故见咳嗽。叶桂在《临证指南医案》中云"肺气从右而降,肝气由左而升,肺病主降曰迟,肝横司升曰速",胃、肺均以降为顺,若胃、肺失于和降,不降则逆,则会出现咳嗽、反酸、呃逆等临床症状。《灵枢》中记载"肺手太阴之脉起于中焦,下络大肠,还循胃口",胃失和降,失于腐熟水谷,中焦所生之痰湿、食积等随肺脉而上,故见咳嗽咳痰、咳嗽伴气上冲、饭后咳嗽加重。由咳嗽、咳痰、反酸、饭后或进食诱咳、饭后咳嗽加重、舌红、苔黄腻、脉弦滑等症状和体征组成,此类症状均为胃气上逆致病之表现,病位在肺、胃,故将此类证候病机总结为胃气上逆。

第六节 多维病机

病机揭示了疾病发生、发展与转归特点及基本规律,在疾病的诊治过程对病机的把握具有关键性作用。《素问·至真要大论》记载"谨守病机,各司其属",谨慎审查病机,可在错综复杂的临床症状中把握疾病的关键,并针对病机用药,体现治病应求于本。"谨守病机"的同时时刻把握疾病变化,则可达到"圆机活法"。此外,以中医基础理论为指导,通过阴阳、五行、气血津液及藏象学说等基本理论内容,结合八纲辨证、脏腑辨证、气血津液辨证等方法,从多个维度认识疾病病机,故提出疾病的多维病机认识。认识疾病的多维病机可以对疾病整体把握,从而达到整体治疗作用,亦是中医整体观及辨证论治思想之体现。

咳嗽按照病程可分为急性咳嗽、亚急性咳嗽及慢性咳嗽。其中,急性咳嗽和亚急性咳嗽病机以外感为主,但临证中常见患者在基础疾病上伴发咳嗽,症状多样,病机常较为复杂;慢性咳嗽反复发作,病程长,病因复杂,且不同病位、不同病理因素常兼夹复合出现,甚可相互转化、传变,表现为多脏腑、多因素共同致病、虚实夹杂的复杂病机。因此,临证中应从疾病的起病与发病、病理因素、脏腑相关病位、虚实寒热病性、证候特点及共同病机等多个维度观察本病病因病机,并分析病因病机要点,可在错综复杂的病因病机中找到认识病机的基本思路,全面而深入地认识疾病,从而有针对性地进行治疗。

一、从疾病起病认识咳嗽

总结疾病初起、复发时病因病机为起病病机。本病的起病在外主要责之外感因素或外界刺激,加之人体肺脏娇弱,不耐寒热,正气不足,使外邪留伏于肺内,因吸冷风、异味、说笑、食辛辣之物等相关外界刺激而诱发,亦可因劳累、情志不遂等伤及正气,伏邪复作致病情反复。在起病之外感因素中,以风为主,或夹寒、热、燥等邪气,初起表现为鼻塞流涕、喷嚏等,若失治误治、驱邪不尽,邪气内伏于肺中,可由风邪病机相关表现所诱发,如阵发性咳嗽、时作时止、咽痒异味则咳等。此过程中初起病机为风邪袭肺,伏于肺内,复发病机为外风引动肺内伏邪,外内相合,发而为病。除风邪外,尤可见湿热、寒饮等常见病机,均可表现出相似特点。故本病发病可见外邪内伏,复发则因内外合邪,共同致病。

二、从病理因素认识咳嗽

咳嗽常见病理因素包括风、湿热、寒饮、痰、气逆、气滞等,其中以"风"为本病最主要的病理因素。沈金鳌《杂病源流犀烛·感冒源流》记载"风邪袭人,不论何处感受,必内归于肺"。风性轻扬,易袭人体上部,肺为五脏六腑之华盖,伤于肺则肺气不宣,气机上逆而咳嗽。慢性咳嗽常表现为咽痒、刺激性干咳,与风邪之"无风不作痒"特点相符;其常被多种外界刺激物诱发,表现为阵发性咳嗽、突发突止,又与风邪之"善行数变"相对应。此外,风为百病之长,常为寒、湿、燥、热等邪之先导侵袭人体。其他邪气可依附于风邪,合为风寒、风热、风燥而致病。可见,慢性咳嗽诸多表现与"风"之特性相符,临床中绝大多数病例均以风邪为患而发病,且其他病邪易与风邪相合而共同致病,故称"风"为慢性咳嗽的重要病理因素之一,并为本病共同的病理因素。

其他病理因素如湿热、寒饮、痰等较为重要,可因在外感受寒、热邪气所致,亦受人体脏腑及水液代谢障功能所影响。王士雄《温热经纬·薛生白湿热病篇》记载"太阴内伤,湿饮停聚,客邪再至,内外相引,故病湿热",湿热病邪常因脾胃内伤,邪气蕴内,加之在外感受湿热,内外合邪,发而为病。随着气候变暖、饮食辛辣油腻等内外因素的变化,湿热致病尤为常见,出现口苦口黏、脘腹胀满、但欲漱水不欲咽等特征表现,湿热循经上犯于肺,蕴结肺内肺气不降,则发为咳嗽。《难经·四十九难》曰"形寒饮冷则伤肺",寒邪或饮食生冷常损伤肺脾之阳气,化成寒饮于体内。寒饮在肺则表现为咳稀白痰或泡沫痰、背冷、恶寒等,若寒饮在中焦脾胃,可表现为胃怕凉、便溏等,且尤可循经上贮于肺,加重肺内之寒饮。人体脏腑气机不畅、津液代谢障碍则停而为痰,随着人体阴阳盛衰可化为痰热或寒痰,贮于肺内则表现为咳嗽、咳痰、因痰而咳等。上述病理因素皆为体内津液代谢失调所生,受机体脏腑功能调节,正邪二者可相互影响,互相加重,故临证中辨认此类病理因素时仍需考虑人体正气之虚损,从而把握疾病预后。

气逆、气滞皆为人体气机运行障碍所致。气机的升降出入为存在于人体脏腑组织及各脏腑组织之间,肺脏主宣发肃降,胃气以降为和,肝脏调畅一身之气机,脏腑各司其职,则气机运行条畅。若脏腑功能失调则出现气机逆行或停滞,可影响肺之肃降,气机上逆则咳;或胃气上逆,进而肺气不降,上逆作咳;或肝气不调,气滞于体内,肺气肃降不能,上逆而咳。可见,肺气不降,肺气上逆失常为影响咳嗽发病之关键病机。

值得注意的是,风、湿热、寒饮、痰等病理因素可作为伏邪存在于疾病的各个阶段中。疾病初起,可由外感之邪,如风或夹寒、夹热、夹湿侵袭人体,加之内伤因素,受患者体质、情志等方面影响,或直接潜伏,或发而为病、祛邪不尽而留伏体内;疾病缓解期中,诸病理因素皆伏于肺内,伺机待发;疾病发作期,每因再遇外界刺激,同气相求,发而为病,致使疾病反复发作。

三、从脏腑相关认识咳嗽

肺气上逆为咳嗽症状的关键病机,故慢性咳嗽患者病位皆在于肺。此处,肺为广义之意,不仅包含肺脏,同时包含鼻、咽、喉等肺系器官,故患者可表现为咽喉痒、气管痒,皆为病位在肺之表现。从现代医学分析慢性咳嗽病因,涉及多个人体系统,其中常见病因中胃食管反流性咳嗽,病位与胃相关,亦有报道慢性心律失常、精神性咳嗽综合征等均导致慢性咳嗽的发生,病位涉及多个脏腑。从中医角度分析,早在《素问·咳论》中记载"五脏六腑皆令人咳,非独肺也",沈金鳌在《杂病源流犀烛》记载"肺不伤不咳,脾不伤不久咳",指出肺之外的其他脏腑均可导致咳嗽发生,且脾脏为导致久咳之重要脏器。湿、痰、饮等病理产物皆由人体脏腑失调,水液代谢不畅所致,成为本病重要的病理因素,其产生、内伏与转化皆与肺、脾、肾三脏功能失调密切相关。《素问·经脉别论》所云"饮入于胃,游溢精气,上输于脾,脾气散精,上归于肺,通调水道,下输膀胱,水精四布,五经并行",脾散精于肺,肺主宣发肃降,通调水道,肾主水,多脏协调,输布精液于一身。此外,脾胃为后天之本,生化之源,提供营养物质,保证他脏功能正常。可见,人为一个整体,体内各项生理功能均依赖于诸脏腑的相互配合,若其中关键脏腑功能失常,则可影响肺脏之宣降,致使肺气上逆而作咳。

本病常多病位相兼,具有脏腑相关之病机特点,其中以肺脾相关病机为主。肺主气,司呼吸,主宣发肃降,脾胃为后天之本,主运化,升清降浊,脾所化生水谷精微物质有赖于肺气的宣降运动而输布全身,肺脏的生理活动,又依靠脾气散精的作用得以维持,肺脾二脏相互为用,共同调节人体气机的升降出入。若肺脏虚损,脾所运化的精微物质输布受阻,留滞中焦,日久影响脾脏之生理功能,母病及子,生化乏源,肺脏不得充盈,又复受损。肺脾二相互为用、互相影响,此为肺脾相关病机之基础。李用粹《证治汇补》记载"脾为生痰之源,肺为贮痰之器",痰、湿、饮等为慢性咳嗽重要病理因素,产生与转化均与肺脾功能密切相关,可见,肺脾相关病机为本病重要病机之一。

肺脾同病还可兼夹胃、肾等脏腑。《素问·咳论》中"久咳不已……此皆聚于胃,关于肺",脾胃同属中焦,为人体生化之源,运化腐熟水谷、升清降浊,相互为用,脾脏损伤,胃腑不安。肾主水,调节人体一身水液代谢,初病者病位尚在肺脾,久病则可及肾脏,出现肺脾肾三脏俱损之象。此外,还可见肺、胃、肝病位相兼,肝主疏泄,调畅气机,若肝气不能调达,气机紊乱,可致胃气不降,进而影响肺中宣降,导致肺气上逆作咳;且肝脏体阴用阳,胃喜润恶燥,若遇病情迁延或失治误治可损伤肝胃阴液,则可出现阴虚有热之表现。

四、从寒热虚实认识咳嗽

病理因素常被归为实性病机,疾病起病之初常受外邪侵袭而致病,如风、寒、湿、燥、热等,均属于实性病机,此外,体内之脏腑之虚损,常常化生病理产物,留滞于内,如湿热、寒饮、痰等,可进一步加重虚损。可见,虚实病机常互为因果,同时存在。在虚性病机中,常以阳虚为主,寒邪从外侵袭人体可伤及肺阳,饮食生冷伤入于胃可及脾阳,咳嗽反复久病不愈可伤及肾阳,三脏之阳虚又可相互影响加重,出现阳虚之机;体内常见病理产物如湿、痰、饮等均属阴邪,久伏体内,必伤及阳气,而加重阳虚病机。

疾病之寒热主要由感邪及机体阴阳状况来决定。如阳虚常与寒饮兼见,肺脾阳气不足津液不行,化生寒饮,伏于体内,饮为阴邪,又可复伤肺脾之阳,邪不易去,正不得复。可因咽痒、冷风刺激、受凉诱发,咳稀白痰或泡沫痰,背冷,畏寒肢冷,便溏等。而疾病日久又可化热,可见脾胃受损,湿从中生,愈久化热,尤可化生湿热之邪,且寒饮伏内,随机体阴阳变化,亦可转化为湿热。此时可兼见口中干苦,大便黏滞等症状。

由此可见,本病病机虚实寒热并见。随着人体正邪交争状态不同,脏腑、气血、阴阳之间可相互影响,病机间互为因果,尤可相互转化,从而形成多病机兼夹复合出现之象。分析病性,则表现出虚实互见,寒热错杂之特点。此病理过程及病性特点均体现出本病的复杂性。

五、从证候病机认识咳嗽

证候病机与疾病当前的状态密切相关,是指疾病某一阶段所表现证候的发生机理。临证中,在辨证分期的同时明辨病机,并落实到具体的证候病机,对治疗具有重要指导意义。本病证候病机主要为风邪伏肺、湿热郁肺、肺脾阳虚兼寒饮内伏及肺胃气逆。

1. 风邪伏肺

风邪伏肺证可见咽痒、异味诱咳、吸冷风诱咳、说笑诱咳、阵咳,脉滑、脉弦、苔薄白等症状及体征。结合疾病表现特点、既往相关临床及基础研究,认识风邪为主要病因病机、基本病理因素,且邪伏肺内为本病之发病基础,故将风邪伏于肺内之病理机制总结为风邪伏肺病机。风邪伏肺为本病最为常见的证候病机,表现为阵咳或呛咳,咽痒、遇风冷油烟诱咳等,与现代医学之咳嗽敏感性增高表现相似,如刺激性干咳、对多种外界刺激敏感等。诸多学者对咳嗽变异性哮喘、上气道咳嗽综合征、变应性咳嗽等不同病因的慢性咳嗽进行探讨,亦常见从"风邪"角度进行病机认识。如晁恩祥教授观察咳嗽变异性哮喘的中医证候分布,认为风邪犯肺、肺失宣肃是致病之关键,治疗比以疏风贯穿始终;朱佳教授辨治上气道咳嗽综合征,以"内风""外风"相引为病机,治以祛风抗敏、益气固表;史锁芳教授从"风咳"论治变应性咳嗽,临床可取得较好疗效,具有启迪和借鉴作用。

2. 湿热郁肺

湿热郁肺证可见口干、口苦、口黏、欲饮水、饮水不解渴;少痰、痰白、痰质黏稠;眠不安、手足心热、大便黏、腰膝冷、恶风汗出,舌无苔等症状及体征,病位在肺、脾、胃。湿热郁肺病机在临证中较为常见。湿热致病,初起易趋于中焦,可见脘腹胀满、口苦口黏、但欲漱水不欲咽;随湿与热交结难解,可蒙上流下,上郁于肺,可见肺气上逆作咳,湿热难化,咳嗽难愈,流注下焦,则可见大便黏滞不爽、阴汗等;湿热邪气亦可阻滞三焦气机,使人体阳气不能达于肌表,出现"背冷"之症,表现为患者自觉背部两肩胛骨之间,如巴掌大小部位,怕冷怕风。背冷症在湿热郁肺病机中较为特殊,为热性病机中的寒症,出现时较有特异性,临证中易被忽视。既往研究显示,湿热咳嗽兼见"背冷症"患者达到35.4%,背冷症其致病因素中以湿热之邪参与致病者占比高达50%,可见湿热咳嗽患者并见背冷症者并非少见,值得在临床辨治过程中予以关注。

3. 肺脾阳虚兼寒饮内伏

肺脾阳虚兼寒饮内伏证可见痰多、痰稀易咳、胃怕凉、便溏,背冷、受凉则咳冬季加重,舌淡红等症状及体征,病位在肺、脾。肺脾阳虚与寒饮内伏病机常同时出现,相互影响,故将此证候病机总结为肺脾阳虚兼寒饮内伏。《难经·四十九难》云"形寒饮冷则伤肺",肺脏受损,常与感受寒邪与饮食生冷相关,肺主皮毛,寒邪侵袭人体,在内则伤于肺脏;寒饮食入于胃,循肺脉上行亦可伤及肺脏,内外两寒相感,则肺阳受损。子病及母,加之饮食生冷之物,则可见肺脾两虚,进而导致津液运化失常,停而化为寒饮,贮伏于肺,日久又复损伤阳气。可见,阳虚与寒饮互为因果,相互加重。此处背冷症因阳气不足所致,可因受凉加重,与湿热病机中背冷症表现尚有区别。

4. 肺胃气逆

肺胃气逆证可见反酸、气上冲而咳;气短乏力、两胁胀痛;无痰,舌质淡红,苔薄黄,脉细等症状及体征组成,病位在肺、胃、肝。《素问·咳论》中云"聚于胃,关于肺",肺主行水、朝百脉,正常行使宣发肃降之职,可输布水谷精微至他脏;胃主受纳、腐熟水谷,以降为和,肺胃气机得降,则机体气机运行通畅,若胃失和降,气逆上行影响肺之肃降,则肺气上逆作咳。肝主疏泄,肺胃之气机均受肝脏调节,亦为影响气机升降之关键脏器。肺胃气逆导致的咳嗽通常因患者感受气逆上冲而发生,平卧时可诱发,同时伴见反酸、烧心、嗳气等症状,与现代医学中胃食管反流性咳嗽表现极为相似,如反胃、反酸、胸骨后灼烧感、胸闷等。

六、从共同病机认识咳嗽

共同病机定位于疾病的全程,可反映疾病的本质。从现代医学角度出发,相关研究已证实,慢性咳嗽常见病因如咳嗽变异性哮喘、上气道咳嗽综合征、胃食管反流性咳嗽等,均存在咳嗽高敏感反应,而引起咳嗽敏感性增高的气道神经源性炎症可能是本病共同的发病机制。当气道上皮受损导致感觉神经元末梢暴露时,可通过轴索反射释放神经肽介导气道神经源性炎症,可以促进肥大细胞脱颗粒,释放大量炎症介质如组胺、激肽、前列腺素、白三烯等,继而促进单核细胞分泌白细胞介素 -1(IL-1)、白细胞介素 -6(IL-6)、肿瘤坏死因子 -α(TNF-α)等炎症因子,进一步加重组织的炎症反应,最终导致咳嗽敏感性增高。此过程可因相关通道蛋白介导的内源性、外源性通路激活而持续存在,其中所释放神经肽等物质又可作为激活物质,使多种效应细胞释放炎性因子,形成正反馈机制,使咳嗽更易被诱发,导致症状持续不愈,病程延长。

咳嗽敏感性增高所出现的阵发性、刺激性干咳,咽喉部存在咳嗽冲动,对外界刺激如油烟、粉尘、冷空气敏感等特征表现与中医"风邪"致病特点一致,故认为持续存在的气道炎症可能是风邪伏肺病机的重要物质基础之一。风性主动,善行数变,轻扬开泄,易袭阳位,且"无风不作痒",风邪在本病的发生、发展及复发预后中均为关键要素。相关研究表明,本病病因多与风邪相关,且"风"为本病最主要的证候要素,同时结合史利卿教授多年临床经验及本研究中数据研究结果,提出"风邪伏肺"为慢性咳嗽的共同病机。基于此理论,以祛风宣肺为治则,创立祛风宣肺方。既往研究表明,本方临床疗效佳,且可减少模型动物咳嗽次数,降低其气道阻力,改善气道炎症。

其他医家亦有相关认识。晁恩祥教授提出"风咳"之病名,认为咳嗽变异性哮喘、上气道咳嗽综合征、胃食管反流性咳嗽等慢性咳嗽常见病因均具有"风证"表现,其阵咳,急迫性挛急性咳嗽,以及突发、突止等特点,是由风邪犯肺、日久内伏可致气道挛急失畅,气道反应性增高所致。史锁芳总结慢性咳嗽多具有"气道过敏性炎症"共性病理和"风为百病之长"的中医治病特点,突出"风邪致咳"之病机理论。

参考文献

[1] 中华医学会呼吸病学分会哮喘学组.咳嗽的诊断与治疗指南(2009版)[J].中国实用乡村医生杂志,2013,20(22):1-7.

[2] 中华医学会呼吸病学分会哮喘学组.咳嗽的诊断与治疗指南(2015)[J].中华结核和呼吸杂志,2016,39(05):323-354.

[3] 中华医学会呼吸病学分会哮喘学组.咳嗽的诊断与治疗指南(2021)[J].中华结核和呼吸杂志,2022,45(01):13-46.

[4] 中华医学会呼吸病学分会哮喘学组.中国难治性慢性咳嗽的诊断与治疗专家共识[J].中华结核和呼吸杂志,2021,44(08):689-698.

[5] 王雪飞,吴振起,任园园,等.基于关联规则apriori算法的儿童慢性咳嗽证素研究[J].中国中医结合儿科学,2021,13(03):208-212.

[6] 释涤凡.止嗽散合柴胡疏肝散治疗顽固性咳嗽疗效及对炎性因子水平的影响[J].吉林中医药,2018,38(07):797-800.

[7] 胡艳兰,余王琴,孔丽娅,等.郑小伟教授治疗顽固性咳嗽经验浅析[J].浙江中医药大学学报,2019,43(03):249-251.

[8] 王辛秋,张洪春,陈燕.晁恩祥辨治"风咳"经验介绍[J].北京中医药,2010,29(09):667-668.

[9] 胡春雨,高振梅,李雪君,等.丁元庆辨治暑咳迁延不愈经验[J].中国中医基础医学杂

志, 2019, 25（12）: 1754-1757.

［10］王志英, 李向荣, 金路. 周仲瑛教授辨治外感咳嗽的经验［J］. 南京中医药大学报, 2011, 27（05）: 401-403.

［11］张云芳, 张明, 畅达. 畅达教授治疗燥咳临床经验［J］. 陕西中医, 2017, 38（02）: 249-251.

第三章　咳嗽证候特点

第一节　证候研究概述

证候即证的外候,是中医学理论体系的重要概念之一,是疾病的发生、发展过程中,一组具有内在联系的、能够反映疾病过程在某一阶段的病理病机,是机体对致病因素作出反应的一种功能状态,是机体内稳态的改变,可表现为临床中被观察到的症状等。证候是中医辨证的结果和论治的依据,是中医基础研究的核心领域及中医理论体系的核心思想,是影响中医药临床疗效的关键部分。

西医研究的模式是"病",所以西医研究的是如何提高对"病"的疗效。中医的核心优势是辨证论治,注重证候的诊断及证候的疗效,其方法是通过收集临床症状和体征,辨别证候的属性,确立治法,从而治疗"证候",是以"证候"的缓解或治愈为最终目标。认识各种西医疾病的主要证候及其主症、主要证候转化规律,并通过反复的临床验证予以证实,从而制定统一的辨证标准并不断完善,是阐明疾病本质的基础。

证候研究是中医基础和临床研究的核心,也是中医药临床疗效评价的重要内容。有关证候研究的主要类型包括专家问卷调查研究、横断面研究、回顾性研究、多时点动态测量、队列研究及微观层面的证候生物学实质研究等,开展中医证候的研究能够为疾病的诊断治疗及中西医学科之间的融合起到积极的推动作用。目前关于咳嗽的证候研究以观察性研究为主,单一或组合使用描述性分析、因子分析、聚类分析、逻辑回归等统计学方法,对其特点进行提炼。依据循证医学原理,并充分结合名老中医经验,对咳嗽的证候分类及分证论治等问题进行总结归纳,并形成《咳嗽中医诊疗专家共识意见(2021)》,认为咳嗽的证候分型主要包括风寒袭肺证、风热犯肺证、燥邪伤肺证、风盛挛急证、邪壅肺窍证、痰湿蕴肺证、痰热郁肺证、胃气上逆证、肝火犯肺证、肺阴亏虚证。由中华医学会呼吸病学分会最新发布的《咳嗽的诊断与治疗指南(2021)》中也对中医中药部分进行了补充、完善,认为咳嗽证候类型包括风寒袭肺证、风热犯肺证、风邪伏肺证、胃气上逆证、湿热郁肺证、肺脾阳虚证、肺阴亏虚证等。

中医认为咳嗽既是独立的病证，又是肺系多种疾病的一个症状。其病变主脏在肺，与肝脾有关，久则及肾。病因多为外感六淫、内邪干肺，主要病机为邪犯于肺、肺气上逆。咳嗽病因病机复杂多变，通过多年的研究，我们认为慢性咳嗽多具有内外合邪、脏腑相关的特点。其病因病机多为外感所伤、饮食起居失节、失治误治，又因脏腑内伤、祛邪不尽，风邪、寒饮、湿热等邪气留伏于内，复由六淫之邪及粉尘、异味等外邪引动，邪犯于肺，肺气上逆而发，使咳嗽反复发作或加重，迁延不愈，这成为慢性咳嗽的主要临床特点，其主要证候表现为风邪伏肺、湿热郁肺、肺阳亏虚、寒饮伏肺等，其中风邪伏肺为慢性咳嗽的共同病机，临床中也常见风邪伏肺、湿热郁肺、肺阳亏虚、寒饮伏肺等相兼的证候表现，以及其他脏腑相关异常诱发的咳嗽。基于既往咳嗽证候研究结果《咳嗽中医诊疗专家共识意见（2021）》《咳嗽的诊断与治疗指南（2021）》，结合临床经验，最终确定12个咳嗽临床常见证型，具体分述如下。

第二节 咳嗽常见证候

一、风寒袭肺证

【临床表现】咳嗽声重，气急咽痒，咳痰稀薄色白，常伴鼻塞，流清涕，头痛，肢体酸楚，恶寒发热，无汗等表证。舌苔薄白，脉浮或浮紧。

【病机浅析】风寒之邪外束肌表，内袭于肺，肺卫失宣，肺气闭郁，不得宣通，故咳嗽声重，气急咽痒；寒邪郁肺，气不布津，凝聚为痰，故痰白清稀；风寒外束于表，皮毛闭塞，卫阳被遏，故兼鼻塞，流清涕，头痛，肢体酸楚，恶寒，发热，无汗等风寒表证。舌苔薄白，脉浮，均为风寒袭肺之象。

【证候认识】对于外感六淫可导致咳嗽，早在金代刘完素《素问病机气宜保命集·咳嗽论》中即有论述，曰"寒、暑、燥、湿、风、火六气，皆令人咳"，指出多种外邪均可致咳。外感六淫包括风、寒、暑、湿、燥、火六种邪气。其中对于外感风、寒之邪可导致咳嗽的论述，最早可追溯到明代张介宾曾提出"六气皆令人咳，风寒为主"，明确指出了咳嗽的病因主要是外感风寒引起。其后对咳嗽的论治多从外感、内伤二因论治，完善了咳嗽的辨证分类。至清代《读医随笔》云"卒然咳嗽，连声不可暂止者，此冷风随呼吸袭肺也"，亦指出了风寒袭肺可导致肺失宣降，上逆而咳。清代程国彭《医学心悟》亦有"咳嗽之因，属风寒者，十居其九"的论述，再次风寒致咳的认识提升到新的高度。目前医家普遍认为风寒袭肺证为外感咳嗽的主要证型之一。

二、风热犯肺证

【临床表现】咳嗽频剧,气粗或咳声嘶哑,咽喉燥痛,咳痰不爽,痰黏黄稠,常伴鼻流黄涕,口渴,头痛,恶风,身热。舌质红,苔薄黄,脉浮数或浮滑。

【病机浅析】风热犯肺,肺失清肃,而见咳嗽频剧,气粗或咳声嘶哑,肺热化津,则见口渴,咽喉燥痛;肺热内郁,蒸液成痰,故痰黏而稠,咳吐不爽;风热犯表,卫表不和而见鼻流黄涕,头痛,汗出,恶风,身热等表热证。舌质红,苔薄黄,脉浮数均为风热犯肺之征。

【证候认识】吴瑭《温病条辨》云"凡病温者,始于上焦",表明外邪易从口鼻、体表等外部、上部侵袭肺卫。叶桂《温热论》中论述的"温邪上受,首先犯肺",亦是此意。近年来,随着全球气候变暖的环境特点等因素,风热犯肺证日益常见。目前医家普遍认为风热犯肺证为外感咳嗽的主要证型之一。

三、风燥伤肺证

【临床表现】干咳,连声作呛,唇鼻干燥,无痰或痰少而黏连成丝,咳痰不爽,或痰中带有血丝,咽喉干痛,常伴口干,初起或伴鼻塞,头痛,微寒,身热等表证。舌质红干而少津,苔薄白或薄黄,脉浮。

【病机浅析】风燥伤肺,肺失清润,故见干咳作呛;燥热灼津则咽喉口鼻干燥,痰黏不易咳吐;燥热伤肺,肺络受损,故痰中带血。风燥外客,卫气不和,故见鼻塞,头痛,微寒,身热等表证。舌质红,苔薄白,干而少津,脉浮均为温燥伤肺的表现。

【证候认识】对于燥邪可导致咳嗽的论述,早在《素问》中即有"燥胜则干""天气通于肺"之论。肺为华盖,最易受燥邪侵袭,燥则伤津耗液,导致咳声连连而痰液稀少难出,正如元代朱震亨《丹溪心法》所云"有连咳十数不能出痰者,肺燥胜痰湿也"。后清代喻昌《医门法律》中论述了燥邪伤肺致咳的病机,并提出了温润、凉润的治咳之法。至现代,诸多医家提出从燥论治咳嗽,认为风燥伤肺证为外感咳嗽的主要证型之一。

四、风邪伏肺证

【临床表现】咳嗽阵作,咳伴咽痒,干咳或少痰,咳痰不畅,常因冷热空气、异味、说笑诱发,身无明显寒热。外感常诱发咳嗽加重或复发。舌淡红,苔薄白,脉弦或滑。

【病机浅析】外感风邪,或肺气虚损,祛邪不尽,或失治误治,邪气难除,余邪未尽,伏于体内,风邪羁留,复由外感、冷风、粉尘及异味等外邪引动,内外合邪,导致咳嗽骤然加重,上逆而咳。"风性主动""风者,善行数变",风邪搏于气道、咽喉则咳嗽突发突止、咽喉作痒而咳;风为阳邪,日久化燥伤津,肺与气道、咽喉失于濡养,则易见干咳少痰、咳痰不畅。舌淡红,苔薄白,脉弦或滑均为风邪伏肺的表现。

【证候认识】《素问·阴阳应象大论》即提出"冬伤于寒,春必温病",意指冬季感寒不立即发病,反潜藏于内,待到次年春季发为温病,表明感受四时邪气可延迟发病,暗含了伏邪致病的思想。《灵枢·五变》中曰:"百疾之始期也,必生于风雨寒暑,循毫毛而入腠理,或复还,或留止。"从中可见伏邪的致病特点,即感受邪气,即时不发,伏藏于体内,逾时而发。后世医家在此基础上不断将其丰富。张仲景在《伤寒论·平脉法》中引入了伏气概念,同时也在《金匮要略·痰饮咳嗽病脉证并治》中提及"伏饮"致病。吴有性在《温疫论·原病》中首次运用"伏邪"这一提法。清代《邵兰荪医案》载有"今此人因风邪伏肺,而咳嗽日久"的论述。《中医大辞典》把伏邪概括为"伏邪是藏伏于体内而不立即发病的病邪"。吴雄志认为"感而不发和反复发作是伏邪的两个基本特征"。并指出"六气皆可伏邪,伏邪包括伏寒、伏火、伏风、伏燥、伏饮"。本团队多年研究发现,邪气内伏是慢性咳嗽重要病机之一,其中以风邪、痰饮、湿热内伏之证为临床常见。风为百病之长,其性属阳,易袭阳位。肺为人体之"华盖",位居上焦,且肺为娇脏,故易为风邪所袭,正如清代沈金鳌《杂病源流犀烛·感冒源流》云"风邪袭人,不论何处感受,必内归于肺"。本团队既往研究亦认为风邪伏肺为慢性咳嗽的基本病机,其物质基础与气道炎症密切相关。风邪伏肺证常见于感染后咳嗽、咳嗽变异性哮喘、嗜酸性粒细胞性支气管炎、胃食管反流性咳嗽、变应性咳嗽、慢性支气管炎等疾病。

五、寒饮伏肺证

【临床表现】咳嗽,咽痒,遇冷易咳,喉中痰鸣,咳痰稀薄色白或呈泡沫,形寒怕冷,后背冷,常伴胸闷,口淡不渴,便溏。舌质淡,苔白滑,脉沉紧。

【病机浅析】外感、内伤或先天因素基础上出现肺脾阳虚,寒饮内伏,复因形寒饮冷,外寒与内饮,同气相求,内外合邪,致肺失宣降,上逆发为咳嗽。外寒常合并风邪,风邪犯肺,则可出现咽痒。寒饮内伏,肺气不宣,则见咳嗽痰稀,胸闷气短,形寒怕冷等症。舌质淡,苔白滑,脉沉紧为寒饮内伏之征。

【证候认识】有关寒饮致咳的论述古代早有记载。《素问·咳论》云:"其寒饮食入胃,从肺脉上至于肺则肺寒,肺寒则外内合邪,因而客之,则为肺咳。"《灵枢·邪气脏腑病形》云:"形寒寒饮则伤肺,以其两寒相感,中外皆伤,故气逆而上行。"《难经·四十九难》亦云:"形寒饮冷则伤肺。"以上均指出了形体受寒及寒凉饮食为病因,内外合邪,上犯于肺的病机。汉代张仲景《金匮要略》中最早提出"寒饮""肺饮"等词,"脉弦数者,有寒饮,冬夏难治""肺饮不弦,但苦喘短气",并对饮邪的病因进行了论述,其中亦有对其症状的描述,"水在肺,吐涎沫","夫心下有留饮,其人背寒冷如手大"与寒饮伏肺证的临床表现相似。至隋代巢元方《诸病源候论·咳嗽病诸候》中记载"二曰寒咳,饮冷食,寒入注胃,从肺脉上气,内外合,因之而咳是也",又述"咳嗽者,肺感于寒,微者则成咳嗽也",指出寒冷饮食可致寒咳的出现,寒饮微者为咳嗽的重要病机。清代程国彭《医学心悟》中记载"感寒水之气而咳,故谓咳为肺寒也",指出了肺寒咳嗽存在寒饮病机。直至张伯臾主编的《中医内科学》,首次正式提到了咳嗽"寒饮伏肺证",认为其病机是痰湿从寒化,气不布津,停而为饮,表现为本虚标实。近年来,由于夏季空调的使用、饮食结构的改变(偏于饮冷)等因素,寒饮伏肺证有增多的趋势,并日益受到重视。本团队通过前期研究工作,提出寒饮伏邪是慢性咳嗽伏邪病机理论的重要组成部分,认为寒饮伏肺证为慢性咳嗽的常见证候之一,存在内外合邪、虚实夹杂、兼夹风邪、肺脾相关的病机特点,强调了肺脾阳虚是以内脏虚损为本,寒饮伏肺为实性病理产物为标,合而为患。

六、湿热郁肺证

【临床表现】咳嗽,咽痒,咳痰不爽,常伴有胸闷脘痞,口干不欲饮或饮不解渴、口苦、口黏,后背冷,大便黏腻不爽等。舌红,舌苔黄腻,脉滑。

【病机浅析】外感湿热之邪,或脾胃受损、内生湿热,或素体湿热内伏、复因外邪引动,湿热之邪上干于肺,湿热郁肺,阻遏气机,肺失宣降,肺气上逆发为咳嗽。湿热之邪黏腻难化,久而不去,反复发作,迁延不愈,则为久咳,咳痰不爽。湿热为患,蒙上流下,弥漫三焦,困阻脾胃,阻滞气机,则见胸闷脘痞;上呈于口则见口黏口苦、口干不欲饮;湿热下注留滞于肠腑则见大便黏滞或稀溏。湿热邪气阻滞气机、阳气失布则见背冷。舌红,舌苔黄腻,脉滑为湿热内蕴之征。

【证候认识】关于湿热可导致咳嗽的论述,早在中医古籍中即有记载,并随着温病学的发展而不断系统、完善。明代秦景明《症因脉治》云"身重身痛,或发热有汗,或面目浮肿,或小便不利,骨节烦疼,气促咳嗽,此伤湿咳嗽之症也"。清代王士雄在《温热经纬·薛生白湿热病篇》中明确提出"湿热证,咳嗽昼夜不安,甚至喘不得眠"。另外,吴瑭《温病条辨》中亦有"其变证也,则有湿痹、水气、咳嗽……等证"的论述,明确强调湿热可导致咳嗽。至现代,刘渡舟教授提出以甘露消毒丹治疗湿热引起的咳嗽,临床观察疗效显著。随着人们生活方式、饮食结构的改变,湿热郁肺引起的咳嗽日益常见,我国《咳嗽的诊断与治疗指南(2021)》中医中药治疗部分,首次正式提出咳嗽"湿热郁肺证"的中医证型,再次将湿热郁肺证提升到新的高度。本团队通过前期研究工作,提出湿热郁肺证是慢性咳嗽常见证型之一,湿热内伏、内外合邪是其病情反复、迁延难愈的重要因素,临床常兼见背冷症。

七、肺脾阳虚证

【临床表现】咳嗽迁延,咽痒,遇冷加重,咳痰清稀色白或呈泡沫,常伴有后背冷,胸闷,胃脘喜暖畏寒,大便稀溏等。舌质淡胖,苔白润,脉迟缓。

【病机浅析】肺阳亏虚,无力鼓动肺气宣发,肺宣降失常,气逆而咳。肺阳亏虚,宣发肃降无权,通调水道失常,不能正常温化及输布水液,水液代谢异常,聚而生湿成饮,饮邪伏肺,故见遇冷加重,痰色白清稀。肺阳亏虚,推动无权,子盗母气,母子同病,则脾之功能失常。肺脾阳气亏虚,失于温煦布摄,故见胃寒,后背凉,胸闷;阳虚失于健运,水湿停留,故见大便稀溏。舌质淡胖,苔白润,脉迟缓为肺脾阳虚之征。

【证候认识】阳虚咳嗽早在《内经》中就有所记载,《灵枢·邪气脏腑病形》曰:"形寒饮冷则伤肺。"《素问·经脉别论》言"合于四时五脏阴阳,揆度以为常也",明确指出了五脏皆有阴阳。《素问·咳论》云"久咳不已……此皆聚于胃,关于肺",则是关于肺脾相关与咳嗽之间关系的最早论述。其后《金匮要略·肺痿肺痈咳嗽上气病脉证治》曰:"此为肺中冷,必眩,多涎唾,甘草干姜汤以温之。"此处"肺中冷"的原因可为寒邪、寒饮伤阳,亦可因肺中阳虚导致,可见仲景虽未明确提出肺阳,但已论及肺痿病机主要在于肺阳虚,并指出了肺阳虚的临床表现及温补肺阳的治法,从而证实了肺阳虚证的客观存在。自唐代至金元时期,医家已对肺阳虚有较明确的记载,张介宾的《类经附翼》云"寒嗽虚喘,身凉自汗者,以金脏之阳虚,不能保肺也",明确从肺阳虚论咳喘的病因病机、临床表现等。其后,"肺阳"理论不断发展、完善,唐宗海《本草问答》云"肺主行水,寒伤肺阳,水不得行,则停胃而为饮,上逆气咳",指出了肺阳虚饮邪致咳的病因病机。沈金鳌《杂病源流犀烛·咳嗽哮喘源流》中"肺不伤不咳,脾不伤不久咳"的论述强调了久咳的病机与肺脾密切相关,此观点对后世医学影响很大。我国《咳嗽的诊断与治疗指南(2021)》中医中药治疗部分,首次正式收录了咳嗽"肺脾阳虚证"的中医证型。本团队既往开展的中医药治疗慢性咳嗽的临床及实验研究结果显示,肺脾阳虚是慢性咳嗽常见证型之一,约占26.5%,治以宣肺止咳、温阳健脾常可取得较好疗效。

八、胃气上逆证

【临床表现】阵发性呛咳、气急,咳甚时呕吐酸苦水,平卧或饱食后症状加重,平素上腹部不适,常伴见嗳腐吞酸、嘈杂或灼痛。舌红、苔白腻,脉弦弱或细。

【病机浅析】患者因外感、饮食劳倦及情志内伤,影响胃肠气机运行,升降失调,气逆夹杂湿、热、酸等浊邪上犯,肺失宣肃,上逆作咳,久之胃、大肠、肺气机不利,互相影响,导致病情反复难愈。舌红、苔白腻,脉弦弱或细为胃气上逆夹湿热之征。

【证候认识】胃失和降、胃气上逆可导致咳嗽,早在《内经》中即有记载。《素问·咳论》云"五脏六腑皆令人咳,非独肺也",并认为咳嗽"皆聚于胃,关于肺","胃咳之状,咳而呕",提出"五脏咳""六腑咳"概念,强调了咳嗽与胃、肺的相关性。其后《诸病源候论》曰咳"邪动则气奔逆上,气上则五脏伤动,动于胃气者,则胃气逆而呕吐也,此是肺咳连滞,气动于胃而呕吐者也",亦是对肺胃相关病机的论述。清代黄元御《四圣心源·噎膈根原》云"胃逆则肺金不降",是对胃气上逆而致咳的具体论述。至现代,医家发现对于胃气上逆证导致的咳嗽,常伴有恶心、泛酸、嗳气、呃逆、烧心疼痛、食欲下降,进食后或饱食后咳嗽的特征,均与胃食管反流性咳嗽颇为相似,采用和胃降气的方法治疗,常获佳效。胃气上逆证常见于胃食管反流性咳嗽等疾病。

九、肺阴亏虚证

【临床表现】干咳、咳声短促,痰少黏白,或痰中带有血丝,或声音逐渐嘶哑,常伴见午后潮热,颧红,手足心热,夜寐盗汗,口干咽燥,日渐消瘦,疲倦乏力。舌质红,少苔,脉细数。

【病机浅析】肺阴亏虚,虚热内灼,肺失滋润,肃降无权,肺气上逆,则干咳,咳声短促;虚火灼津为痰,肺损络伤,故痰少黏白或见夹血;阴虚肺燥,津液不能濡润上承,则咳声逐渐嘶哑,口干咽燥;阴虚火旺,故午后潮热,手足心热,颧红,夜寐盗汗;阴精不能充养而致形瘦神疲。舌质红,少苔,脉细数,为肺阴亏虚、阴虚内热之征。

【证候认识】《黄帝内经》是"阴虚"这一概念的首载文献,文中对阴虚的原因做了详细的论述,如《灵枢·本神》中提到"是故五脏主藏精者也,不可伤,伤则失守而阴虚……"五脏之精亏是导致阴虚的原因之一。又如《素问·评热病论》云"邪之所凑,其气必虚;阴虚者,阳必凑之,故少气时热而汗出也。小便黄者,少腹中有热也"。此段经文所言之"阴虚",则指脏阴之不足。至明代张介宾在《景岳全书·杂证谟·咳嗽》中首次将咳嗽归纳为外感、内伤二类,后世多崇其法。肺阴虚为内伤咳嗽常见证型之一。至清代吴瑭的《温病条辨》中,创立了治疗肺阴虚类咳嗽的经典名方药——沙参麦冬汤。汪昂《医方集解》中载入了赵蕺庵创立的治疗肺阴虚咳嗽的经典方剂——百合固金汤。至现代,医家认为肺阴亏虚证为慢性咳嗽临床常见证型。

十、肝火犯肺证

【临床表现】气逆作咳阵作,咳时面红目赤,咳引胸痛,可随情绪波动增减,烦热咽干,常感痰滞咽喉,咳之难出,量少质黏,或痰如絮条,口干口苦,胸胁胀痛。舌质红,舌苔薄黄少津,脉弦数。

【病机浅析】肝失条达,郁结化火,上逆侮肺,肺失肃降,以致气逆作咳,咳则连声;肝火上炎,故咳时面红,口苦咽干;木火刑金,炼液成痰,肺热津亏,则痰黏或成絮条,难以咳吐;肝脉布两胁,上注于肺,肝肺络气不和,故胸胁胀痛,咳而引痛。舌质红,苔薄黄少津,脉弦数,皆为肝火肺热之征。

【证候认识】"肝火犯肺"一词从清代才开始陆续使用,但关于肝肺失调可导致咳嗽的记述由来已久。早在《素问·咳论》即提出了"五脏六腑皆令人咳,非独肺也"的论述,并论述了各脏腑咳嗽的特点,其提出的"肝咳之状,咳则两胁下痛,甚则不可以转,转则两胠下满",虽未明确提出肝火犯肺是肝咳的病机,但却描述了肝咳的主要表现为咳嗽、胁痛,甚则连及腋下痛,与肝火犯肺证的主要表现相符。宋金元时期开始出现了"火盛刑金"的描述,被认为是"肝火犯肺"的雏形。如宋代的方书《史载之方》中载"盖火盛刑金而喘,则六脉纯得火脉,疾大而有力,若寸口偏大而关脉带芤即须唾血"。明代关于肝咳的因机证治论述则较为详细。如王纶《明医杂著》认为,春天肝气上升宜用润肺抑肝之法治疗咳嗽。吴昆在《医方考》中提出"肝移热于肺而咳嗽"以当归芦荟丸治之。并进一步解释"咳嗽而两肋痛,多怒脉弦者,病原于肝也",既论述了肝郁化火、肝火犯肺导致咳嗽的病机。至清代叶桂《临证指南医案》云"人身气机,合乎天地自然,肺气从右而降,肝气由左而升,肺病主降日迟,肝横司升日速,呛咳未已,乃肝胆木反刑金之兆",指出了肝木刑金的咳嗽以呛咳为主。何廉臣的《感症宝筏》曰:"凡病气自左升,腹中膨胀,呕吐涎沫、酸苦黄水,则咳呛不已,此肝气逆乘,过胃犯肺。"至近现代,1971年由甘肃人民出版社出版的《新编中医入门》首次使用了"肝火犯肺证"这一名词,对该证候描述为:"胸胁刺痛,一阵阵咳嗽,咯吐鲜血、性急易怒、烦热口苦、头眩、目赤,舌红苔薄、脉弦数。治宜清肝泻肺。用黛蛤散或泻白散之类。"1995年出版的《中医大辞典》收录了"肝火犯肺"一词。

十一、痰热郁肺证

【临床表现】咳嗽气息粗促,痰多黏稠色黄,咳吐不爽,或有热腥味,或吐血痰,常伴胸胁胀满,咳时引痛,面赤,或有身热,口干欲饮。舌质红,苔薄黄腻,脉滑数。

【病机浅析】痰热壅阻肺气,肺失清肃,故咳嗽;肺气失宣,日久郁而化热,热伤肺津,炼液成痰,故见痰多质黏稠,色黄,咳吐不爽;痰热郁遏肺气,故见气息粗促;痰热郁蒸,则痰有腥味;热伤肺络,故胸胁胀痛,咳时引痛,或吐血痰;肺热内郁,则有身热,口干欲饮。舌质红,苔薄黄腻,脉滑数,均为痰热郁肺之征。

【证候认识】古籍对痰热证多有论述,《丹溪心法》曰"七情之病皆从火化","七情郁则生痰动火",指出情志不畅可生痰热。南宋《仁斋直指方论·病机赋》云:"病多寒冷郁气,气郁发热,或出七情动火,火动生痰……有因火而生痰,有因痰而生火,或郁久而成病,或病久而成郁……郁则生火生痰而成病,病则耗气耗血以致虚",对痰热的病因进行了进一步的论述。《圣济总录》云"热痰者,由气道壅塞,津液不通,热气与痰水相搏,聚而不散也",对痰热的病机进行了论述。清代《成方便读》云"热痰者,痰因火而成也,痰即有形之火,火即无形之痰,痰随火而升降,火引痰而横行,变生诸证",均指出痰火常互为因果、相互搏结而成痰热之证。至现代,《实用中医内科学》就"痰热郁肺证"的病因病机进行了详细的论述,"风寒入里化热,或肺胃素有蕴热,或饮食厚味积热,或湿痰蕴久化热,皆可成为痰热,胶结于肺,壅塞气道,而为咳嗽,喘息"。其后,众多医家对痰热郁肺证开展了相关流行病学及证候研究,发现痰热郁肺证为内伤咳嗽主要证型,见于多种呼吸道疾病急性发作期。

十二、痰湿蕴肺证

【临床表现】咳嗽痰多,咳声重浊,痰白黏腻或稠厚或稀薄,因痰而嗽,痰出则咳缓,常伴有胸闷,脘痞,呕恶,纳差,腹胀,便溏。舌苔白腻,脉濡滑。

【病机浅析】痰湿蕴肺,肺失宣降,故咳嗽痰多,咳声重浊,痰白黏腻或稠厚或稀薄,痰出则咳缓;湿痰中阻,脾为湿困,故见胸闷脘痞,呕恶纳差,腹胀,大便时溏等症。舌苔白腻,脉濡滑,为痰湿内盛之征。

【证候认识】对于痰湿可导致咳嗽的论述,早在古籍中即有记载。《灵枢·五乱》云气"乱于肺,则俯仰喘喝",描述了痰浊阻肺时胸满气逆,喘促难忍的表现。《灵枢·本神》云"肺藏气……实则喘喝,胸盈仰息",亦是对痰浊壅塞于肺的症状描述。治疗上,张仲景在《金匮要略》中提出"病痰饮者,当以温药和之"的理论。朱震亨在《丹溪心法》中云"治痰法,实脾土,燥脾湿,是治其本也",言病痰饮者不能仅治痰饮,而应归其本,实脾土。后世医家多崇其法,从脾论治痰湿壅肺证咳嗽,疗效显著。

参考文献

[1] 陈丽平,李建生,杨淑慧,等.基于隐结构结合 Logistic 回归分析探讨 9323 例古籍咳嗽医案证候分布[J].中国实验方剂学杂志,2021,27(14):175-182.

[2] 孙增涛,师艺航,李小娟.咳嗽中医诊疗专家共识意见(2021)[J].中医杂志,2021,62(16):1465-1472.

[3] 阚诗云,邓兆岿,刘嘉琪,等.感染后咳嗽中医证候与体质类型分布及其相关性研究[J].河北中医,2018,40(07):996-999+1013.

[4] 丁强,唐亮,壮健.感染后咳嗽的中医药治疗探析[J].中国中医基础医学杂志,2020,26(02):275-276+279.

[5] 张伯臾.中医内科学[M].5 版.上海:上海科学技术出版社,1985.

[6] 章怡祎,张伟珍,陈伟.重症肺炎患者中医证候特征与中医药治疗进展[J].世界科学技术 - 中医药现代化,2020,22(11):4033-4038.

第四章 治法方药

第一节 治则治法

一、治则

咳嗽需辨外感和内伤。外感咳嗽以外邪犯肺为主因,故外感咳嗽治则以宣散邪气为主,而肺为脏腑之华盖,为娇脏,不耐寒热,故用药宜轻清灵动,正所谓"治上焦如羽,非轻不举"。本病病位主要在肺,易生痰邪,故治疗需重视化痰顺气,气畅则痰易去,痰去则肺气宣畅,咳嗽易于治愈。此外,外感咳嗽大忌敛肺止咳或起病初期即用补涩,反而使肺气不畅,外邪内郁,闭门留寇,则咳嗽愈加剧烈,或迁延不愈;此外,亦需注意宣肺辛散不宜太过,以免损伤正气。

内伤咳嗽,病程多长,有先病肺而影响他脏者,亦有因他脏功能失调而影响肺脏者,正所谓"五脏六腑皆令人咳,非独肺也"。因此内伤咳嗽多属邪实正虚,治则以扶正祛邪为主,标本兼治,根据正虚与邪实的轻重缓急予以治疗。

二、治法

中医对于咳嗽的治法有很多,除了辨证立法内服方药外,还包括针灸、刮痧、拔罐、贴敷、熏蒸等。本节着重论述咳嗽治疗内服方药的常用治法。咳嗽的治法可概括为"宣""降""清""温""补""润""敛""泄"八法,而这些治法可以用补虚泻实来总结,与虚实病机相应。

1. 宣降法

宣降法即用辛散清扬及肃降肺气的药物治疗咳嗽的方法。气机的升降出入是维持人体内外环境动态平衡的前提。肺为清虚之脏,肺主气,包括呼吸之气及 身之气,主宣发肃降,通调水道,喜宣通而恶窒塞。肺气宣发肃降的生理作用相辅相成,又相互制约,二者协调则呼吸匀畅,气血运行全身,水液代谢正常。若感受外邪气,肺气不得宣发而咳嗽;若因五脏六腑功能失调,脏腑内伤致邪热、水湿、痰浊、瘀血等病理因素形成,导致肺气壅遏,不得肃降,肺气上逆。肺宜宣宜降，然肺居上焦，上者主降，故肺气以降为顺，方能升降平衡，出入正常，否则肺气上逆，发为咳嗽。治疗时，都需以"宣肺""降气"之法，舒畅肺之气机。宣降之法贯穿咳嗽病不同证型的治疗，可谓为八法之中的大法，"清""温""补""润""敛""泄"均蕴含着"宣""降"之法。咳嗽的治疗根据外感内伤，或以宣为主佐降，或以降为主兼宣。

宣者，宣散透邪也。降者，降气、降痰、降火。纵观历代经典名方，治疗外感咳嗽之麻黄汤、三拗汤、止嗽散、华盖散、桑菊饮、桑杏汤、麻杏苡甘汤，均以宣肺为主兼以肃降，治疗内伤咳嗽之三子养亲汤、清金化痰汤、沙参麦冬汤等，均以肃降为主，兼以宣肺，总以宣降共施。

2. 清泄法

清泄法为利用寒凉药物以达到清泄内热的方法，热者清之，对于咳嗽的治疗，主要包括清热化痰、清泄脏腑、清热化湿等法。

痰是肺系病最常见的病理产物，对于痰热郁肺之咳嗽，治以清热化痰、肃肺止咳。《伤寒论》中小陷胸汤主治痰热互结证，为清热化痰法的最早体现。后世清金化痰汤、清气化痰丸、桑白皮汤、定喘汤等均为治疗痰热的经典方剂。《医方考》论述"清气化痰丸"为"此痰火通用之方也"。明代《医学正传》云"夫欲治咳嗽者，当以治痰为先；治痰者，必以顺气为主"。有形之邪阻遏肺气，肺气宣降失常，清热化痰同时寓以宣降之法而治气。

对于脏腑热可以清泄脏腑，如肺热咳嗽或肝火犯肺型咳嗽，前者治以清泻肺热，如泻白散等，后者治以清肺泻肝、化痰止咳，如黛蛤散。对于湿热郁肺之咳嗽，治以清热化湿，宣肺止咳。本团队运用三仁汤合用止嗽散加减治疗湿热咳嗽，诸药相合，既开宣肺气，又使湿热从三焦分解，以达化湿于宣畅气机之中，清热于淡渗利湿之间，临床效果显著。

3. 润法

润法多以轻宣润燥或甘凉滋润的药物以达到生津润燥、养阴清热的目的，主要治疗风燥伤肺（外燥）及因肺阴亏虚或火热邪气导致阴伤的内燥咳嗽。《内经》言"燥者润之"。但在不同的病程阶段，还应视其病位灵活选择相应的治法。

初起阶段邪在肺卫，治以辛凉甘润为先。病至中期，病邪已进入气分，燥热已炽，津伤尤甚，宜清养并施，即在泻肺清胃之时注重养阴增液。少数病例因燥热化火，内陷营血者，治宜清营凉血。病至后期如其邪热深入下焦，耗伤肝肾之阴，则须滋培真阴。清代喻昌《医门法律》首创"秋燥"病名，提倡辛凉甘润，养阴益胃，创清燥救肺汤，对于燥咳的认识及证治进一步深入。清代吴瑭《温病条辨》记载"秋感燥气，右脉数大，伤手太阴气分者，桑杏汤主之"；

"燥伤肺胃阴分,或热或咳者,沙参麦冬汤主之"。阴虚内燥者最忌苦寒伤阴,应用甘寒润燥之法。

4. 温法

温法是运用温性或热性药物来鼓动阳气,驱散寒邪的治法,包括温散和温补,此处主要论述温散之法,温补法见于补法论述。温散法主要包括温肺散寒、温化寒痰、温肺化饮、温肺行气等法,用于阳虚寒饮咳嗽的治疗。外感咳嗽病因多以风邪、寒邪为主,治以辛温散寒,疏透宣散。内伤咳嗽,因各种原因导致阳气耗伤,而阳虚生内寒,津液不化而成痰饮,故治以温里散寒、温肺化饮。

《伤寒论》及《金匮要略》中有不少关于咳嗽、寒饮的论述及典型方剂,如小青龙汤、甘草干姜汤、苓桂术甘汤、苓甘五味姜辛汤等,至今仍被临床广泛运用,其中干姜、细辛、五味子的配伍已作为温化寒饮的代表。现代医家亦提出"治肺不远温"的观点。"温化"之法重在温而散之,助阳气化寒饮,有别于温补之法。

5. 补敛法

补法,即通过补益的药物以达到补益人体阴阳气血,以恢复人体的阴阳平衡的目的。敛法,指运用收敛固涩的药物以收敛正气,固护正气,治疗气、血、津、精耗散之证,因此常与补益药配伍使用。

对于咳嗽而言,虚主要可责之于气虚、阴虚、阳虚,脏腑主要责之于肺、脾、肾三脏。明代赵献可《医贯·咳嗽论》曰:"故咳嗽者,必责之肺,而治之之法,不在于肺,而在于脾;不专在脾,而反归重于肾。"补法主要包括补益肺气法、滋阴补肺法、补脾益肺法、补肾益肺法。补肺汤、玉屏风散为补益肺气的代表方剂。

脏腑之间的母子关系可在补法中更好地体现。脾为肺之母,咳嗽病因病机中,肺与脾胃的关系最为密切,补脾益肺法(培土生金法)在咳嗽治疗中广泛运用,参苓白术散则为补脾益肺的代表方剂,用于治疗肺脾两虚之气短咳嗽。肺肾两脏在咳嗽中的病理变化主要为肺肾气虚、肾不纳气或肺肾阴虚或阳虚水泛出现咳嗽,治疗以补益肺肾,包括滋补肺肾之阴或温补阳气及纳气平喘止咳,人参蛤蚧散、百合固金汤、麻黄附子细辛汤等均为代表方剂。

综上,咳嗽的治疗辨外感、内伤,不可见咳止咳,必须区分不同的病因病机辨证论治。外感咳嗽病性多为实,病位主要在肺,以祛邪为主,忌过用苦寒、收涩之品;内伤咳嗽多正虚邪实,虚实夹杂,病位在肺,与脾肾密切相关,治法应扶正补虚,祛邪止咳,分清主次缓急,勿犯虚虚实实之戒。

第二节　分 证 论 治

一、风寒袭肺证

【临床表现】咳嗽声重,气急咽痒,咳痰稀薄色白,常伴鼻塞,流清涕,头痛,肢体酸楚,恶寒发热,无汗等表证。舌苔薄白,脉浮或浮紧。

【治法】疏风散寒,宣肺止咳。

【代表方药】三拗汤合止嗽散加减。二者均能宣肺止咳化痰。前方用麻黄、杏仁、甘草,重在宣肺散寒,适用于初起风寒闭肺。后方以荆芥疏风解表,桔梗、白前升降肺气,紫菀、百部润肺止嗽,桔梗、甘草、陈皮宣肺化痰利咽,适用于外感咳嗽迁延不愈,表邪未净,或愈而复发咽痒而咳痰不畅者。两方合用,尤宜于风寒外束肌表,内郁肺气之咳嗽。若夹痰湿,咳而质黏,胸闷,苔腻者,加半夏、厚朴、茯苓以燥湿化痰;若风寒外束,肺热内郁,俗称"寒包火证",而见咳嗽暗哑,气急似喘,痰液黏稠,口渴,心烦,或有身热者,加生石膏、桑白皮、黄芩以解表清里,或用麻杏石甘汤。若素有寒饮伏肺,除风寒束表外,兼见咳嗽上气,痰液清稀,胸闷气急,舌质淡红苔白而滑,脉浮紧或弦滑者,治以疏风散寒、温化寒饮,常用小青龙汤加减。

【常用中成药】三拗片、杏苏止咳糖浆、通宣理肺丸、川贝止咳糖浆、咳喘宁胶囊、麻黄止嗽丸、小青龙颗粒等。

二、风热犯肺证

【临床表现】咳嗽频剧,气粗或咳声嘶哑,咽干咽痛,咳痰不爽,痰黏黄稠,常伴鼻流黄涕,口渴,头痛,恶风,身热。舌质红,苔薄黄,脉浮数或浮滑。

【治法】疏风清热,宣肺止咳。

【代表方药】桑菊饮加减。本方具有疏风清热,宣肺止咳的功效。方中桑叶、菊花、薄荷疏风清热;桔梗、杏仁、甘草宣降肺气,止咳化痰;连翘、芦根清热生津。咳嗽甚者,加前胡、瓜蒌、枇杷叶、浙贝母清宣肺气,化痰止咳;表热甚者,加金银花、荆芥、防风疏风清热;咽喉疼痛、暗哑,加射干、牛蒡子、山豆根、板蓝根清热利咽;痰黄稠,肺热甚者,加黄芩、知母、石膏清肺泄热;若风热伤络,见鼻衄或痰中带血丝者,加白茅根、生地黄凉血止血;热伤肺津,咽燥口干,加沙参、麦冬清热生津;夏令暑湿加六一散、鲜荷叶清解暑热。

【常用中成药】急支糖浆、羚羊清肺丸、川贝枇杷露(糖浆)、止咳枇杷露、蛇胆川贝液等。

三、风燥伤肺证

【临床表现】咽痒干咳,无痰或痰少而黏连成丝,咳痰不爽,或痰中带有血丝,咽喉干痛,唇鼻干燥,口干,常伴鼻塞,头痛,微寒,身热等表证。舌质红干而少津,苔薄白或薄黄,脉浮。

【治法】疏风清肺,润燥止咳。

【代表方药】桑杏汤加减。方中桑叶、豆豉疏风解表,清宣肺热;杏仁、象贝母化痰止咳;南沙参、梨皮、山栀清热润燥生津。表证较重者,加薄荷、荆芥疏风解表;津伤较甚者,加麦冬、玉竹滋养肺阴;肺热重者,酌加生石膏、知母清肺泄热;痰中带血丝者,加生地黄、白茅根清热凉血止血。另有凉燥伤肺咳嗽,乃风寒与燥邪相兼犯肺所致,表现为干咳而少痰或无痰,咽干鼻燥,兼有恶寒发热,头痛无汗,舌苔薄白等症。用药当以温而不燥,润而不凉为原则,方取杏苏散加减;药用紫苏叶、杏仁、前胡辛以宣散,紫菀、款冬花、百部、甘草温润止咳。若恶寒甚、无汗,可配荆芥、防风以解表发汗。

【常用中成药】秋梨润肺膏、杏苏止咳糖浆等。

四、风邪伏肺证

【临床表现】咳嗽阵作,咳伴咽痒,干咳或少痰,咳痰不畅,常因冷热空气、异味、说笑诱发,身无明显寒热。外感常诱发咳嗽加重或复发。舌淡红,苔薄白,脉弦或滑。

【治法】疏风宣肺,止咳化痰。

【代表方药】止嗽散加减。方中荆芥辛苦而温,芳香而散,疏风解表利咽,以除余邪。紫菀、百部入肺经,其性温而不热,润而不寒,皆可止咳化痰,对于新久咳嗽都能使用。桔梗苦辛微温,能宣通肺气。白前辛甘微温,长于降气化痰,与桔梗一宣一降,以复肺气之宣降,增强化痰之功。陈皮理气化痰调中。甘草利咽止咳,调和诸药。本团队自拟祛风宣肺方(炙麻黄、前胡、厚朴、紫菀、款冬花、百部、青风藤等)治疗风邪伏肺咳嗽具有较好的临床疗效。方中炙麻黄疏风宣肺,主入肺经,其形态中空而浮,长于升散、宣通肺气。肺失宣降,津液输布失常则生痰,前胡入肺经,降气化痰,散风清热,降气中亦具有宣肺作用,厚朴降气化痰,善于调畅胸腹之气,二者配伍宣降共施,加强了散风开宣肺气及降气祛痰的作用。青风藤祛风散邪,入络搜剔,治一切诸风,且寒热不显,较为平和。紫菀入肺经,质润不燥,具有润肺下气,消痰止咳之功效,既能肃降肺气,又能开宣肺郁,善于化痰,合同样专入肺经之款冬花、百部以降气润肺化痰,全方共奏祛风宣肺止咳之效。

【常用中成药】苏黄止咳胶囊。

五、寒饮伏肺证

【临床表现】咳嗽气喘,喉中痰鸣,咳痰稀薄多沫,胸闷气短,形寒怕冷,后背冷。舌质淡,苔白滑,脉沉紧。

【治法】温阳化饮,祛风宣肺。

【代表方药】苓桂术甘汤加减。方中茯苓健脾渗湿,淡渗利水,桂枝温阳降逆,助阳化气,二者相配,一利一温,对寒饮有温化渗利之妙;饮源于脾,脾虚则易生寒饮,故白术补气健脾、燥湿利水;炙甘草健脾补中,调和诸药,共奏温阳健脾化饮之效。本团队结合相关认识及前期研究,自拟疏风温肺止咳方(方以苓桂术甘汤合祛风宣肺方加减)以温阳化饮,疏风止咳,肺脾同治、标本兼顾,临床疗效显著。脾胃虚寒者更易外感寒邪而致咳嗽反复发作,迁延不愈,且极易夹湿邪为患,平素可予温阳健脾化湿之品,选用苓甘五味姜辛汤、四君子汤、异功散、香砂六君子汤、参苓白术散等随症加减,以固脾胃之本,脾胃健运,寒饮水湿无所生,则咳嗽自止,此乃培土生金之意。若湿郁化热,兼湿热者,酌加生薏苡仁、白豆蔻、滑石、通草等;兼脾阳虚者,酌加党参、干姜、炒白术等;兼肾阳虚者,酌加附子、淫羊藿等。

【常用中成药】苓桂咳喘宁胶囊、桂龙咳喘宁胶囊等。

六、湿热郁肺证

【临床表现】咳嗽,咽痒,咳痰不爽,常伴有脘腹胀满,口干不欲饮或饮不解渴,口苦,口黏,后背冷,大便黏腻不爽等。舌红,苔黄腻,脉滑。

【治法】宣肺止咳,清热化湿。

【代表方药】三仁汤合止嗽散加减。方中紫菀、百部、白前润肺化痰,降逆止咳;桔梗、陈皮宣肺健脾化痰;荆芥祛风解表;杏仁、白豆蔻、薏苡仁宣上、畅中、渗下;半夏、厚朴辛开苦降,行气化湿;滑石、通草、竹叶清利下焦,引湿热下行;甘草调和诸药。诸药相合,既开宣肺气,又使湿热从三焦分解,以达化湿于宣畅气机之中,清热于淡渗利湿之间。湿热咳嗽常迁延不愈,诸症变化多端,临证常需随症加减。若脘痞腹胀,湿阻中焦,可加佛手、香橼皮以行气化湿;若肢体困重,湿流肢节,则加苍术以祛风散寒除湿,汗以解之;若阴汗,则加黄柏、牛膝,取二妙丸之意以增强清利下焦湿热之力;若阴液受损,则加麦冬或鲜茅根、鲜芦根以滋阴养液护津;若脾虚较重,则加茯苓、白术、白扁豆、焦三仙以健脾。

【常用中成药】二妙丸、龙胆泻肝丸、宣肺败毒颗粒、化湿败毒颗粒。

七、肺脾阳虚证

【临床表现】咳嗽迁延，咽痒，遇冷加重，咳痰清稀色白或呈泡沫，常伴有后背冷，胸闷，胃脘喜暖畏寒，大便稀溏等。舌质淡胖，苔白润，脉迟缓。

【治法】疏风宣肺，温阳健脾。

【代表方药】方选苓桂术甘汤合止嗽散加减。方药分析见前述。若风邪较重者，酌加防风、薄荷、青风藤等；饮邪较重者，酌加干姜、细辛等；若脾虚明显者，加四君子汤、六君子或理中丸加减治疗；兼痰湿者，酌加陈皮、清半夏、白芥子等；兼湿热者，酌加生薏苡仁、白豆蔻、滑石、通草等；兼肾阳虚者，酌加附子、淫羊藿等。

【常用中成药】小青龙颗粒（胶囊、合剂、糖浆）等。

八、胃气上逆证

【临床表现】阵发性呛咳、气急，咳甚时呕吐吞酸，平卧或饱食后症状加重，平素上腹部不适，常伴见嗳腐吞酸、嘈杂或灼痛。舌红、苔白腻，脉弦弱或细。

【治法】降浊化痰，和胃止咳。

【代表方药】旋覆代赭汤加减。方中旋覆花下气消痰、和胃降逆，姜半夏燥湿化痰、宣肺和胃，降逆消痞，赭石重镇降逆消痞，生姜止呕和胃、温胃散寒，党参、大枣、甘草甘温补中益脾胃，补气虚。咳黄痰者加竹茹、瓜蒌，咳白痰者加紫苏子、枇杷叶，反酸者加海螵蛸、浙贝母，食少、腹胀者加厚朴、陈皮等。

【常用中成药】半夏泻心丸。

九、肺阴亏虚证

【临床表现】干咳、咳声短促，痰少黏白，或痰中带有血丝，或声音逐渐嘶哑，常伴见午后潮热，颧红，手足心热，夜寐盗汗，口干咽燥，日渐消瘦，疲倦乏力。舌质红，少苔，脉细数。

【治法】养阴清热，润肺止咳。

【代表方药】沙参麦冬汤加减。药用沙参、麦冬、花粉、玉竹、百合滋养肺阴，润肺止咳；桑叶清散肺热；扁豆、甘草甘缓和中。诸药共奏甘寒养阴、润燥生津之功。干咳少痰明显，可加川贝母、杏仁润肺化痰，桑白皮、地骨皮清肺泻火。痰中带血，加牡丹皮、白茅根、仙鹤草、藕节清热止血；若潮热，酌加功劳叶、银柴胡、青蒿、鳖甲、胡黄连以清虚热;盗汗,加乌梅、生牡蛎、浮小麦收敛止涩;咳吐黄痰,加海蛤粉、知母、黄芩清热化痰;手足心热,梦遗,加知母、黄柏、女贞子、旱莲草、五味子滋肾敛肺。

【常用中成药】养阴清肺口服液(丸、颗粒)、蜜炼川贝枇杷膏、强力枇杷膏、百合固金片(丸、颗粒)。

十、肝火犯肺证

【临床表现】上气咳逆阵作,咳时面红目赤,咳引胸痛,可随情绪波动增减,烦热咽干,常感痰滞咽喉,咳之难出,量少质黏,或痰如絮条,口干口苦,胸胁胀痛。舌质红,舌苔薄黄少津,脉弦数。

【治法】清肺泻肝,化痰止咳。

【代表方药】黄芩泻白散合黛蛤散加减。前方能清肺泄热,用桑白皮、地骨皮、黄芩清肺泻火,甘草、粳米养胃和中扶肺气。后方用青黛、蛤壳清肝化痰。二方相合,使气火下降,肺气得以清肃,咳逆自平。火热较盛,咳嗽频作,痰黄者,可加山栀、牡丹皮、贝母、枇杷叶以增清热止咳化痰之力;胸闷气逆,加枳壳、旋覆花利肺降逆;胸痛配郁金、丝瓜络理气和络;痰黏难咳,酌加海浮石、浙贝母、胆南星、瓜蒌清热化痰降气;火郁伤津,咽燥口干,咳嗽日久不减,酌加沙参、麦冬、天花粉养阴生津。

【常用中成药】黛蛤散、清热八味胶囊(丸、散),或选用逍遥丸、丹栀逍遥丸配合清肺抑火丸(片、膏、胶囊)、清肺消炎丸。

十一、痰热郁肺证

【临床表现】咳嗽气息粗促,或喉中有痰声,痰多,质黏厚或稠黄,咳吐不爽,或有热腥味,或吐血痰,胸胁胀满,咳时引痛,面赤,或有身热,口干欲饮。舌质红,苔薄黄腻,脉滑数。

【治法】清热化痰,肃肺止咳。

【代表方药】清金化痰汤加减。药用桑白皮、黄芩、山栀、知母清泄肺热;贝母、瓜蒌、桔梗清热化痰止咳;茯苓、甘草、橘红健脾理气化痰;热灼肺津,故以知母、麦冬清肺养阴。痰热甚者,可加竹沥水、天竺黄、胆南星清热化痰,以增强清热化痰止咳之力;痰黄如脓或腥臭,酌加鱼腥草、金荞麦、薏苡仁、冬瓜子清热化痰解毒;胸满咳逆,痰盛,便秘,加葶苈子、大黄泻肺逐痰;痰热伤津,酌加南沙参、天冬、天花粉养阴生津。

【常用中成药】可选用清气化痰丸、羚羊清肺丸、羚羊清肺散、复方鲜竹沥液、止咳橘红颗粒(丸、胶囊、口服液)、橘红丸(颗粒、胶囊、片)、牛黄蛇胆川贝液（滴丸、胶囊、散、片）、除痰止嗽丸、清肺抑火丸（片、膏、胶囊）、痰热清注射液。

十二、痰湿蕴肺证

【临床表现】咳嗽痰多，咳声重浊，痰白黏腻或稠厚或稀薄，每于晨间咳痰尤甚，因痰而嗽，痰出则咳缓，胸闷，脘痞，呕恶，纳差，腹胀，大便时溏。舌苔白腻，脉濡滑。

【治法】燥湿化痰，理气止咳。

【代表方药】二陈汤合三子养亲汤加减。前方用半夏、茯苓燥湿化痰，陈皮、甘草理气和中。后方以白芥子温肺利气化痰，紫苏子、莱菔子降气化痰消食，三者合用具有降气化痰止咳作用，适用于咳逆痰涌，胸满气急，苔浊腻之痰浊蕴肺证。痰湿较重者，加苍术、厚朴以增强燥湿化痰之力；若寒痰较重，痰黏白如沫，怕冷者，加干姜、细辛温肺化痰；久病脾虚，酌加党参、白术益气健脾。

【常用中成药】可选用苏子降气丸、橘红痰咳颗粒（液、煎膏）、二陈丸、蛇胆陈皮散（片、胶囊）、痰咳净片（散）、止咳片、咳喘顺丸、止咳丸、复方川贝精胶囊（片）、枇杷止咳颗粒（胶囊）、固本咳喘胶囊（片）、祛痰止咳颗粒（胶囊）。

第五章　治咳经典名方

一、宣肺散寒止咳方剂

(一) 止嗽散(《医学心悟》)

【组成】桔梗(炒)、荆芥、紫菀(蒸)、百部(蒸)、白前(蒸)各二斤(各12g),甘草(炒)十二两(4g),陈皮(水洗去白)一斤(6g)。

【用法】共为末。每服三钱,开水调下,食后,临卧服,初感风寒,生姜汤调下(现代用法:共为末,每服 6~9g,温开水或姜汤送下,亦可作汤剂,水煎服)。

【功用】宣肺疏风,止咳化痰。

【主治】外感咳嗽。症见咳而咽痒,咳痰不爽,或微有恶风发热,舌苔薄白,脉浮缓。

【方义】方中桔梗苦辛微温,能宣通肺气,泻火散寒,治痰壅喘促,鼻塞咽痛。荆芥辛苦而温,芳香而散,散风湿,清头目,利咽喉,善治伤风头痛咳嗽。紫菀辛温润肺,苦温下气,补虚调中,消痰止渴,治寒热结气,咳逆上气。百部甘苦微温,能润肺,治肺热咳呛。白前辛甘微温,长于下痰止嗽,治肺气盛实之咳嗽。陈皮调中快膈,导滞消痰。甘草炒用气温,补三焦元气而散表寒。

【加减】风寒初起加防风、紫苏叶、生姜以散邪;暑气伤肺,口渴、烦心、尿赤,加黄连、黄芩、天花粉;湿气生痰,痰质稠黏者加半夏、茯苓、桑白皮、生姜、大枣;燥气伤肺,干咳无痰者加瓜蒌、贝母、知母、柏子仁。

【临床研究】止嗽散对临床上多种咳嗽的治疗具有良好效果。现代医家中以韩明向、曹勇等为代表的多位医家均以止嗽散为基础方加减治疗外感咳嗽。

(二) 金沸草散(《博济方》)

【组成】荆芥穗四两(120g)、旋覆花三两(90g)、麻黄(去节)三两(90g)、甘草(炙)一两(30g)、前胡三两(90g)、半夏(洗净姜汁略浸)一两(30g)、赤芍药一两(30g)

【用法】服二钱(6g),水一盏,入姜、枣同煎,至六分,热服。如汗出,并三服。

【功用】发散风寒,降气化痰。

【主治】伤风咳嗽。恶寒发热，咳嗽痰多，鼻塞流涕，舌苔白腻，脉浮。

【方义】荆芥发汗散风寒，旋覆花、前胡、半夏消痰降气，炙甘草和中，使风寒痰饮俱解，各种症状自消。加入麻黄宣肺发表的力量加强，所以除风寒止咳的作用也更大。用赤芍可凉血清热，能解风寒阻郁在经络中的邪热。

【加减】风热咳嗽者，去荆芥穗、麻黄、前胡，加桑叶、金银花、薄荷；痰黄稠者，去荆芥穗、麻黄，加黄芩、浙贝母、瓜蒌；燥咳无痰、咽干者，去荆芥穗、麻黄、半夏、前胡，加南沙参、枇杷叶、炙紫菀、炙百部；痰多清稀者，合二陈汤；痰壅气促、上盛下虚者，去荆芥穗、前胡，合苏子降气汤。

【临床研究】现代临床研究中多将该方用于感染后咳嗽、咳嗽变异性哮喘等多种类型的咳嗽中风寒咳嗽证型的研究。

（三）三拗汤（《太平惠民和剂局方》）

【组成】甘草（不炙）、麻黄（不去根节）、杏仁（不去皮尖）上等分（各30g）。

【用法】㕮咀为粗散。每服五钱（15g），水一盏半，姜五片，同煎至一盏，去滓，口服，以衣被盖覆睡，取微汗为度。

【功用】止咳平喘，宣肺散寒。

【主治】感冒风邪，鼻塞身重，语音不出，或伤风伤冷，头痛目眩，咳嗽痰多，四肢拘倦，胸满气短。

【方义】麻黄宣肺平喘，辛温散寒，杏仁降气定喘止咳，甘草既能祛痰止咳，又能缓和药性。三药配伍，共成宣肺散寒，止咳平喘之剂。

【加减】外感风寒者，改为炙麻黄，加桂枝；外感风热者，去麻黄，加桔梗、金银花、连翘、薄荷；外感风燥者，去麻黄，加桑叶、沙参，浙贝母；有痰湿者，加清半夏、陈皮、茯苓。

【临床研究】临床研究报道用该方加减治疗感染后咳嗽、咳嗽变异性哮喘疗效可靠。

【药理研究】现代研究表明：加味三拗汤具有稳定肥大细胞，抑制肥大细胞脱颗粒，调节辅助性T淋巴细胞1/辅助性T淋巴细胞2（Th1/Th2）细胞转录因子达到抑制哮喘大鼠气道炎症的目的。此外，还有研究表明，三拗汤具有降低气道高反应性，缓解咳喘症状的作用。

二、疏风清热止咳方剂

桑菊饮（《温病条辨》）

【组成】桑叶二钱五分（7.5g）、菊花一钱（3g）、杏仁二钱（6g）、连翘一钱五分（5g）、薄荷八分（2.5g）、桔梗二钱（6g）、生甘草八分（2.5g）、芦根二钱（6g）。

【用法】水二杯，煮取一杯，日二服。

【功用】疏风清热,宣肺止咳。

【主治】风温初起。咳嗽,身热不甚,口微渴,苔薄白,脉浮数者。

【方义】方中桑叶、菊花甘凉轻清,疏散上焦风热,且桑叶善走肺络、清泻肺热为主药。辅以薄荷助桑、菊疏散上焦之风热;杏仁、桔梗以宣肺止咳;连翘苦寒清热解毒,芦根甘寒清热生津止渴,共为佐药;甘草调和诸药,且有疏风清热、宣肺止咳作用,为使药。杏仁和桔梗二药相须为用,一宣一降,以复肺脏宣降功能而止咳,是宣降肺气之常用组合;一以轻清宣散之品,疏散风热以清头目;一以苦辛宣降之品,理气肃肺以止咳嗽。

【加减】二三日不解,气粗似喘,燥在气分者,加石膏、知母;舌绛暮热,甚燥,邪初入营,加玄参二钱,犀角一钱(现临床用水牛角代);在血分者,去薄荷、苇根,加麦冬、细生地、玉竹、牡丹皮各二钱;肺热甚加黄芩;渴者加花粉。

【临床研究】临床研究表明该方在喉源性咳嗽、感染所致的咳嗽等属于风热犯肺证者疗效显著。

【药理研究】文献报道该方具有抗炎、抗菌、解热、发汗、抑制肠蠕动及免疫调节的作用。

三、疏风清燥止咳方剂

(一)桑杏汤(《温病条辨》)

【组成】桑叶一钱(3g),杏仁一钱五分(4.5g),沙参二钱(6g),象贝一钱(3g),香豉一钱(3g),栀皮一钱(3g),梨皮一钱(3g)。

【用法】水二杯,煮取一杯,顿服之,重者再作服。

【功用】清宣温燥,润肺止咳。

【主治】外感温燥证。身热不甚,口渴,咽干鼻燥,干咳无痰或痰少而黏,舌红,苔薄白而干,脉浮数而右脉大者。

【方义】本方证系温燥外袭,肺津受灼之轻证。因秋感温燥之气,伤于肺卫,其病轻浅,故身热不甚;燥气伤肺,耗津灼液,肺失清肃,故口渴、咽干鼻燥、干咳无痰,或痰少而黏。本方证虽似于风热表证,但因温燥为患,肺津已伤,治当外以清宣燥热,内以润肺止咳。方中桑叶清宣燥热,透邪外出;杏仁宣利肺气,润燥止咳,共为君药。豆豉辛凉透散,助桑叶轻宣透热;贝母清化热痰,助杏仁止咳化痰;沙参养阴生津,润肺止咳,共为臣药。栀子皮质轻而入上焦,清泄肺热;梨皮清热润燥,止咳化痰,均为佐药。

【加减】咽干而痛者,加牛蒡子、桔梗以清利咽喉;若鼻衄者,加白茅根、旱莲草以凉血止血;若皮肤干燥、口渴甚者,加芦根、天花粉以清热生津。

【临床研究】临床研究表明该方在感染后咳嗽、咳嗽变异性哮喘属于风燥犯肺证者疗效显著。

（二）杏苏散（《温病条辨》）

【组成】苏叶、杏仁（炒，去皮尖）、半夏（姜炒）、茯苓、前胡各9g，陈皮、桔梗、枳壳（麸炒）各6g，甘草（生）3g，生姜3片，大枣3枚。（原书未著用量）

【用法】水煎温服。

【功用】轻宣温润，止咳化痰。

【主治】外感凉燥证。恶寒无汗，头微痛，咳嗽痰稀，鼻塞咽干，苔薄白，脉浮弦。

【方义】杏苏散证为凉燥外袭，肺气不宣，痰湿内阻所致。肺合皮毛，凉燥袭表，故恶寒无汗，头微痛；凉燥伤肺，肺气不宣，津液不布，聚湿生痰，故咳嗽痰稀；鼻为肺窍，咽为肺系，肺气失宣，津液不布，故鼻塞咽干；舌苔薄白，脉浮弦，均为外感凉燥之征。此证类似风寒感冒，但又有干燥之象，且在秋季发病，故为凉燥证。治宜轻宣凉燥，宣肺化痰。方中紫苏叶辛温不燥，发表宣肺，使凉燥之邪从表而解；杏仁性降而润，降利肺气以止咳，共为君药。前胡既助紫苏叶疏散外邪，又助杏仁降气化痰；桔梗、枳壳一升一降，宣降肺气，止咳化痰，共为臣药。半夏、茯苓、陈皮化痰理气，共为佐药。生姜、大枣调和营卫；甘草调和诸药，共为使药。诸药合用，辛散宣肺而使凉燥得解，化痰理气而使咳嗽得愈。

【加减】若无汗头痛较甚者，加荆芥、防风以助解表散邪之力；若汗后咳不止，乃为表解而肺失宣降，可去紫苏叶，加紫苏梗或紫苏子以增降气止咳之功。

【临床研究】现代临床研究证实杏苏散加味治疗急性支气管炎治愈率高，控制慢性支气管炎治愈率不及急性。

【药理研究】杏苏散对凉燥型咳嗽通过调节小鼠气管纤毛运动、呼吸道液糖胺聚糖、血清免疫球蛋白G与呼吸道液免疫球蛋白G的水平起效。

（三）清燥救肺汤（《医门法律》）

【组成】桑叶三钱（9g），石膏二钱五分（7.5g），甘草一钱（3g），人参七分（2g），胡麻仁一钱（3g），阿胶八分（2.5g），杏仁七分（2g），麦门冬一钱二分（3.5g），枇杷叶一钱（3g）。

【用法】水一碗，煎六分，频频二三次，滚热服。

【功用】清燥润肺。

【主治】温燥伤肺证。头痛身热，气逆而喘，咽喉干燥，鼻燥，胸满胁痛，心烦口渴，舌干无苔，脉虚大而数。

【方义】本方所治乃温燥伤肺之重证。秋令气候干燥，燥热伤肺，故头痛身热；肺为热灼，气阴两伤，失其清肃润降之常，故干咳无痰、气逆而喘、口渴鼻燥；肺气不降，故胸膈满闷，甚则胁痛。舌干无苔，脉虚大而数均为温燥伤肺佐证。治当清宣润肺与养阴益气兼顾，忌用辛香、苦寒之品，以免更加伤阴耗气。方中重用桑叶，质轻性寒，轻宣肺燥，透邪外出，为君药。温燥犯肺，温者属热宜清，燥胜则干宜润，故臣以石膏辛甘而寒，清泄肺热；麦冬甘寒，养阴润肺。石膏虽沉寒，但用量轻于桑叶，则不碍君药之轻宣；麦冬虽滋润，但用量不及桑叶之半，自不妨君药之外散。君臣相伍，宣中有清，清中有润，是为清宣润肺的常用组合。人参益气生津，合甘草以培土生金；胡麻仁、阿胶助麦冬养阴润肺，肺得滋润，则治节有权；杏仁、枇杷叶苦降肺气，以上均为佐药。甘草兼能调和诸药，是为使药。

【加减】若咳痰黏滞不爽，可加川贝母、瓜蒌以润燥化痰；若咳痰带血者，去人参、加水牛角、生地黄以凉血止血；若燥热较甚，发热较著者，可加知母、羚羊角以增清热之效。

【临床研究】现代常用于肺炎、支气管哮喘、急慢性支气管炎、支气管扩张症、肺癌等疾病的治疗。

【药理研究】实验发现清燥救肺汤可降低支原体（mycoplasma，MP）感染小鼠的肿瘤坏死因子 -α（tumor necrosis factor-α，TNF-α）表达，降低免疫炎性因子的表达。

四、清热化痰止咳方剂

（一）清气化痰丸（《医方考》）

【组成】陈皮（去白）、枳实（麸炒）、瓜蒌仁（去油）、黄芩（酒炒）、茯苓、杏仁（去皮尖）各一两（各6g），胆南星、制半夏各一两半（各9g）

【用法】姜汁为丸。每服二至三钱，温开水下。（现代用法：姜汁为丸，每服6~9g，温开水送下；亦可加生姜5片，水煎服）

【功用】清热化痰，理气止咳。

【主治】痰热咳嗽。咳嗽气喘，咳痰黄稠，胸膈痞闷，甚则气急呕恶，烦躁不宁，舌质红，苔黄腻，脉滑数。

【方义】本方证因痰阻气滞，气郁化火，痰热互结所致。痰热为患，壅肺则肺失清肃，故见咳嗽气喘、咳痰黄稠；阻碍气机，则胸膈痞闷，甚则气逆于上，发为气急呕恶；痰热扰乱心神，可见烦躁不宁。治宜清热化痰，理气止咳。方中胆南星苦凉、瓜蒌仁甘寒，均长于清热化痰，瓜蒌仁尚能导痰热从大便而下，二者共为君药。制半夏虽属辛温之品，但与苦寒之黄芩相配，一化痰散结，一清热降火，既相辅相成，又相制相成，共为臣药。治痰者当须降其火，治火者必须顺其气，故佐以杏仁降利肺气以宣上，陈皮理气化痰以畅中，枳实破气化痰以宽胸,并佐茯苓健脾渗湿以杜生痰之源。使以姜汁为丸,用为开痰之先导。

【加减】若肺热壅盛而见发热,烦渴者,加鱼腥草、蚤休、石膏以清肺泄热;痰热互结甚而痰黏难咳者,加天花粉、海浮石以清化痰热;兼肺热腑实而大便秘结者,加大黄以泄热通便。

【临床研究】临床研究发现清气化痰汤治疗社区获得性肺炎(痰热壅肺证)可以提高疗效,改善病情和症状,降低炎症因子水平。

【药理研究】现代研究发现清气化痰汤加减治疗可明显降低慢性阻塞性肺疾病急性加重期痰热壅肺证患者的血清单核细胞趋化蛋白 1(MCP-1)、可溶性髓样细胞触发受体 -1(sTREM-1)水平。

(二)定喘汤(《摄生众妙方》)

【组成】白果(去壳,砸碎炒黄)二十一枚(9g),麻黄三钱(9g),苏子二钱(6g),甘草一钱(3g),款冬花三钱(9g),杏仁(去皮、尖)一钱五分(4.5g),桑白皮(蜜炙)三钱(9g),黄芩(微炒)一钱五分(4.5g),法制半夏(如无,用甘草汤泡七次,去脐用)三钱(9g)。

【用法】上用水三盅,煎二盅,作二服。每服一盅,不用姜,不拘时候,徐徐服。

【功用】宣降肺气,清热化痰。

【主治】风寒外束,痰热内蕴证。咳喘痰多气急,质稠色黄,或微恶风寒,舌苔黄腻,脉滑数者。

【方义】本方证因素体多痰,又感风寒,肺气壅闭,不得宣降,郁而化热所致。症见哮喘咳嗽,痰多色黄,质稠不易咳出等。治宜宣肺降气,止咳平喘,清热祛痰。方用麻黄宣肺散邪以平喘,白果敛肺定喘而祛痰,共为君药,一散一收,既可加强平喘之功,又可防麻黄耗散肺气。紫苏子、杏仁、半夏、款冬花降气平喘,止咳祛痰,共为臣药。桑白皮、黄芩清泄肺热,止咳平喘,共为佐药。甘草调和诸药为使。诸药合用,使肺气宣降,痰热得清,风寒得解,则喘咳痰多诸症自除。

【加减】肺热较甚者,加生石膏、鱼腥草增强清肺之效,无表证者,麻黄用量可减,或用炙麻黄;痰黏难出者,可酌加全瓜蒌、胆南星以增加清热化痰之力;胸闷较甚者,加枳壳、厚朴以理气宽胸。

【临床研究】现代临床研究发现加味定喘汤辅治咳嗽变异性哮喘(CVA)风邪犯肺型的效果显著。

【药理研究】实验研究探讨定喘汤的作用机理,发现定喘汤体外抑制呼吸道合胞病毒(RSV),主要通过宣法、清法起作用,且预防细胞感染作用要好于对病毒的直接灭活作用。

（三）麻杏石甘汤（《伤寒论》）

【组成】麻黄_{去节,四两}(9g),杏仁_{去皮尖,五十个}(9g),甘草（炙）_{二两}(6g),石膏碎,棉裹,半斤(18g)

【用法】上四味,以水七升,煮麻黄,减二升,去上沫,内诸药,煮取二升,去滓。温服一升。

【功用】辛凉宣泄,清肺平喘。

【主治】外感风邪,邪热壅肺证。身热不解,咳逆气急,鼻煽,口渴,有汗或无汗,舌苔薄白或黄,脉滑而数者。

【方义】方用麻黄为君,取其能宣肺而泄邪热,是"火郁发之"之义。但其性温,故配伍辛甘大寒之石膏为臣药,而且用量倍于麻黄,使宣肺而不助热,清肺而不留邪,肺气肃降有权,喘急可平,是相制为用。杏仁降肺气,用为佐药,助麻黄、石膏清肺平喘。炙甘草既能益气和中,又与石膏合而生津止渴,更能调和于寒温宣降之间,所以是佐使药。综观药虽四味,配伍严谨,用量亦经斟酌,尤其治肺热而用麻黄配石膏,是深得配伍变通灵活之妙,所以清泄肺热,疗效可靠。

【加减】如肺热甚,壮热汗出者,加重石膏用量,酌加桑白皮、黄芩、知母以清泻肺热;表邪偏重,无汗恶寒者,石膏用量减轻,酌加紫苏叶、薄荷、桑叶以助解表宣肺。

【临床研究】临床研究发现麻杏石甘汤治疗呼吸道感染后慢性咳嗽可促进症状消失,稳定机体内环境,安全性高。

【药理研究】现代实验研究体内、外实验结果探讨了麻杏石甘汤对呼吸道合胞病毒加重的哮喘气道炎症的保护作用,其机制与调控瞬时受体电位香草酸亚型1（TRPV1）通道和Th2细胞因子、神经源性炎症介质水平有关。定量蛋白组学的分析结果提示:呼吸道合胞病毒加重哮喘的机制可能与抗原提呈和处理、免疫应答、炎症反应、信号转导等相关。另外该方在抵御病毒、调节免疫反应、调节跨膜信号、调控钙离子转运等多方面也发挥作用。

五、养阴润肺止咳方剂

（一）沙参麦冬汤（《温病条辨》）

【组成】沙参_{三钱}(9g),玉竹_{二钱}(6g),生甘草_{一钱}(3g),冬桑叶_{一钱五分}(4.5g),麦冬_{三钱}(9g),生扁豆_{一钱五分}(4.5g),花粉_{一钱五分}(4.5g)。

【用法】水五杯,煮取二杯,每日服二次。

【功用】甘寒生津,清养肺胃。

【主治】燥伤肺胃或肺胃阴津不足,咽干口渴,或热,或干咳少痰。

【方义】沙参、麦冬清养肺胃，玉竹、天花粉生津解渴，生扁豆、生甘草益气培中、甘缓和胃，以甘草能生津止渴，配以桑叶，轻宣燥热，合而成方，有清养肺胃、生津润燥之功。

【加减】若阴虚，手足心热者，加生地黄、地骨皮以滋阴退虚热；咳嗽剧烈者，加马兜铃、杏仁以化痰利肺；痰黏不易咳出，或大便干燥者，加全瓜蒌以化痰通便；声音嘶哑者，加玉蝴蝶、桔梗以利咽开音。

【临床研究】现代临床研究发现沙参麦冬汤辅助治疗慢性支气管炎有利于缓解临床症状，减轻患者不适，提高治疗效果，缩短住院时间。

【药理研究】实验研究发现沙参麦冬汤可降低外周血嗜酸性粒细胞计数，提高血清中 T 淋巴细胞亚群（CD4+、CD4+/CD8+）水平，降低 CD8+ 水平。提示沙参麦冬汤可能具有降低气道炎症反应、提高免疫功能的作用。

（二）养阴清肺汤（《重楼玉钥》）

【组成】大生地二钱（6g），麦门冬一钱二分（4g），生甘草五分（2g），元参钱半（5g），贝母（去心）八分（3g），丹皮八分（3g），薄荷五分（2g），炒白芍八分（3g）。

【用法】水煎服。一般日服 1 剂，重症可日服 2 剂。

【功用】养阴清肺，解毒利咽。

【主治】白喉之阴虚燥热证。喉间起白如腐，不易拭去，并逐渐扩展，病变甚速，咽喉肿痛，初起或发热或不发热，鼻干唇燥，或咳或不咳，呼吸有声，似喘非喘，脉数无力或细数。

【方义】白喉一证，多由素体阴虚蕴热，复感燥气疫毒所致。喉为肺系，少阴肾脉循喉咙系舌本，肺肾阴虚，虚火上炎，复加燥热疫毒上犯，以致喉间起白如腐、咽喉肿痛、鼻干唇燥。治宜养阴清肺，兼散疫毒。故《重楼玉钥》说："经治之法，不外肺肾，总要养阴清肺，兼辛凉而散为主。"方中重用生地黄甘寒入肾，滋阴壮水，清热凉血，为君药。玄参滋阴降火，解毒利咽；麦冬养阴清肺，共为臣药。佐以牡丹皮清热凉血，散瘀消肿；白芍敛阴和营泄热；贝母清热润肺，化痰散结；少量薄荷辛凉散邪，清热利咽。生甘草清热，解毒利咽，并调和诸药，以为佐使。诸药配伍，共奏养阴清肺、解毒利咽之功。

【加减】若阴虚甚者，加熟地黄滋阴补肾；热毒甚者，加金银花、连翘以清热解毒；燥热甚者，加天冬、鲜石斛以养阴润燥。并可配合应用《重楼玉钥》之吹药方：青果炭 6g，黄柏、川贝母、儿茶、薄荷各 3g，冰片、凤凰衣各 1.5g。各研细末，再入乳钵内和匀，加冰片研细，瓶装备用。

【临床研究】养阴清肺汤合止嗽散在治疗慢性咳嗽上，可缩短咳嗽消失时间和缓解时间，降低咳嗽症状积分，治疗总有效率更高，疾病复发率更低。

【药理研究】养阴清肺糖浆对浓氨水和SO₂引咳均能延长咳嗽潜伏期和减少2分钟内咳嗽的次数；能够促进小鼠气管酚红排泌及增加大鼠毛细玻管排痰量；能提高免疫功能低下小鼠的碳粒廓清指数及诱生溶血素能力；而且在体外对金黄色葡萄球菌、肺炎链球菌均有很好的抑制作用。提示养阴清肺糖浆具有良好的镇痛、抗炎、止咳、化痰、提高免疫功能及抑菌的作用。

（三）百合固金汤（《慎斋遗书》）

【组成】熟地、生地、归身各三钱（各9g），白芍、甘草各一钱（各3g），桔梗、元参各八分（各3g），贝母、麦冬、百合各一钱半（各6g）。

【用法】水煎服。

【功用】滋养肺肾，止咳化痰。

【主治】肺肾阴亏，虚火上炎证。咳嗽气喘，痰中带血，咽喉燥痛，头晕目眩，午后潮热，舌红少苔，脉细数。

【方义】方中生、熟二地为君，滋补肾阴亦养肺阴，熟地黄兼能补血，生地黄兼能凉血。臣以百合、麦冬滋养肺阴并润肺止咳；玄参咸寒，协二地滋肾阴，且降虚火。君臣相伍，滋肾润肺，金水并补。佐以贝母，清热润肺，化痰止咳；桔梗载药上行，化痰散结，并利喉；当归、芍药补血敛肺止咳。佐使以甘草，调和诸药，且与桔梗为伍以利咽喉。诸药相合，肺肾同治，金水相生，润中寓清，共奏滋阴凉血、降火消痰之功。

【加减】若咳嗽明显者，最初两剂可加五味子；若痰多而色黄者，加胆南星、黄芩、瓜蒌皮以清肺化痰；若咯血重者，可去桔梗之升提，加白及、白茅根、仙鹤草以止血。

【临床研究】百合固金汤合止嗽散治疗肺癌咳嗽（肺阴亏虚证），可降低日间、夜间咳嗽症状评分和莱切斯特咳嗽量表（LCQ-MC）评分。百合固金汤联合止咳散加减对感冒后咳嗽可减轻临床症状，缩短症状缓解时间。

【药理研究】百合固金汤合生脉散加减在治疗肺结核方面，可有效提高周围血T细胞中CD3⁺%、CD4⁺%、CD8⁺%，减低肺结核结节组织巨噬细胞移动，抑制因子TNF-α蛋白含量。另外有研究也提示百合固金汤可能通过激活细胞自噬现象发挥抗结核的作用。

六、降气化痰止咳方剂

（一）旋覆代赭汤（《伤寒论》）

【组成】旋覆花三两（9g），人参二两（6g），生姜五两（15g），代赭石一两（3g），甘草（炙）三两（9g），半夏（洗）半升（9g），大枣（擘）十二枚（4枚）。

【用法】以水一斗,煮取六升,去滓再煎,取三升,温服一升,日三服。

【功用】降逆化痰,益气和胃。

【主治】胃虚痰阻气逆证。胃脘痞闷或胀满,按之不痛,频频嗳气,或见纳差、呃逆、恶心、呛咳气急,甚或呕吐,舌苔白腻,脉缓或滑。

【方义】方中旋覆花性温而能下气消涎,降逆止噫,故为君药。代赭石体重而沉降,善镇冲逆,但味苦气寒,故用小量为臣药。生姜温胃化痰,散寒止呕;半夏祛痰散结,降逆和胃,并为佐药,助君臣药以平噫气而消痞硬。人参益气补虚,炙甘草温益中气,扶助已伤之中气,亦为佐药。大枣养胃补脾,为佐使药。诸药配合,共成降逆化痰、益气和胃之剂,使痰涎得消,逆气得平,中虚得复,则心下之痞硬除而噫气自止。后世用治胃气虚寒之反胃,呕吐涎沫,以及中焦成病而善嗳气者,亦取本方益气和胃,降逆化痰之功。

【加减】若胃气不虚者,可去人参、大枣,加重代赭石用量,以增重镇降逆之效;痰多者,可加茯苓、陈皮助化痰和胃之力。

【临床研究】旋覆代赭汤加减联合系统生活方式干预治疗胃气上逆型胃食管反流性咳嗽,可改善患者咳嗽症状,缓解胃食管反流症状,促进食管黏膜修复,提高生活质量,且远期复发率低。旋覆代赭汤合穴位贴敷治疗胃食管反流性咳嗽,可提高总有效率,降低日间及夜间咳嗽症状积分、LCQ 积分。

【药理研究】现代药理学研究表明旋覆代赭汤可用于抗炎、促胃动力、改善食管黏膜、镇吐等。旋覆代赭汤能明显降低胃食管反流大鼠食管组织中 TNF-α、IL-1β、IL-6 含量,抑制 Toll 样受体 4(TLR4)、核因子 κB(NF-κB)的表达减轻食管黏膜的炎症反应,修复食管黏膜的损伤,从而起到治疗反流性食管炎的作用。旋覆代赭汤能够明显改善大鼠功能性消化不良的症状,使大鼠血浆血清胃泌素、胃动素含量明显升高,生长抑素、大鼠血管活性肠肽及血清一氧化氮含量降低。

(二)苏子降气汤(《太平惠民和剂局方》)

【组成】紫苏子、半夏(汤洗七次)各二两半(各9g),川当归(去芦)两半(6g),甘草(爁)二两(6g),前胡(去芦)、厚朴(去粗皮,姜汁拌炒)各一两(各6g),肉桂(去皮)一两半(3g)[一方有陈皮(去白)一两半(3g)]。

【用法】上为细末,每服两大钱(6g),水一盏半,入生姜二片,枣子一个,苏叶五叶,同煎至八分,去滓热服,不拘时候(现代用法:加生姜2片,枣子1个,苏叶2g,水煎服,用量按原方比例酌定)。

【功用】降气平喘,祛痰止咳。

【主治】上实下虚喘咳证。痰涎壅盛,胸膈满闷,喘咳短气,呼多吸少,或腰疼脚弱,肢体倦怠,或肢体浮肿,舌苔白滑或白腻,脉弦滑。

【方义】方中以紫苏子为君药,温而不燥,质润而降,善降上逆之肺气,消壅滞之痰涎,为治痰逆咳喘之要药。半夏燥湿化痰降逆,为臣药。厚朴燥湿消痰,下气除满;前胡降气祛痰;肉桂温肾助阳纳气;当归辛甘温润,既治咳逆上气,又可养血补虚以助肉桂温补下元,共为佐药。生姜、大枣调和脾胃;紫苏叶宣肺散寒,与诸药相伍,降逆化痰之中兼宣肺气;甘草和中益气,调和药性,为佐使药。诸药合用,标本兼治,治上顾下,使气降痰消,则咳喘自平。本方原书注"一方有陈皮去白一两半",理气燥湿祛痰之力有所增强。《医方集解》载本方"一方无桂,有沉香",则温肾力减,纳气力增。

【加减】若痰涎壅盛,喘咳气逆难卧者,可酌加沉香以加强其降气平喘之功;兼气虚者,可酌加人参等益气。

【临床研究】苏子降气汤辅助治疗慢性阻塞性肺疾病急性加重患者方面,可有效抑制降钙素原(PCT)、白细胞介素-38(IL-38)、超敏C反应蛋白(hs-CRP)等炎症相关因子生成,降低D-二聚体水平,改善患者肺功能、血气分析指标及中医证候评分。另外,有研究表明加味苏子降气汤治疗小儿嗜酸性粒细胞性支气管炎具有良好的临床疗效。

【药理研究】苏子降气汤可降低哮喘模型血及支气管肺泡灌洗液(BALF)中嗜酸性粒细胞(EOS)数量,其作用机制之一可能与调控肺组织 NF-κB 蛋白表达有关。苏子降气汤可能通过增加肺组织中水通道蛋白5,减少肺组织中的黏蛋白5AC的表达,从而减少气道黏液分泌,减轻气道阻塞,以治疗慢性阻塞性肺疾病。

七、清热化湿止咳方剂

(一)三仁汤(《温病条辨》)

【组成】杏仁五钱(15g),飞滑石六钱(18g),白通草二钱(6g),白蔻仁二钱(6g),竹叶二钱(6g),厚朴二钱(6g),生薏苡仁六钱(18g),半夏五钱(15g)。

【用法】甘澜水八碗,煮取三碗,每服一碗,日三服(现代用法:水煎服)。

【功用】宣畅气机,清利湿热。

【主治】湿温初起及暑温夹湿之湿重于热证。头痛恶寒,身重疼痛,肢体倦怠,面色淡黄,胸闷不饥,午后身热,苔白不渴,脉弦细而濡。

【方义】方中以杏仁宣利上焦肺气,盖肺主一身之气,气化则湿亦化;白蔻仁芳香化湿,行气宽中;薏苡仁甘淡性寒,渗利湿热而健脾;加入滑石、通草、竹叶甘寒淡渗,增强利湿清热之功;以半夏、厚朴行气化湿,散结除痞。综观全方,体现了宣上、畅中、渗下,三焦分消的配伍特点,气畅湿行,暑解热清,三焦通畅,诸症自除。

【加减】若湿温初起,卫分症状较明显者,可加藿香、香薷以解表化湿;若寒热往来者,可加青蒿、草果以和解化湿。

【临床研究】加减三仁汤配合孟鲁司特钠治疗鼻后滴漏综合征(PNDS)所致湿热型慢性咳嗽疗效更好,不仅可缓解患者临床症状,还能改善小气道功能,降低气道高反应性,下调神经肽类炎症介质表达,提高患者生活质量。

(二)黄芩滑石汤(《温病条辨》)

【组成】黄芩三钱(9g),滑石三钱(9g),茯苓皮三钱(9g),大腹皮二钱(6g),白蔻仁一钱(3g),通草一钱(3g),猪苓三钱(9g)。

【用法】水六杯,煮取二杯,渣再煮一杯,分温三服。

【功用】清热利湿。

【主治】脉缓身痛,舌淡黄而滑,渴不多饮,或竟不渴,汗出热解,继而复热,内不能运水谷之湿,外复感时令之湿。

【方义】黄芩滑石汤以黄芩清泄湿热;合以猪苓、茯苓皮、滑石、通草清热利湿;白蔻仁、大腹皮理气化湿。诸药配伍,有清热化湿之功。

【临床研究】临床使用黄芩滑石汤加减治疗肺部感染、慢性支气管炎、慢性阻塞性肺疾病、哮喘等呼吸系统疾病湿热闭肺者,针对湿热闭阻病机,总以清热化湿为主,可减轻患者症状,缩短病程。

八、温阳化饮止咳方剂

(一)小青龙汤(《伤寒论》)

【组成】麻黄(去节)三两(9g),芍药三两(9g),细辛三两(3g),干姜三两(6g),甘草(炙)三两(6g),桂枝(去皮)三两(9g),五味子半升(9g),半夏(洗)半升(9g)。

【用法】上八味,以水一斗,先煮麻黄,减二升,去上沫,内诸药,煮取三升,去滓,温服一升(现代用法:水煎温服)。

【功用】解表散寒,温肺化饮。

【主治】外寒里饮证。恶寒发热,头身疼痛,无汗,喘咳,痰涎清稀而量多,胸痞,或干呕,或痰饮喘咳,不得平卧,或身体疼重,头面四肢浮肿,舌苔白滑,脉浮。

【方义】方以辛温之麻黄、桂枝相须为君,发汗解表,且麻黄兼能开宣肺气以解喘咳之证,桂枝化气行水以利内饮之化。臣用辛热之干姜、辛温之细辛,温肺化饮,兼协麻黄、桂枝解表祛邪。佐用辛苦而温之半夏,燥湿化痰,和胃降逆。然素有痰饮,脾肺本虚,纯用辛温,恐辛散耗气,温燥伤津,故伍酸甘之五味子敛肺止咳、芍药和营养血,二药与辛散之品相配,既令散中有收,以利肺气开阖,增强止咳平喘之功,又可防诸辛散温燥之药耗气伤津之虞,亦为佐药。炙甘草益气和中,兼调和辛散酸收之性,为佐使之药。八味相伍,辛散与酸收相配,散中有收;温化与敛肺相伍,开中有合;解表与化饮同施,表里双解。

【加减】外寒内饮之证而以外寒为主者,可重用麻、桂为君;若内饮为主,则宜重用干姜、细辛为君;二者俱重,则麻黄、干姜共为君药。

【临床研究】小青龙汤广泛用于急慢性咳嗽(支气管炎、感染后咳嗽、咳嗽变异性哮喘、上气道咳嗽综合征、变应性咳嗽等)、过敏性鼻炎、支气管哮喘、慢性阻塞性肺疾病等呼吸系统疾病。

【药理研究】小青龙汤具有降低胸腺基质淋巴生成素(TSLP)及 Th2 细胞因子的作用,其发挥抗变态反应作用可能是通过抑制上皮细胞来源的 TSLP 表达,导致其激活的树突状细胞(dendritic cells, DCs)触发原始 CD4$^+$ T 细胞分化成 Th2 的能力减弱,从而使 Th2 产生 IL-4、IL-5、IL-13 的能力受到抑制,最终使得变态反应炎症得以缓解。

（二）射干麻黄汤（《金匮要略》）

【组成】射干十三枚(9g),麻黄四两(9g),生姜四两(12g),细辛三两(3g),紫菀三两(9g),款冬花三两(9g),五味子半升(9g),大枣七枚(3g),半夏(大者,洗)八枚(9g)。

【用法】以水一斗二升,先煎麻黄二沸,去上沫,纳诸药,煮取三升,分温三服(现代用法:水煎服)。

【功用】温肺化饮,下气祛痰。

【主治】寒痰郁肺结喉证。症见咳嗽,气喘,喉间痰鸣似水鸡声,或胸中似水鸣音,或胸膈满闷,或吐痰涎,苔白腻,脉弦紧或沉紧。临床常用于支气管哮喘、急慢性支气管炎、慢性阻塞性肺疾病、肺源性心脏病等。

【方义】方中麻黄宣肺温肺,化饮散寒,止咳平喘,开达气机;寒饮结喉,以射干泻肺降逆,利咽散结,祛痰化饮,共为君药。寒饮内盛,以细辛温肺化饮,温宣肺气;肺主宣降,以款冬花宣肺化饮止咳;紫菀泻肺止咳,降逆祛痰,温化寒饮,调畅气机,与款冬花相配,一宣一降,调理肺气;痰饮蕴结,以半夏醒脾燥湿化痰,温肺化饮,利喉涤痰;生姜降逆化饮,畅利胸膈,助半夏降逆化痰,共为臣药。肺气上逆,以五味子收敛肺气,使肺气宣降有序,兼防宣发、降泻药物损伤肺气,为佐药。大枣补益中气,生化气血,滋荣肺气,为佐使药。诸药配伍,以奏温肺化饮,下气祛痰之效。

【加减】若气喘明显者,加紫苏子、葶苈子,以降泻肺气止咳等;若胸满者,加陈皮、厚朴,以行气宽胸化痰;若肺气虚者,加人参、黄芪,以补益肺气,使肺气司升降;若饮邪明显者,加桂枝、百部,以温阳化饮。

【临床研究】目前对于射干麻黄汤的临床研究以咳嗽变异性哮喘居多,此外亦有感染后咳嗽、肺癌咳嗽、肺癌术后、慢性咳嗽、放射性肺炎、顽固性咳嗽、哮喘等报道。

【药理研究】有研究证实射干麻黄汤能够减少血浆内血栓素及其代谢产物,从而缓解患者气道痉挛,减少咳嗽、气喘等症状。现代药理研究表明射干麻黄汤可以诱发嗜酸性粒细胞凋亡,调节体内环磷酸腺苷、环磷酸鸟苷的平衡,提升 IL-2 水平,强化细胞免疫水平,缓解气道炎症反应。

(三)苓桂术甘汤(《金匮要略》)

【组成】茯苓四两(12g),桂枝三两(9g)、白术三两(9g)、甘草(炙)二两(6g)。

【用法】上四味,以水六升,煮取三升,去滓,分温三服(现代用法:水煎服)。

【功用】温阳化饮,健脾利湿。

【主治】中阳不足之痰饮。胸胁支满,目眩心悸,短气而咳,舌苔白滑,脉弦滑或沉紧。

【方义】方以甘淡之茯苓为君,健脾利水渗湿,消已聚之饮,杜生痰之源。臣以桂枝温阳化气。苓、桂相伍,一利一温,温阳行水之功著,为阳虚水停之常用配伍。佐以白术健脾燥湿苓、术相须,健脾祛湿之力彰,是治病求本之意。炙甘草甘温和中,配白术能益气健脾,崇土制水;配桂枝可辛甘化阳,温补中焦,并可调和诸药而兼佐使之用。四药相合,淡渗甘温合法,温而不热,利而不峻,标本兼顾,则中阳得建,痰饮得化,津液得布,诸症自愈。

【加减】咳嗽痰多者,加半夏、陈皮以燥湿化痰;心下痞或腹中有水声者,可加枳实、生姜以消痰散水。

【临床研究】苓桂术甘汤在治疗慢性咳嗽临床研究较多,多项研究均表明苓桂术甘汤可改善慢性咳嗽患者的临床症状。

【药理研究】苓桂术甘汤降低大鼠 BALF 中 IL-1β、IL-13、表皮细胞生长因子含量,降低大鼠肺组织表皮细胞生长因子受体 mRNA 相对表达量,从而减轻气道黏液高分泌状态。

九、敛肺止咳方剂

九仙散(《卫生宝鉴》)

【组成】人参、款冬花、桑白皮、桔梗、五味子、阿胶、乌梅各一两(各12g),贝母半两(6g),罂粟壳(去顶,蜜炒黄)八两(9g)。

【用法】上为细末,每服三钱,白汤点服,嗽住止后服(现代用法:为末,每服 6g,温开水送下。亦可作汤剂,水煎服,用量按原方比例酌定)。

【功用】敛肺止咳,益气养阴。

【主治】久咳肺虚证。咳嗽日久不已,甚则气喘自汗,痰少而黏,脉虚数。

【方义】本方证为久咳伤肺,气阴两伤所致。久咳伤肺,肺气虚损,必致咳嗽不已,甚则气喘;肺主气属卫,肺气虚损,则卫外不固,而致自汗;久咳既伤肺气,亦耗肺阴,肺阴亏损,虚热内生,炼液成痰,故痰少而黏、脉虚而数。治宜敛肺止咳,益气养阴,佐以降气化痰。方中重用罂粟壳,其味酸涩,善能敛肺止咳,为君药。臣以酸涩之五味子、乌梅收敛肺气,助君药敛肺止咳以治标;人参益气生津以补肺,阿胶滋阴养血以润肺,可复耗伤之气阴以治本。佐以款冬花、桑白皮降气化痰,止咳平喘;贝母止咳化痰,合桑白皮清肺热;桔梗宣肺祛痰,与以上诸药配伍,则敛中有宣,降中寓升。但全方总以敛肺止咳为主,兼顾气阴,是为治疗久咳肺虚之良方。

【加减】若虚热明显,可加地骨皮、麦冬、玄参以加强润肺清热之功。

【临床研究】有现代临床研究,对九仙散加减和沙美特罗替卡松粉吸入剂在治疗咳嗽变异性哮喘方面进行对比,发现九仙散加减疗效显著。

十、补益止咳方剂

(一)玉屏风散(《医方类聚》)

【组成】防风一两(15g)、黄芪(蜜炙)、白术各二两(各30g)。

【用法】上㕮咀,每服三钱(9g),用水一盏半,加大枣一枚,煎至七分,去滓,食后热服(现代用法:研末,每日2次,每次6~9g,大枣煎汤送服;亦可作汤剂,水煎服,用量按原方比例酌减)。

【功用】益气固表止汗。

【主治】表虚自汗。汗出恶风,面色㿠白,舌淡苔薄白,脉浮虚。亦治虚人腠理不固,易感风邪。

【方义】本证多由卫虚腠理不密,感受风邪所致。表虚失固,营阴不能内守,津液外泄,则常自汗;面色㿠白,舌淡苔薄白,脉浮虚皆为气虚之象。方中黄芪甘温,内补脾肺之气,外可固表止汗,为君药;白术健脾益气,助黄芪以加强益气固表之功,为臣药;佐以防风走表而散风邪,合黄芪、白术以益气祛邪。且黄芪得防风,固表而不致留邪;防风得黄芪,祛邪而不伤正,有补中寓疏,散中寓补之意。

【加减】自汗较重者,加浮小麦、煅牡蛎、麻黄根以固表止汗。

【临床研究】现代临床研究发现玉屏风散在治疗小儿慢性咳嗽、感冒后咳嗽等均具有良好疗效。

【药理研究】玉屏风散对卵清蛋白导致的过敏性哮喘有明显的抑制作用,

表现为降低哮喘小鼠的血中 Eos，IgE 分泌，肺组织炎症细胞的浸润。同时降低肺匀浆中 IL-4 的水平，提高干扰素 -γ（IFN-γ）/IL-4，抑制 Th 细胞向 Th2 极化。

（二）都气丸（《症因脉治》）

【组成】熟地黄（炒）八钱（24g），山萸肉、干山药各四钱（各 12g），泽泻、牡丹皮、茯苓（去皮）各三钱（各 9g），五味子二钱（6g）。

【用法】上为细末，炼蜜为丸，如梧桐子大，每服三钱（9g），空腹时用白汤送下。

【功用】滋肾纳气。

【主治】肺肾两虚证。咳嗽气喘，呃逆滑精，腰痛。

【方义】方中熟地黄、山茱萸、山药益肾养阴，助肾纳气；茯苓、泽泻、丹皮起清泻作用，使补而不腻，甘淡平补，常用于肝肾阴虚所致疾患；而五味子敛肺止咳，五味子与熟地黄、山药相合酸甘化阴，补肾养阴效力更强。诸药合用，共奏益肾敛肺、纳气止咳之效。

（三）金水六君煎（《景岳全书》）

【组成】熟地三五钱（9~15g），陈皮一钱半（4.5g），半夏二钱（6g），茯苓二钱（6g），当归二钱（6g），炙甘草一钱（3g）。

【用法】水二盅，生姜三五七片，煎七八分，食远温服。

【功用】滋养肺肾，祛湿化痰。

【主治】肺肾阴虚，湿痰内盛证。咳嗽呕恶，喘急痰多，痰带咸味，或咽干口燥，自觉口咸，舌质红，苔白滑或薄腻。

【方义】方中熟地黄"性平"，"阴中有阳"，"大补血衰，滋培肾水，填骨髓，益真阴，令补肾中元气，兼疗藏血之经"。当归"味甘辛，气温"，"补中有动，行中有守，诚血中之气药，亦血中之圣药"，"凡有形虚损之病，无所不宜"。因此熟地黄与当归在此方中起到了扶正固本作用为君药；半夏辛温，能燥湿化痰，和中止呕为臣药；陈皮芳香，理气运脾，燥湿化痰；茯苓甘淡，甘能补脾，淡可渗湿，使已聚之湿从小便渗利而去，生姜助半夏化痰和胃，俱为佐药，更添甘草和中益脾为使，诸药合用，共奏滋阴养血、理气健脾、燥湿化痰之效。

【加减】如大便不实而多湿者，去当归，加山药；如痰盛气滞，胸胁不快者，加白芥子七八分；如阴寒盛而嗽不愈者，加细辛五七分；如兼表邪寒热者，加柴胡一二钱。

【临床研究】有现代研究提示金水六君煎合补中益气汤可提高 CVA 患者临床疗效，控制哮喘发作，改善肺功能及免疫功能，且更为安全。

【药理研究】金水六君煎可能通过豆甾醇、槲皮素、β- 谷甾醇等关键活性成分作用于以 IL-6、丝裂原活化蛋白激酶 3（MAPK3）、IL-8 为代表的关键靶点，从而调控炎症反应，减少以 IL-6、IL-8 为代表的 Th2 型细胞因子分泌从而治疗哮喘。

参考文献

李冀,左铮云 . 方剂学 . 5 版 . 北京 : 中国中医药出版社,2021.

第六章　咳嗽外治

一、针灸疗法

针灸治疗具有疏通经络、调和气血、调和阴阳的作用,其治疗作用的发挥与机体状态、针灸补泻手法、腧穴特性、针灸用具的选择、治疗时间等因素密切相关,是多种主客观因素综合作用的结果。咳嗽的治疗以针刺为主,主要取肺的背俞穴、募穴及手太阴经穴。

1. 主穴:肺俞、中府、列缺、太渊。

2. 配穴:风寒袭肺证,加肺门、合谷;风热犯肺证,加大椎、曲池、尺泽;燥邪伤肺证,加太溪、照海;痰湿蕴肺证,加足三里、丰隆;痰热郁肺证,加尺泽、天突;肝火犯肺证,加太冲、行间、鱼际;肺阴亏虚证,加膏肓、太溪;肺脾气虚者,可加脾俞、足三里;阳虚证,加膀胱经背俞穴。

3. 具体操作方法:实证患者针刺用泻法,虚证患者针刺用平补平泻法或补法,每日或隔日1次。咳嗽遇冷加重,证属阳虚者,可以火针点刺膀胱经背俞穴。对于寒证患者和痰湿证患者,可在针刺的同时酌情配合灸法。可采用麦粒灸,3~5日治疗1次,5次为1个疗程;或予艾条灸,每日1次,每次5~10分钟,以皮肤潮红为度。

二、拔罐疗法

拔罐具有通经活络、开泄腠理、驱除邪气、改善肺的宣发功能的作用。现代研究称,拔罐疗法通过罐内负压对背部腧穴产生机械刺激,造成局部毛细血管破裂,唤起局部组织的修复功能,促进该区域血液循环,提高机体的免疫力,有利于疾病的治疗。

1. 主穴:大椎、定喘、风门、天突、膻中、背俞穴。

2. 具体操作方法:有关咳嗽的治疗,临床常采取留罐法或走罐法,即通过闪火法快速将罐吸附于穴位上,根据病情5~15分钟后起罐,以皮肤不起水疱为度,或沿背部膀胱经来回推动吸附于穴位上的罐体,以皮肤潮红为度,每日治疗1次。

三、穴位贴敷疗法

穴位贴敷疗法既可实现穴位的刺激作用,又可发挥中药的药效作用,目前广泛应用于临床各科,尤以慢性咳嗽等肺系疾病应用最多。另外,治疗肺系疾病的穴位贴敷组方多选用白芥子等温热辛散类的药物祛风散寒、化痰止咳,正如清代张璐《张氏医通》云:"冷哮灸肺俞、膏肓、天突,有应有不应,夏月三伏中,用白芥子涂法,往往获效。"

1. 主穴:大椎、定喘、风门、肺俞、天突、中府、膻中等。

2. 具体操作方法:将炒白芥子、干姜、细辛、五味子、延胡索、甘遂等药物粉碎,生姜汁混合药粉制成药饼,药饼面积大小为 3cm×3cm,最后用防过敏胶布辅助药饼贴敷穴位上,4~6 小时后去掉,以局部红晕微痛为度。多于三伏天取穴,每伏第 1~3 日各贴一次。

四、耳穴压丸疗法

《灵枢》曰:"耳者,宗脉之所聚也。"耳穴通过经络与脏腑相连,脏腑病变反映在耳部,呈现阳性反应点,通过刺激耳穴调动经脉气血的运行,实现治疗疾病的目的。刺激耳穴的主要方法有:毫针刺法、压丸法等。对于慢性咳嗽,临床多选用压丸法作为辅助治疗手段。

1. 常用耳穴:肺、脾、肝、肾、气管、支气管、胸、神门、皮质下、对屏尖等。

2. 具体操作方法:先用 75% 酒精消毒耳部,然后用金属探针在选取的耳穴附近寻找敏感压痛点,最后用镊子夹取粘有王不留行籽的 0.5cm×0.5cm 的胶布贴压于单侧选取的耳穴上。嘱患者每次每穴按压 2 分钟,每日按压 2~5 次,耳穴压豆每 3 日更换 1 次,双耳交替。

第七章　临证验案

一、胡希恕经方论治饮郁化热咳嗽案

李某,男,63 岁,1966 年 1 月 4 日初诊。

主诉:咳嗽咳痰 4 个月。

病史:咳嗽吐黄痰已 4 个月,自去年 10 月起咳嗽、吐痰、咽痛,一直服汤药治疗(其主要处方是桑杏汤加减),咳嗽不减又出现气喘。刻下症见咳嗽,吐黄白痰量多,心烦,胸满,背恶寒,口干思饮,但饮水后胃脘不适,舌尖红,苔黄腻,脉弦滑细。

病机:外寒内饮,兼有郁热。

治法:解表化饮,兼清内热。

方药:麻黄 9g　　　桂枝 9g　　　细辛 6g　　　干姜 6g

　　　白芍 9g　　　炙甘草 9g　　五味子 9g　　半夏 15g

　　　生石膏 45g

服药 3 剂后,心烦胸满减轻,咳黄痰量减少,口干减轻,舌苔白微腻,增加细辛、干姜用量各为 9g,减少生石膏用量为 30g,继服 6 剂。背恶寒已缓解,吐痰减少,已不见黄痰,去生石膏,继服 1 剂症除。

【按语】此案患者症见背恶寒、饮水后胃脘不适,同时热象明显,考虑寒饮停滞日久,郁久化热。此时饮热交结,需解表化饮与清热药物同用,选小青龙加石膏汤加减,其中小青龙汤解表祛饮以治其本,用生石膏清上热以除其标,见效颇捷。

二、董建华寒痰咳喘案

薛某,男,40 岁,1972 年 6 月 23 日初诊。

主诉:咳喘间断发作数十年。

病史:患者自幼咳喘,遇冷加重,发作时胸闷气憋,呼吸困难。西医诊断为支气管哮喘,曾经胸透证实有肺气肿,服定喘西药,时轻时重,最近有阵发性痉咳并哮喘,咳痰色白而稀,量多,舌苔薄白,脉弦而略滑。

病机:寒痰内停,上犯于肺,气机不利。

治法：温肺散寒，敛肺定喘。

方药：麻黄 9g　附子 9g　白果 9g　五味子 9g　葶苈子 9g

服药 3 剂后，痉咳与喘均平，痰量多而易咳出，有时稍有一两声轻微咳嗽，大便每日两三次，但不稀，考虑系伏寒伤肺，痰浊内停，气不摄纳，故守上方加重麻黄、附子的用量，同时加白术，取术附配合，可温阳健脾，以截生痰之源，因久喘肺气耗散，肾气亦亏，故将五味子加重其量，在敛肺定喘的同时，又可敛气固肠。药用麻黄 12g，附子 12g，白果 9g，五味子 12g，葶苈子 9g，白术 9g。连服 3 剂，咳喘未发，大便次数减至日一两次，近期疗效颇著。

【按语】此案患者自幼受寒，寒邪袭人，首先犯肺，咳喘多年，反复发作，为肺寒停饮。故治疗以温肺化饮为则，方中麻黄辛开，五味子、白果酸敛，附子温散，葶苈子化痰平喘。复诊时咳喘渐平，于原方中再加白术，更加重了麻黄、附子、五味子用量，很快取效。

三、施今墨肺脾同治咳嗽案

张某，男，45 岁。

主诉：咳嗽反复发作 10 余年。

病史：多年来咳嗽痰多，早晚较重，每于秋冬为甚，伴眠食欠佳，大便不实，舌苔薄白，脉缓弱。屡经治疗，效果不大。西医诊断为慢性支气管炎。

病机：肺脾两虚、痰湿中阻。

治法：补肺健脾。

方药：
炙百部 5g	炙紫菀 6g	炙橘红 6g	炙白前 5g
茯神 10g	党参 10g	白术 10g	茯苓 10g
川贝母 6g	北沙参 6g	枇杷叶 6g	炒杏仁 6g
炙甘草 3g	半夏曲 10g	炒远志 10g	南沙参 6g

服药 6 剂后，咳嗽大减，饮食与睡眠均正常，大小便正常，上方加玉竹、冬虫夏草。续服 5 剂后，咳嗽基本停止，嘱将上方剂量增加 5 倍，研为细末，制成蜜丸，每丸重 10g。每日早晚各服 1 丸，白开水送服。并嘱加强锻炼，防止外感。

【按语】此案咳嗽日久，病机兼夹，本虚标实。本虚在肺脾，"脾为生痰之源，肺为贮痰之器"，肺脾脏虚，水液代谢失常，痰湿内生成实性病机，初用延年紫菀散、四君子汤加味以治，继用丸剂收功。

四、路志正新方治久咳案

董某，女，40 岁。

主诉：咳嗽 3 个月。

病史:咳嗽3个月前感冒后恶寒发热,鼻塞流涕,咳嗽痰白,经治1周,寒热除,鼻塞流涕消失,唯咳嗽不已,久治无效。刻下咳嗽频频,有时咳出少量黏痰(不易咳)后才胸膈略快,昼夜间作,影响工作和生活,咽痒,形瘦纳可,大小便调,舌质淡,苔薄白,脉细,双寸脉小滑。血常规、胸片均无明显异常发现。

病机:外邪干肺,肺失宣降。

治法:润肺化痰止咳。

方药:南沙参15g　　麦冬12g　　鲜白茅根30g　　芦根30g
桃仁9g　　　　杏仁9g　　　炒紫苏子9g　　　木蝴蝶9g
黛蛤散(包)9g　　炙甘草6g

服药3剂后,咽痒见轻,咳嗽顿缓,痰较前容易咳出,续服上方5剂,咳嗽很少发作,胸膈畅利,咽部略有不适,偶有轻咳,舌淡红苔薄,脉细缓,上方加五味子,再服5剂以巩固疗效。半个月后随访已愈。

【按语】路氏认为久咳应从内伤着手,以调整脏腑功能为先,治宜以清润平降为大法。方中用南沙参、麦冬、白茅根、芦根,清润甘淡,润肺金,益肺气;黛蛤散降逆气,除痰止咳以保肺金;木蝴蝶苦泄甘和,清肺利咽;炒紫苏子苦微辛平,降气化痰;桃仁、杏仁苦平辛润,既能肃降肺气止咳,又可辛润通络和血以利气机;炙甘草甘而微温,甘缓止咳,调和诸药。全方清润为主,苦平润降为辅,不燥不烈,气血痰标本兼顾。

五、武维屏肝肺同调治咳案

贾某,女,70岁。

主诉:咳嗽数日。

病史:因多饮10余年,加重10日于2000年10月16日入院,入院诊断为2型糖尿病,泌尿系感染,高血压病。经治疗后血糖及血压控制良好,泌尿系感染也已痊愈。10月24日不慎感寒后出现恶风,咳嗽少痰,痰白质黏难以咳出,咽痒,口干。咽部充血。初予丽珠感乐(特酚伪麻片)无效,后改以溴己新口服,仍无效果,且患者咳嗽剧烈,不能休息,服复方桔梗止咳片1片后方能入睡约3小时。现症见精神不振,咳嗽痰少,痰白质黏,不易咳出,恶风,咽痒,口干面赤,不思饮食,大便通,小便频,舌边尖红,苔薄白,脉细滑。

病机:肝风内动,肺失宣降。

治法:平肝疏风,宣肺止咳。

方药:桑叶10g　　淡豆豉10g　　杏仁10g　　　前胡10g
桑白皮10g　　浙贝母10g　　黛蛤散(包)12g　地骨皮10g
焦栀子10g　　南沙参12g　　钩藤(后下)5g　　炒牛蒡子10g

服第 1 剂的当日晚上,患者未用复方桔梗止咳片,咳嗽大减,睡 5 小时,次日再服 1 剂,症状全消出院。

【按语】此案患者高龄,素有糖尿病阴虚燥热之机,加之虚风内伏,复感风邪,邪从燥化,内外风相引,风燥伤肺而咳。强行止咳易关门留寇,致咳嗽愈烈。故用桑杏汤为主方,诸药合用,共奏平肝疏风、宣肺止咳之功,此方集中了宣肺、化痰、降气、平肝、滋阴诸法,药证切合,故能服药 2 剂而咳止。

六、焦树德宣、降、敛合法治咳案

田某,女,24 岁,1994 年 9 月 9 日初诊。

主诉:咳嗽反复发作多年,复作 10 余日。

病史:患者自七八年前始,每年入冬天寒之时则犯咳嗽,咳白黏痰,量较多,持续约两三个月之久,中西医药物皆服用,均无明显疗效。此次发病于 10 日前,因浴后外出而致咳嗽,咳白痰,量多,易咳出,咳甚则微喘,无发热恶寒、无咽痛、鼻塞、流涕等症,纳食可,二便调,夜寐安,舌苔薄白,脉沉滑。

病机:外寒内饮,肺失宣降。

治法:宣肺止咳,化痰平喘。

方药:
炙麻黄 9g	杏仁 10g	半夏 10g	化橘红 12g
茯苓 20g	炒紫苏子 10g	炒莱菔子 10g	炒白芥子 6g
紫菀 15g	枇杷叶 15g	桑白皮 10g	焦槟榔 10g
干姜 5g	炙甘草 3g		

服药 7 剂后,咳嗽明显减轻,咳痰量亦减少,夜间咳嗽后微喘,纳可,二便调,舌苔薄白,脉略滑弦。上方加诃子 6g,茶叶 5g,以增强平喘化痰之效,服药 14 剂,咳嗽基本已愈,无明显不适,因每年冬季发作长达 3 个月,故为预防病情反复而服中药以巩固疗效。药用炙麻黄 9g,杏仁 10g,化橘红 12g,半夏 10g,茯苓 20g,炒紫苏子 10g,炒莱菔子 10g,炒白芥子 6g,紫菀 15g,枇杷叶 15g。服药 10 剂,1 个月后随访,咳嗽未作。为预防再发作,继续服药,药用炙麻黄 9g,杏仁 10g,化橘红 12g,制半夏 10g,茯苓 20g,炒紫苏子 10g,炒莱菔子 10g,炒白芥子 6g,紫菀 15g,枇杷叶 15g,桔梗 5g,桑白皮 12g,浙贝母 9g。嘱每 2 日服 1 剂,避免受凉。

【按语】此案乃宣、降、敛三法同用之例。其病机为内有伏饮,外受风寒,肺失宣降所致,故予以宣肺化痰为主,用经验方麻杏二三汤治之,尤其在方中加入槟榔引气下行,利肺肃降,服 7 剂咳减。然夜间仍喘,于是加入少量茶叶、诃子以敛肺下气平喘,尤其是诃子可除深黏在内之痰,故又服 14 剂后咳嗽基本已愈。

七、王书臣肺胃同治咳嗽案

李某,男,46岁,2000年7月3日初诊。

主诉:反复咳嗽咳痰数日。

病史:反复咳嗽咳痰、发热恶寒,经口服抗生素后,发热恶寒消失,现仍咳嗽咳痰,时轻时重,咽干,大便干,纳食差,舌质淡红,少苔,脉细弱。曾静脉滴注青霉素共10日,效果不明显。

病机:肺胃阴虚,肺气上逆。

治法:滋阴润肺,化痰止咳。

方药:南沙参30g　　麦冬12g　　五味子10g　　干姜10g
　　　半夏10g　　　黄连10g　　黄芩10g　　　紫菀15g
　　　款冬花15g　　紫苏子15g　百部15g　　　橘红12g
　　　杏仁12g

服7剂后,咳嗽咳痰大减,夜间偶有轻咳,纳食增加,咽干、大便干好转,继进原方7剂以巩固疗效。半年后随访,未复发。

【按语】此案反复咳嗽数日,表证缓解后疾病后期肺胃阴液有所耗伤,故用滋阴润肺之药配干姜、半夏、黄连、黄芩,辛开苦降,恢复脾胃升降,从而使得肺气宣降如常;紫菀、款冬花、紫苏子、百部、橘红、杏仁清热化痰止咳。诸药配合,共奏滋阴润肺、辛开苦降、化痰止咳之功。

八、李继昌从肾论治夜咳案

朱某,女,近70岁。

主诉:咳嗽反复发作半年。

病史:患者咳嗽多在夜间为甚,每卧则痰壅作咳,达旦未止,以致难以入寐,咳时气短难接,痰有咸味,虽屡服化痰止咳的药物,无明显疗效,脉两寸俱大,两尺微细欲绝。

病机:肾虚失纳。

治法:补肾纳气。

方药:附子(先煎)30g　　肉桂(研末调服)6g　　熟地黄15g　　山茱萸6g
　　　山药15g　　　　　茯苓15g　　　　　　　牡丹皮9g　　泽泻9g
　　　炙麻黄根9g　　　　五味子6g

上方仅服1剂,当晚咳即减半,药已对证,续服5剂,并嘱购成药金匮肾气丸常服,未及半个月而愈。

【按语】此案久病咳时气短难接,是肾虚肾不纳气所致,咸入肾,咳痰白味咸是肾虚水泛之痰,故用肾气丸补肾温阳,使虚浮之气得以摄纳,麻黄根、五味子一宣一敛,使肺气得以肃降,药证相符,见效甚捷。

九、巫君玉喉源性咳嗽案

袁某,男,29 岁,1998 年 4 月 6 日初诊。

主诉:咳嗽伴咽痒少痰 3 周。

病史:患者 3 周前因发热 39℃,在某医院就诊,诊断为上呼吸道感染,给予退热、抗炎等治疗后,体温退至正常,但热退后即出现干咳,咽痒时诱发剧烈阵咳,面赤,胸憋,头痛,夜间阵咳频数,不能入睡,曾服用复方甘草片、川贝止咳糖浆、感冒止咳冲剂、头孢拉定等药,咳嗽终不得减,就诊时查血白细胞总数及分类均属正常,胸透示双肺纹理略有增粗。咽部红,有淋巴滤泡增生。舌质红,舌苔薄白,脉滑。

病机:肺卫郁热,肺气上逆。

治法:清热利咽,降气止咳。

方药:
鱼腥草 30g	白花蛇舌草 30g	金银花 30g	连翘 15g
板蓝根 15g	地肤子 30g	蝉蜕 8g	射干 10g
牛蒡子 12g	僵蚕 12g	浙贝母 15g	紫菀 15g
牡丹皮 12g	黄芩 10g	百部 10g	枳壳 10g
细辛 3g			

服药 6 剂后,咳嗽大减,夜间已能入睡,但仍有小咳阵作,自觉咽中有痰,不易咳出,努力咳嗽时方有少许白色黏痰,纳便正常,舌红,苔薄少,脉滑大。再用清肃肺胃之法。药用鱼腥草 30g,白花蛇舌草 30g,黄芩 10g,炒栀子 10g,板蓝根 15g,地肤子 25g,蝉蜕 9g,射干 10g,冬瓜子 30g,枇杷叶 20g,浙贝母 15g,前胡 10g,紫苏子 10g,细辛(后下)3g,焦三仙各 15g,枳壳 10g 服药 6 剂,患者偶咳一两声,无痰,咽喉未觉不适,舌苔薄白,舌质淡红,脉滑。证法同前,原方 6 剂,以巩固疗效。

【按语】此案亦因郁热所致,治疗以散风热、利咽喉、清肺络、降肺气为大法。故用蝉蜕、僵蚕、牛蒡子疏散风热,达到疏散透热之效。其中以清热解毒之品清利咽喉,清其肺络,搭配降肺气、润肺化痰之药,取效较好。

十、邵长荣鼻源性咳嗽案

杨某,女,52 岁,2001 年 9 月初诊。

主诉:咳嗽咳痰 40 余年。

病史:曾在外院碘油造影后进行右下叶支气管扩张切除术,但术后不久便又出现咳嗽、痰多黄稠,晨起尤多,时有发热,伴痰中带血,平素怕冷,容易感冒,鼻塞,不闻香臭,自汗,舌质偏红,苔薄黄,脉弦。鼻黏膜充血肿胀,见少量黄脓涕和鼻痂,咽部稍充血,咽后壁滤泡增生,见分泌物附着,上颌窦压痛,两下肺闻及湿啰音。

病机:痰热蕴肺。

治法:清肺开窍。

方药:

桑叶 9g	桑白皮 9g	藿香 9g	川芎 9g
青皮 9g	陈皮 9g	路路通 9g	姜半夏 9g
重楼 9g	白茅根 30g	芦根 30g	黄芩 18g
鹿衔草 18g	薄菜 15g	连翘 12g	虎耳草 12g
辛夷 4.5g			

7剂后痰中带血已止,午后呼吸通畅,鼻塞好转,仍嗅觉较差,咽痒,有时头痛,舌质偏红、苔薄白,脉弦。仍用前法,辅以平肝健脾化痰之品治之。药用鹿衔草 15g,功劳叶 15g,连翘 15g,金荞麦 15g,矮地茶 30g,山药 12g,青皮 9g,陈皮 9g,柴胡 9g,前胡 9g,昆布 9g,姜半夏 9g,芡实 9g,黄芩 18g,海浮石 18g,蝉蜕 4.5g,木蝴蝶 4对。又进14剂后,痰色转白,鼻息渐通,有时可以闻及气味,以健脾化痰通窍法善后。虽然治疗2个月后患者曾因感冒导致病情反复,但发热咳痰程度明显减轻,抗生素治疗3日后即热退且痰色转白。

【按语】此案就诊时没有述说自己有鼻炎,邵氏通过问诊和体格检查后指出患者有慢性鼻炎和上颌窦炎。患者鼻塞,不闻香臭,处方中先后用辛夷、路路通、藿香、川芎等开窍通络;痰多黄稠,鼻黏膜充血肿胀,见少量黄脓涕和鼻痂,咽部稍充血,遂配合鹿衔草、黄芩、连翘、金荞麦、薄菜、白茅根、芦根等药物以清肺热。

十一、刘渡舟湿热致咳嗽劳累加重案

刘某,男,55岁,1990年4月11日初诊。

主诉:咳嗽多年。

病史:咳嗽每遇劳累则加重已多年,屡治无效。刻下咳嗽,有痰,喑哑,咽干,自觉有气自胸中上冲咽喉而胸闷不安,舌苔白厚腻,脉弦。

病机:湿热郁肺。

治法:清热祛湿。

方药:

藿香 10g	白豆蔻仁 10g	通草 10g	射干 10g
浙贝母 10g	石菖蒲 10g	连翘 10g	滑石 12g

茵陈 12g　　　黄芩 3g　　　　薄荷（后下）3g　　桔梗 6g
栀子 6g

服药 7 剂后，咳嗽已止，诸症大减，咽干仍存，舌质红，苔腻，脉弦，上方去栀子、桔梗，加淡竹叶 10g。续服 7 剂，咽干消失，病已告愈，仍予甘露消毒丹加寒水石 6g，生石膏 6g，再服 7 剂以巩固疗效。

【按语】患者咳喘数年不愈，遇劳加重，看似虚证，然观其舌苔厚腻，脉弦，综合辨证仍属湿热为患，湿热中阻，气机不畅，肺失宣降，乃发咳嗽。湿热实邪长期阻于中上焦，耗伤正气，则出现劳累加重。此为真实假虚之证，如投补剂，则更助邪碍气，故用甘露消毒丹加桔梗、栀子芳化轻宣，开上利下，湿热得除，诸症自愈。

十二、张之文阴虚咳嗽案

陈某，女，65 岁。

主诉：反复咳嗽咳痰 30 年，复发加重 1 周。

病史：30 年前出现咳嗽咳痰，后反复发作，1 周前复发加重。此次发病乃因 1 周前感冒，导致咳嗽咳痰，发热，微恶寒，头身痛，口微干。体温 38℃。经服用阿莫西林胶囊后，发热、恶寒，头身痛症状解除，现症见咳嗽不止，吐白色黏痰，胸闷，口干，舌尖红，苔白略黄，脉细数。胸片示支气管炎，肺气肿。西医诊断为慢性支气管炎急性发作，阻塞性肺气肿。

病机：肺阴损伤，痰湿留恋，肺气闭郁。

治法：养阴化痰，宣肺止咳。

方药：炙麻黄 9g　　前胡 15g　　麦冬 15g　　生地黄 12g
　　　桔梗 12g　　桑白皮 12g　　蒺藜 15g　　金银花 15g
　　　甘草 6g　　地骨皮 12g　　瓜蒌壳 15g　　川贝母 12g
　　　陈皮 12g　　杏仁 12g

服药 3 剂后，胸闷、咳嗽症状消失，但仍偶见干咳，苔已变为正常，舌尖不再红，脉细略数，辨证为热病后肺阴虚，以润肺止咳、补益肺脾为主。药用北沙参 20g，麦冬 18g，炒白术 15g，茯苓 15g，陈皮 12g，甘草 6g。服 3 剂而愈。

【按语】此案咳而舌苔白微黄、脉细数，乃因余邪尚未完全衰减；咳嗽有痰色白，乃因痰浊内阻；口干、脉细，乃因肺阴受损。故方中以金银花、地骨皮清泄余热；麻黄、前胡、瓜蒌壳、桔梗、陈皮开宣肺气，止咳平喘；麦冬、生地黄养阴润肺；蒺藜，既增强止咳平喘作用，又制约麻黄升阳发汗升动之副作用；川贝母、陈皮化痰；桑白皮、杏仁降气平喘；甘草调和诸药。复诊时，病情大为改善，余邪已退，痰湿基本化解，然正气未完全恢复，阴虚肺燥，肺脾气虚，故以养肺阴为主。方中麦冬、北沙参养阴润肺,白术、茯苓、陈皮、甘草健脾益气、培土生金,善后而愈。

十三、史利卿治咳案

1. 祛风宣肺方治咳案

姚某,男,44岁。

主诉:反复咳嗽5~6年。

病史:患者无明显诱因出现咳嗽反复发作5~6年。前3年咳嗽每于冬季加重,至来年3月缓解,近2年四季均咳,冬天加重,天气回暖后可减轻。曾就诊于某医院查气道激发试验阳性,肺功能无明显异常,呼出气一氧化氮(FeNO)28ppb,尘螨变应原(+),诊断咳嗽变异性哮喘,吸入布地奈德福莫特罗粉吸入剂(信必可都保),服用孟鲁司特钠后效果不明显。素体无怕冷,吸冷风、油烟后自觉咽痒,诱发咳嗽,无痰,胃不怕凉、不反酸,大便可,舌淡红,苔薄白,脉滑。

病机:风邪伏肺,肺气上逆。

治法:祛风宣肺,降逆止咳。

方药:祛风宣肺方加减

蜜麻黄6g	黄芩15g	前胡10g	姜厚朴6g
清半夏9g	黄连3g	蜜紫菀15g	蜜款冬花15g
青风藤20g	桔梗9g	甘草9g	皂角刺5g

7剂,水冲服,每日1剂

二诊:7剂服毕,咳嗽减轻,自觉头晕,口干舌边尖红,大便不干,脉细。上方改蜜麻黄为麻黄6g,加菊花15g,桑白皮15g,续服7剂。

【按语】此案患者病程久,为慢性咳嗽,史教授认为风邪伏肺为本病的基本病机,以祛风宣肺治咳为则,创立祛风宣肺方,方中炙麻黄为君,祛风散寒、宣肺平喘;青风藤为臣,是祛风之要药,尤可祛除病久内伏之风邪,解除疾病之根源;前胡疏散风邪、降气化痰,与麻黄相配,一升一降,共奏疏风宣降肺内气机之功;厚朴行气化湿,与前胡相合降肺中气逆;蜜紫菀、蜜款冬花均入于肺经,润肺而止咳。诸药相合,使风邪得祛、肺气得降,则咳嗽自愈。此外,风邪病机尤可兼夹寒饮、湿热、痰等病机共同治病,临证中尤须关注。

2. 宣肺化湿止咳方治咳案

鲁某,女,33岁。

主诉:感冒后咳嗽1个月。

病史:1个月前受凉后"感冒",咽痛流涕,身重乏力,未发热,口服抗生素(阿莫西林)2日后咽痛减轻,继服感冒清热颗粒、枇杷膏,之后咳嗽迁延至今未见缓解。现仍咳嗽,咽痒,夜咳影响睡眠,少量白痰,鼻塞,口干口苦,咽干饮水不解渴,大便稀黏不畅。手心热,汗多,后背不凉,偶胃怕凉。舌红,苔黄厚腻,脉滑。

病机:湿热郁肺,肺失宣降。

治法:清热化湿,宣肺止咳。

方药:宣肺化湿止咳方加减

炙麻黄 6g	黄芩 15g	前胡 10g	厚朴 6g
生薏苡仁 30g	白豆蔻 3g	清半夏 9g	黄连 3g
炙紫菀 15g	炙款冬花 15g	通草 6g	滑石 15g
青风藤 15g	薄荷 6g	辛夷 6g	生甘草 6g
佩兰 15g	淡竹叶 6g		

7剂,水冲服,每日1剂

二诊:药后咳嗽减轻约50%,鼻塞缓解,身重及乏力感减轻,口干减轻,仍有口苦,咽部稍黏,大便偏稀黏,舌淡红,苔黄腻,脉滑。上方去薄荷、辛夷,加苍术6g,白扁豆15g。

三诊:基本不咳,手心热不显,汗出减轻,仍有口干苦,舌淡红,苔薄黄,脉滑。上方去宣肺止咳药,加白术10g、白芷3g、香橼9g、佛手6g。

【按语】此案患者为咳嗽湿热郁肺证,史教授以祛风宣肺止咳、清热化湿为治法,创立宣肺化湿止咳方,此方具有寒温并用、宣降共施、肺脾同调的用药特点,如方中黄芩、生薏苡仁、白豆蔻、淡竹叶等,寒温并用,寒而不凝,温而不燥,共奏清热利湿、分消湿热之效;炙麻黄、前胡,一宣一降,通调肺气;厚朴既可助前胡降肺气,又可降大肠之气,肺肠同调,三者相合,共奏宣降肺气止咳之功;半夏、黄连,两药配伍辛开苦降,调畅中焦气机,行气化湿。诸药共奏,使湿热得化,气逆得降。

3. 疏风温肺止咳方治咳案

贾某,女,36岁。

主诉:咳嗽2年。

病史:2年前患者因无明显诱因出现反复干咳,偶有白稀痰,量不多,咽痒则阵咳,前胸及双臂怕凉,胃怕凉,脘腹胀,时有腹泻,食凉则咳,手足凉,受凉则咳,时有夜咳,舌苔黄,苔薄黄,脉滑尺沉。

病机:寒饮伏肺,肺气上逆。

治法:温肺化饮,疏风止咳。

方药：疏风温肺止咳方

炙麻黄 6g	青风藤 15g	厚朴 6g	前胡 10g
茯苓 15g	桂枝 5g	白术 15g	炙紫菀 15g
炙款冬花 15g	清半夏 9g	黄连 3g	炙甘草 9g

7剂，水冲服，每日1剂

二诊：7剂服毕，咳嗽基本缓解，怕冷症状有所减轻，诉平素痛经，月经量少，有血块，夜卧时膝以下凉甚，需穿长裤方能入睡，咽干，食后胃胀。舌淡胖，苔薄白，脉滑尺沉。上方改为当归四逆散加减，继服14剂后，诸症缓解。

【按语】此案患者怕冷重，后背心凉，《金匮要略·痰饮咳嗽病脉证并治》："夫心下有留饮，其人背寒冷如手大"，提示本病寒饮伏肺之病机。治以温肺化饮、疏风止咳，方用史教授创立的疏风温肺止咳方。疏风温肺止咳方以苓桂术甘汤、止嗽散、三拗汤和合而成，全方温宣并举、升降共济，使寒饮得化，肺气得复，疗效甚佳。

十四、孙增涛治咳案

1. 反复咳嗽案

张某，男，42岁。

主诉：反复咳嗽4个月余。

病史：有过敏性鼻炎病史，发病以来多次中西医治疗，效果不佳，胸片未见明显异常，既往体健，否认其他病史。刻下症见间断咳嗽，咽痒，夜间加重，咳痰色白，量少，时有胸闷，口干，纳食减少，夜寐欠安，大便正常，一日一行，小便可，舌暗，苔白，脉弦。

病机：风邪恋肺。

治法：疏风宣肺，止咳化痰。

方药：桑白皮 20g	黄芩 15g	前胡 10g	射干 10g
桔梗 10g	蝉蜕 10g	僵蚕 10g	紫苏叶 10g
乌梅 10g	五味子 10g	百部 20g	紫菀 20g
陈皮 10g	半夏 10g	杏仁 10g	甘草 6g

服完7剂后，患者诉咳嗽减轻，咳痰减少，仍有咽痒，胸闷，予前方去百部，加紫苏子10g，再服7剂，患者诸症减轻，继予前方7剂巩固疗效。

【按语】本例初诊已间断咳嗽4个月余，刺激性咳嗽，入夜尤甚，辨证为风邪犯肺，邪恋不去，肺失宣肃，治当疏风宣肺，止咳。方中桑白皮、黄芩清肺泻火止咳；前胡、桔梗降气清痰，利咽止咳，桔梗又可载药上行；射干降气消痰利咽;蝉蜕、僵蚕搜风剔络,祛深伏肺络之风,两药共奏祛风通络、解痉缓急之功;乌梅、五味子味酸,酸以生津,亦敛肺气,此二者与紫苏叶合用,辛散酸敛,散中有收,利于恢复肺之宣降,亦能制陈皮、半夏之温燥;百部润肺止咳,专治咳嗽上气;紫菀止咳化痰;陈皮、半夏健脾化痰;杏仁苦降,用以降气止咳平喘,甘草调和药性,诸药合用共奏疏风宣肺、止咳化痰之效。二诊患者咳嗽明显缓解,诉仍咽痒,伴胸闷,继予前方加紫苏子以开郁下气,定喘消痰。三诊时,患者诸症减轻。

2. 间断咳嗽案

苏某,女,43 岁。

主诉:间断咳嗽 3 年余。

病史:患者 3 年多前出现咳嗽,遇寒加重,自服止咳西药好转,停药后即反复,查胸部计算机断层扫描(computed tomography, CT)示双肺纹理增粗。就诊时症见咳嗽,口干咽痒,遇刺激性气味加重,夜间咳嗽较明显,轻度影响睡眠,咳少量白痰,质黏,无鼻塞流涕,无鼻后滴流感,无反酸,纳寐尚可,二便调。舌质微红,苔薄黄,脉沉弦小滑。

病机:风邪伤肺。

治法:祛风止咳,清肺化痰。

方药:桑白皮 20g　　黄芩 15g　　金荞麦 20g　　前胡 10g
　　　桔梗 10g　　　浙贝母 10g　紫苏子 10g　橘红 10g
　　　麦冬 10g　　　紫苏叶 10g　五味子 10g　百部 20g
　　　紫菀 20g　　　款冬花 20g　陈皮 10g　　半夏 10g
　　　杏仁 10g　　　甘草 6g

服完 7 剂后复诊,患者因再次感寒受凉,咳嗽症状较前加重,轻度胸闷喘息,口干症状减轻,予前方去麦冬、紫苏叶,加麻黄 6g,紫苏梗 10g,山药 20g,再服 7 剂,患者咳嗽减轻,无喘息,咳少量白黏痰,继予前方去麻黄,7 剂,煎服同前。

【按语】本例患者咳嗽日久,病程较长,且感寒后反复发作,此患者风邪袭肺,正气不足难以抗邪,邪气入里化热,属本虚标实之证,桑白皮、黄芩清泻止咳;前胡、桔梗降气利咽;金荞麦辛涩微凉,祛痰抗炎;浙贝母其性偏泄,清热化痰,降泄肺气;紫苏子、橘红降气消痰,麦冬养阴润肺,防辛燥之气伤肺,与五味子、紫苏叶合用,一收一散一润,理气止咳力强,亦能制陈皮、半夏之温燥;百部润肺止咳,专治咳嗽上气;紫菀、款冬花止咳化痰;陈皮、半夏健脾化痰。二诊患者再受风寒,取辛温之麻黄,平喘宣肺。三诊之后咳嗽症状减轻,正所谓"病去如抽丝",仍需据患者的症状辨证治疗,务必耐心细心,如此收效必佳。

十五、张纾难治咳喘案

1. 咳嗽变异性哮喘案

李某。女,37岁。

主诉:间断咳嗽咳痰1年余。

病史:患者咳嗽咳痰,痰白,质稀,平素汗多,易感冒,感冒时咳黄色黏痰,患者曾查肺功能、支气管激发试验诊断为咳嗽变异性哮喘,FeNO 17ppb,诱导痰细胞分类,中性粒细胞88%,嗜酸性粒细胞2.5%。患者不愿使用吸入剂,希望口服中药治疗。刻下患者咳嗽,夜间重,痰色白质稀,量多,咽干痒,口干,畏风寒,汗多,眠差,时有胸闷,晨起偶有清涕,舌淡红,体胖大,边有齿痕,苔白润,脉沉。

病机:寒饮伏肺。

治法:温肺化饮,利咽止咳。

方药:炙麻黄5g　　桂枝10g　　白芍10g　　干姜10g
　　　细辛3g　　　姜半夏10g　乌梅10g　　鹿角胶(烊化)6g
　　　五味子10g　防风10g　　辛夷10g　　诃子肉10g
　　　木蝴蝶10g　芦根30g　　桃仁15g　　炙甘草10g

服完14剂后复诊,患者咳嗽明显减少,痰仍多、咽喉干痒、畏寒、舌脉基本同前,予原方去麻黄,加僵蚕10g,继服14剂咳嗽痊愈。

【按语】患者咳嗽年余,痰白质稀,量多,当属寒饮伏肺,故以小青龙汤温肺化饮;治肺不远温,且患者畏寒明显,故加鹿角胶温肾助阳;咽痒作咳为风邪内蕴之象,麻、桂可驱外风,复以过敏煎平息内风;加诃子、木蝴蝶、芦根利咽止咳,辛夷宣通鼻窍,桃仁活血通络。二诊患者咳减,仍有痰多、咽干、咽痒,故去麻黄辛散耗气之品,加僵蚕增强祛风散结之力而收功。

2. 感染后咳嗽案

杨某,男,65岁。

主诉:咳嗽1个月。

病史:1个月前患者感冒后出现咳嗽,感冒症状消失后遗留咳嗽,1周前胸部CT未见明显异常。患者咳嗽阵作,少痰,夜间明显,影响睡眠,咽痒,纳便可,舌暗、边有齿痕,苔白厚腻,脉弦。

病机:余邪未尽,痰湿蕴肺。

治法:疏风燥湿,利咽止咳。

方药:紫菀10g　　款冬花10g　乌梅10g　　诃子10g
　　　木蝴蝶10g　芦根30g　　蝉蜕6g　　干姜10g

化橘红 3g　　　炒苍术 10g　　　藿香 15g　　佩兰 15g

炙甘草 10g

服完 14 剂后复诊,患者咳嗽程度明显减轻,继服 14 剂而愈。

【按语】患者感冒后遗留咳嗽,咳嗽阵作少痰、夜间重、咽痒,属风咳范畴,故以紫菀、款冬花开宣肺气,乌梅、诃子、芦根、木蝴蝶利咽止咳,蝉蜕疏风止痒,患者素体湿盛,故以化橘红理气燥湿,苍术、藿香、佩兰芳香化湿,干姜温肺化饮,甘草调和诸药。

3. 嗜酸性粒细胞性支气管炎案

何某,女,66 岁。

主诉:咳嗽数月。

病史:咳嗽数月,诱导痰细胞分类计数示嗜酸性粒细胞 5.8%,现证见咳嗽频繁,咳少量白痰,咽痒,畏寒,纳少,腹胀,舌质淡,苔白腻,脉缓。

病机:脾虚生湿,痰湿壅肺。

治法:宣肺健脾除湿。

方药:诃子肉 10g　　　木蝴蝶 10g　　　牛蒡子 10g　　桔梗 15g

炙五味子 10g　　桂枝 10g　　　　炙黄芪 30g　　炒山药 30g

茯苓 30g　　　　炒薏苡仁 30g　　广藿香 15g　　佩兰 15g

砂仁 10g　　　　姜厚朴 10g　　　炒麦芽 15g　　生鸡内金 15g

【按语】患者素体脾虚,不能运化津液,水湿内生,上干于肺,肺失宣降,故见咳嗽,咳白痰;土不生金,肺卫不固,故见咳嗽迁延不愈,遇寒加重,方中诃子、木蝴蝶、桔梗、牛蒡子宣肺利咽,桂枝温上焦之阳,五味子敛肺止咳,黄芪、山药、茯苓培土生金,藿香、佩兰芳香化湿,薏苡仁健脾利湿,砂仁、厚朴理气除胀,麦芽、鸡内金消食开胃。后以此方加减调治半年余,患者咳嗽基本控制,唯受凉后易发作。

参考文献

[1] 冯世伦. 中医临床家·胡希恕[M]. 北京:中国中医药出版社,2001.

[2] 麻仲学. 董建华老年病医案[M]. 北京:世界图书出版公司,1994.

[3] 祝谌予,翟济生,施如瑜,等. 施今墨临床经验集[M]. 北京:人民卫生出版社,1982.

[4] 冷厚香. 路志正治疗顽咳特色[J]. 中医研究,2000,13(01):16-17.

[5] 张立山. 武维屏教授治疗外感咳嗽经验探析[J]. 江苏中医,2001,22(8):13-14.

[6] 焦树德. 焦树德临床经验辑要[M]. 北京:中国医药科技出版社,1998.

[7] 何登峰,杨彤丽. 王书臣治疗咳喘病 3 方[J]. 中医杂志,2003,44(08):576.

[8] 李继昌. 李继昌医案[M]. 昆明:云南人民出版社,1978.

［9］巫浣宜.巫君玉治疗咽喉源性咳嗽经验谈［J］.北京中医,2000,（03）:9-10.

［10］李欣,郑敏宇.邵长荣治疗鼻源性咳嗽的经验［J］.浙江中医杂志,2002,（08）:323-325.

［11］陆军章.刘渡舟教授用甘露消毒丹治湿热咳嗽的经验［J］.新中医,1991,（10）:12-13.

［12］冯全生.张之文运用加味麦冬汤治疗咳嗽经验［J］.辽宁中医杂志,2005,32（8）:
　　　772-773.

中篇 咳嗽分病论治

第一章 急性与亚急性咳嗽

第一节 普 通 感 冒

（一）概述

感冒，总体上分为普通感冒和流行性感冒。普通感冒，是由病毒、细菌混合感染或变态反应引起的上呼吸道卡他性疾病，可表现为鼻塞、流涕、打喷嚏、咳嗽、咽部不适及畏寒、低热等局部和全身症状。普通感冒虽多发于初冬，但任何季节，如春天、夏天也可发生，不同季节的感冒致病病毒并非完全一样，其起病较急，病程短。

感冒发病往往先有上呼吸道感染的症状，如鼻塞、流涕、喷嚏、咽痛、喑哑等。全身症状轻微，有轻度畏寒、发热、头痛及全身酸痛等表现。咳嗽开始不重，呈刺激性，痰少；1~2 日后咳嗽加重，痰由黏液转为黏液脓性。较重者往往在晨起、睡觉体位改变、吸入冷空气或体力活动后，有阵发性咳嗽，或终日咳嗽，剧咳时可伴恶心、呕吐或胸腹肌痛。当伴发支气管痉挛时，有喘息和气急等表现。体征可见鼻黏膜充血、水肿，咽部充血、扁桃体充血肿大、颌下淋巴结肿大等。血常规检查可见白细胞计数正常或降低、中性粒细胞比例可正常或略有升高、淋巴细胞比例升高或降低，在合并细菌感染时白细胞和中性粒细胞比例可升高，合并下呼吸道感染时胸片可见肺纹理增粗或片状阴影。

现代医学临床常根据病情酌情采用解热镇痛药、抗组胺药、鼻黏膜血管收缩药、镇咳药、祛痰药等进行治疗。

（二）中医病名

本病中医亦称之为"感冒"，或"伤风"，是由于感受外邪，侵袭卫表而导致的外感疾病。感冒是感受风邪或时行疫毒，邪犯肺卫所引起的常见外感疾病，初起多见鼻塞声重、喷嚏流涕、恶风，继见发热、咳嗽、咽痒或痛、头痛、周身不适、脉浮等。本病一年四季均可发生，尤以冬春季多见，起病急，病程短。如病情较重，并在一个时期内广泛流行，证候多相类似者，称时行感冒。

感冒之名首见于宋代杨仁斋《仁斋直指方论·诸风》："感冒风邪，发热头疼，咳嗽声重，涕唾稠粘"，此"感冒"为感受之意。元代朱震亨《丹溪心法·头痛》中始把感冒作为病证名。宋以前虽无感冒之名,但已有类似感冒的记载,如《素问·风论》云"风气藏于皮肤之间,内不得通,外不得泄,风者善行而数变,腠理开则洒然寒,闭则热而闷";隋代巢元方在《诸病源候论·时气病诸候》中指出"夫时气病者,此皆因岁时不和,温凉失节,人感乖戾之气而生病者,多相染易。故预服药及为方法以防之",认为较强传染性的时行感冒当隶属于"时行病"之类,其病因为感受"时行之气"而致,指出"非其时而有其气,是以一岁之中,病无长少,率相似者,此则时行之气也"。

本病既是一个独立疾病,又是许多慢性病(如慢性支气管炎、支气管哮喘、支气管扩张症、肺心病等)常见的反复及加重的因素。西医学上呼吸道感染、流行性感冒可参本节辨证论治。

(三)病因病机

感冒主要为感受风邪疫毒,风邪趁人体御邪能力不足之时,侵袭肺卫皮毛所致。

1. 病因

(1)六淫侵袭:气候突变,六淫侵袭,寒热失调,人体卫外之气未能及时应变,致虚邪贼风伤人。风邪是引起感冒最重要的病因,当气候突变、寒暖失常时,风邪最易侵袭人体。风邪虽为六淫之首,但在不同季节往往夹四时不正之气而入侵,以风寒、风热两种证候最常见。此外,时令之暑、湿、燥邪亦能杂感而为病。

(2)时行疫毒:时行感冒常病情重而多变,往往相互传染,造成广泛流行,且无明显季节性。

(3)起居失当:生活起居失当,寒温失调,致使外邪乘袭。

(4)正气亏虚,卫外不固:正气不足,腠理疏松,卫外不固,极易为外邪所客。阳虚者,易受风寒;阴虚者,易受风热;脾虚痰湿偏盛者,易受外湿等。

2. 病机

(1)发病:外邪侵袭人体是否发病,关键在于人体御邪能力的强弱,同时与感邪的轻重有关。若内外相应,则发病迅速。

(2)病位:主要在肺卫。风邪多由肺卫入侵并常局限于肺卫。若正气虚弱,或素有旧病,以及时行杂感,则可涉及其他脏腑。如外邪入里,病及少阳,邪入半表半里,枢机不利;若痰湿之体,易受外湿,内外相应,可累及中焦脾胃。

(3)病性:一般以实证居多,如体虚感邪,则为本虚标实证。实证因表里寒热及邪气之兼杂而有别,虚证因气血阴阳之虚有异。

(4)病势:总发病趋势为邪袭肺卫,多以表证为主,很少发生传变,一般病程短而易于治愈。年老体弱,抗病能力较差者,外邪由表及里,缠绵难解。素有旧病,复感外邪,可使病趋恶化,或变生他病。

（5）病机转化:初起多感风寒或风热之邪,外邪束表,肺卫功能失调;风热不解或寒邪郁而化热,则转为肺热证;病邪传里化热而表寒未解,以致内外俱实,发为表寒里热证;反复感邪,正气耗散,由实转虚,或体虚感邪,正气愈亏,病机则转化为本虚标实。

（四）分证论治

1. 风寒感冒

症状:恶寒发热,恶寒重、发热轻,无汗,头项强痛,鼻塞声重,时流清涕,或有喉痒咳嗽,痰稀白,口不渴,肢节酸痛。舌淡,苔薄白,脉浮或浮紧。

病机析要:机体感受风寒之邪,外束肌表,卫阳被郁,清阳不展,络脉失和,肺气不宣。肺失宣降,上逆而咳;风寒外束于表,皮毛闭塞,卫阳被遏,故兼见恶寒、发热、无汗等症状;风邪伤人易侵袭人体上部、肌表等阳位,故而出现头项强痛、鼻塞流涕;苔薄白、脉浮紧亦为风寒之象。

治法:辛温解表,宣肺散寒。

方药:荆防败毒散加减。方中以荆芥、防风辛温散寒,柴胡疏表退热,川芎活血散风止痛;前胡、桔梗、枳壳、茯苓、生甘草宣肺理气、化痰止咳,羌活、独活祛风散寒,兼以祛湿。

加减:头痛者,加白芷、藁本,或蔓荆子、白蒺藜;项背强痛者,加葛根;咳嗽痰多色白者,加橘红、半夏、杏仁、炒莱菔子;鼻塞流涕者,加苍耳子、辛夷;四肢酸痛者,加桑枝;舌苔厚腻、嗳腐吞酸重者,加焦三仙,轻者加香橼皮、佛手。

中成药:荆防败毒颗粒,组成为羌活、独活、柴胡、前胡、枳壳、茯苓等,作用是发汗解表,散风祛湿,缓解风寒感冒,头痛身痛,恶寒无汗,鼻塞清涕,咳嗽白痰等症状。

2. 风热感冒

症状:发热,微恶寒,汗出不畅,头痛,鼻塞浊涕,口干而渴,咽喉红肿疼痛,咳嗽,痰黄黏稠。舌红,苔薄黄,脉浮数。

病机析要:风热邪气犯表,热郁肌腠,卫表失和;风热上扰,肺失清肃。肺失宣降,上逆而咳;热为阳邪,其性炎上,故见发热、咽喉肿痛等表现。风热犯表,卫表不和而见恶风、汗出、鼻流黄涕等症状;热灼津液,故见痰黄黏稠;舌质红、苔薄黄,脉浮数亦为风热之象。

治法:辛凉解表,清肺透邪。

方药:银翘散加减。方中金银花、连翘辛凉透邪清热,芳香辟秽解毒,共为君药;荆芥和淡豆豉祛邪外出,薄荷、牛蒡子疏风清热,清利咽喉,共为臣药;桔梗宣肺利咽,甘草清热解毒,竹叶清热除烦,芦根清热生津止渴,共为佐使药。

加减：头痛重者,加桑叶、菊花;咳嗽痰多者,加杏仁、贝母、瓜蒌皮;咽喉红肿疼痛甚者加板蓝根、马勃、玄参;风热重证或时疫外感者,加葛根、黄芩、石膏、知母、天花粉;风热夹湿者,加藿香、佩兰;暑令发病者,据时令特点加鲜荷叶、荷梗、鲜藿香、鲜佩兰、西瓜皮、六一散;秋季夹湿者,加杏仁、梨皮、瓜蒌皮,也可用桑杏汤加减。

中成药：疏风解毒胶囊等,组成为虎杖、连翘、板蓝根、柴胡、败酱草、马鞭草、芦根、甘草,功能疏风清热,解毒利咽,用于急性上呼吸道感染属风热证,症见发热,恶风,咽痛,头痛,鼻塞,流浊涕,咳嗽等。

3. 暑湿感冒

症状：发于夏季,发热,汗出热不解,面垢,鼻塞流浊涕,头昏重胀痛,身重倦怠,心烦口渴,胸闷欲呕,小便短赤。舌红,苔黄腻,脉濡数。

病机析要：感受夏季当令之暑邪,暑多夹湿,暑湿伤表,表卫不和,肺气不宣,气机不畅。暑湿并重,伤表卫不和,故身热、汗少;风暑夹湿,上犯清空则头昏胀痛;暑热犯肺,肺气不清,故咳嗽黏痰、鼻流浊涕;暑热内扰,热灼津液,故心烦口渴、小便短赤;湿热中阻、气机不畅,故胸闷欲呕;舌红苔黄腻,脉濡数为暑湿之象。

治法：清暑祛湿解表。

方药：新加香薷饮加减。方中香薷祛暑发汗解表,金银花、连翘辛凉清解,厚朴、扁豆和中化湿。

加减：暑热偏盛者,加黄连、黄芩、青蒿,还可加鲜荷叶、鲜芦根;湿困卫表,身重少汗恶风者,加大豆卷、藿香、佩兰;小便短赤者,加六一散、赤茯苓。

中成药：藿香正气软胶囊,组成为苍术、陈皮、厚朴(姜制)、白芷、茯苓、大腹皮、生半夏、甘草浸膏、广藿香油、紫苏叶油等,具有解表化湿,理气和中的功效,用于外感风寒、内伤湿滞或夏伤暑湿所致的感冒。

4. 体虚感冒

（1）气虚感冒

症状：恶寒发热,头痛鼻塞,倦怠无力,气短懒言,反复发作,稍有不慎则发病,恶风,易汗出。舌淡,苔薄白,脉浮而无力。

病机析要：素体气虚,卫外不固,风寒之邪外束肌表,卫阳被郁,肺气失宣。风寒外束于表,皮毛闭塞,卫阳被遏,故兼见恶寒、发热;气虚则体倦乏力,气短懒言,或自汗、畏风、易感冒;舌淡,脉浮而无力亦为气虚之象。

治法：益气解表,调和营卫。

方药：参苏饮加减。方中人参、茯苓、炙甘草益气,扶正祛邪,紫苏叶、葛根疏风解表,前胡、桔梗、枳壳、半夏、木香、陈皮宣肺理气、化痰止咳,生姜解表散寒,大枣和中补益。

加减:气虚较甚者,加黄芪,也可用补中益气汤加紫苏叶等益气升阳解表。

中成药:玉屏风颗粒,组成为黄芪、防风、白术(炒)等,具有益气、固表、止汗之功效,用于表虚不固,自汗恶风,面色㿠白,或体虚易感风邪者。

（2）阴虚感冒

症状:头痛身热,微恶风,无汗或微汗,或寐中盗汗,头晕心悸,口干不欲饮,手足心热,干咳少痰或痰中带血丝,心烦失眠。舌红,苔剥脱或无苔,脉细数。

病机析要:阴虚之体,肺有燥热,风热邪气犯表,卫表失和,肺失清肃。肺阴亏虚,肺失濡润,肺宣发肃降失司,肺气上逆致干咳;阴虚日久,内热伤津,炼液成痰,可见口干、痰少而质黏;阴虚内热,损伤肺络,则血溢脉外,可见手足心热、盗汗、痰中带血;热扰心神,故见心烦失眠;舌红,苔剥脱或无苔,脉细数亦为阴虚之象。

治法:滋阴解表。

方药:加减葳蕤汤化裁。方中葳蕤滋阴养液,清燥润肺,为君药;葱白、淡豆豉、薄荷、桔梗解表疏风散热,宣肺止咳利咽,共为臣药;白薇益阴凉血清热,甘草、大枣滋脾生津,共为佐药;甘草兼调和诸药,亦为使药。

加减:表证较重者,加荆芥;咽干、咳嗽、咳痰不爽者,加牛蒡子、浙贝母;心烦、口干较甚者,加竹叶、天花粉;产后或月经淋漓过多、肌衄、便血等出血病者,症见头痛身热,微寒无汗,面色不华,心悸头晕,舌淡苔白,脉细或浮而无力,选葱白七味饮加减。

中成药:百合固金口服液,组成为白芍、百合、川贝母、当归、生地黄、甘草、桔梗、麦冬、熟地黄、玄参,具有养阴润肺,化痰止咳功效,用于肺肾阴虚,燥咳少痰,痰中带血,咽干喉痛。

以上虚人感冒虽以气虚、阴虚进行分类,但临床上还可见气阴两虚、气血不足、阴阳俱虚等,需详细辨证,兼顾用药。

（五）预防调护

1. 加强锻炼,增强体质。根据不同的年龄和体质状况,进行各种体育活动,如广播体操、太极拳、八段锦、跑步等,养成经常参加户外活动的习惯。

2. 慎避时邪。一年四季,特别是在春季,应注意起居有节,并避免与感冒患者接触,防时邪入侵;同时应注意防寒保暖,在气候冷热变化时增减衣服,避免受凉雨淋及过度疲劳;劝阻患者到公共场所活动,防止交叉感染,以控制其流行。

3. 调护。本病患者初愈,正气未复,可适当配合体育锻炼;注意劳逸结合,避免劳动过度;饮食定时定量,宜清淡、多饮水,避免饥饿劳作,忌暴饮暴食及过食肥甘辛辣之品。

第二节　急性支气管炎

(一)概述

急性气管-支气管炎是由感染、物理、化学刺激引起的气管-支气管黏膜的急性炎症。病毒感染是最常见的病因,但常继发细菌感染,冷空气、粉尘及刺激性气体也可引起此病。气管-支气管炎起病较急,常先有上呼吸道感染症状,继之出现干咳或伴少量黏痰,痰量逐渐增多、咳嗽症状加剧。如伴有支气管痉挛,可出现不同程度的胸闷、气喘。气管-支气管炎常呈自限性,全身症状可在数日内消失,但咳嗽、咳痰一般持续2~3周。X线检查无明显异常或仅有肺纹理增粗。查体双肺呼吸音粗,有时可闻及湿性或干性啰音。治疗原则以对症处理为主。剧烈干咳者可适当应用镇咳剂,咳嗽有痰而不易咳出时可用祛痰药。若有细菌感染,如咳脓性痰或外周血白细胞增高者,可依据感染的病原体及药物敏感试验结果选择抗菌药物。在未得到病原菌阳性结果之前,可选用大环内酯类、β-内酰胺类等口服抗菌药物。伴支气管痉挛时可使用支气管舒张药物治疗。

(二)中医病名

本病据其临床表现多属于中医"咳嗽"。多表现为咳嗽声音洪亮、有力,咳痰,可伴有发热、恶寒等表证。

咳嗽是因外感或内伤损伤肺系,肺失宣降,肺气不宣,气逆作声所致,以咳嗽或兼有咳痰液为主要症状的病证。它既可以是多种肺系疾患的一个常见症状,也可以是一个独立性的疾病。有声无痰者为咳,无声有痰者为嗽,有声又有痰者为咳嗽。咳与嗽的病机、病证表现常密切关联,痰声并见,难以截然分开,故一般统称为咳嗽。

咳嗽病名始见于《素问·阴阳应象大论》"秋伤于湿,冬生咳嗽"。咳嗽的分类,历代医家立论颇多。《素问·咳论》以脏腑命名,分为肺咳、心咳、肝咳、脾咳、肾咳、胆咳、大肠咳、小咳、膀胱咳、三焦咳。隋代巢元方《诸病源候论·咳嗽候》有十咳之称,除五脏咳外,尚有风咳、寒咳、支咳、胆咳、厥阴咳等。宋代陈言《三因极一病证方论》将咳嗽分为内因、外因、不外因所致三类。明代李梴《医学入门》首先出现外感、内伤分类。明代张介宾《景岳全书·杂证谟·咳嗽》中明确地将咳嗽分为外感、内伤两大类,至此,咳嗽的辨证分类始较完善,切合临床实用,并沿用至今。

（三）病因病机

1. 病因

（1）六淫邪气:六淫外感,侵袭肺系,致使肺失宣降,肺气不宣,气逆不降而咳者为外感咳嗽。风为六淫之首,外感咳嗽常以风邪为先导,夹寒、湿、热、燥等邪而致咳嗽。

（2）饮食不节:过食寒凉之品伤及中焦阳气;嗜酒、肥甘厚味、辛辣燥热之品易化火生痰;损伤脾胃,脾失健运,不能输布水谷精微,酿湿生痰,上渍于肺,壅塞肺气,影响气机的升降出入,发为咳嗽。

2. 病机

（1）发病:起病急,多是新病,病程较短。

（2）病位:在肺,兼及脾。

（3）病性:病程较短,发病较急,病位较浅,人体的正气未伤,故多属邪实。

（4）病势:从疾病性质上来说,主要是由实转虚的变化。从脏腑病转归来说,主要是肺、脾之间的相互累及。

（5）病机转化:预后良好,大多可在较短时间获得治愈,但是调治失宜,亦可转为内伤而累及他脏。

（四）分证论治

急性支气管炎多因感受外邪,邪气或从口鼻而入,或由皮毛感受,侵犯人体肺卫,影响肺气宣降而导致咳嗽。一般病程较短,病位较浅,人体的正气未伤,预后良好,大多可在较短时间获得治愈。急性支气管炎的常见证型为风寒袭肺证、风热犯肺证、风燥伤肺证、痰湿蕴肺证、痰热郁肺证。

1. 风寒袭肺证

症状:咳嗽,咳声闷重不畅,痰稀薄色白,咽痒,鼻塞流涕,喷嚏,恶寒发热,头痛无汗,骨节酸痛。舌苔薄白,脉浮紧。

病机析要:风寒外束,内袭于肺,肺卫失宣,肺气郁闭,不得宣通。肺失宣降,上逆而咳;风寒外束于表,皮毛闭塞,卫阳被遏,故兼见恶寒、发热、无汗等症状;风邪伤人易侵袭人体上部、肌表等阳位,故而出现头痛、鼻塞流涕;苔薄白、脉浮紧亦为风寒之象。

治法:疏风散寒,宣肺止咳。

方药:三拗汤合止嗽散加减。方中用麻黄、荆芥散风寒,合杏仁宣肺降气;紫菀、白前、百部、陈皮理肺祛痰;桔梗、甘草利咽止咳。

加减:咽痒甚者,加牛蒡子、蝉蜕;鼻塞声重加辛夷花、苍耳子;夹痰湿,咳而痰黏、胸闷、苔腻者,加半夏、茯苓、厚朴;表证较甚者,加防风、紫苏叶;表寒未解,里有郁热,热为寒遏者加生石膏、桑白皮、黄芩。

中成药:通宣理肺丸,组成为紫苏叶、前胡、桔梗、苦杏仁、麻黄、甘草、陈皮、半夏(制)、茯苓、枳壳(炒)、黄芩,功效解表散寒,宣肺止嗽,用于风寒感冒咳嗽,咳痰不畅,发热恶寒,鼻塞流涕,头痛无汗,肢体酸痛。

2. 风热犯肺证

症状:咳嗽,咳声高亢急迫,鼻塞流黄涕,咳痰黏白或黄,咳痰不爽,咽喉疼痛,或咳声嘶哑,口干,或发热,汗出,恶风头痛。舌尖红,苔薄白或黄,脉浮数。

病机析要:风热犯表,卫表不和,肺失清肃,肺热伤津。肺失宣降,上逆而咳;热为阳邪,其性炎上,故见发热、咽喉肿痛等表现。风热犯表,卫表不和而见恶风、汗出、鼻流黄涕等症状;热灼津液,故见口干、黄涕、痰黄白黏稠;舌质红、脉浮数亦为风热之象。

治法:疏风清热,宣肺止咳。

方药:桑菊饮加减。方中桑叶清透肺络之热,菊花疏散上焦风热,为君药;薄荷辛凉透表,桔梗、杏仁宣降肺气而止咳,为臣药;连翘清热解毒,芦根清热生津止渴,为佐药;甘草调和诸药,润肺止咳,为佐使药。

加减:咳嗽甚者,加前胡、枇杷叶、浙贝母;表热甚者,加金银花、荆芥、防风;咽喉疼痛,声音嘎哑者,加射干、牛蒡子、山豆根、板蓝根;肺热甚者,加黄芩、知母、石膏;风热伤络,鼻衄或痰中带血丝者,加白茅根、生地黄;热伤肺津,口干咽燥者,加沙参、麦冬;夏令暑湿者,加六一散、鲜荷叶。

中成药:桑菊感冒片,组成为桑叶、菊花、连翘、苦杏仁、桔梗、甘草、芦根等,具有疏散风热,宣肺止咳之功效,主治风热感冒初起,头痛,咳嗽,口干,咽痛。

3. 风燥伤肺证

症状:干咳,无痰或痰少而黏连成丝,咳痰不爽,或痰中带有血丝,咽喉干痛,唇鼻干燥,口干,常伴鼻塞,头痛,畏寒,身热等表证。舌红干而少津,苔薄白或薄黄,脉浮。

病机析要:燥邪伤肺,耗津灼液,肺失清肃。肺失宣降,上逆而咳;燥性干涩,易伤津液,可见唇鼻干燥、口干等症;燥邪伤损肺津,影响肺的宣发肃降功能,从而出现干咳少痰、无痰或痰少而黏、或痰中带血等症;舌红干而少津,苔薄白或薄黄,脉浮亦为风燥之象。

治法:疏风宣肺,润燥止咳。

方药:桑杏汤加减。方中桑叶清宣燥热,透邪外出,杏仁宣降肺气,润燥止咳,共为君药;淡豆豉辛凉解表,浙贝母清化痰热,沙参润肺止咳生津,共为臣药;栀子清泄肺热,梨皮清热润燥,止咳化痰,共为佐药。

加减:表证较重者,加薄荷、荆芥;津伤较甚者,加麦冬、玉竹;肺热重者,加生石膏、知母;痰中带血丝者,加生地黄、白茅根。

中成药:蜜炼川贝枇杷膏,组成为川贝母、枇杷叶、桔梗、陈皮、水半夏、北沙参、五味子、款冬花、杏仁水等。功能清热润肺,止咳平喘,理气化痰。适用于肺燥之咳嗽,痰多,胸闷,咽喉痛痒,声音沙哑。

4. 痰湿蕴肺证

症状:咳声重浊,痰多色白,黏稠或清稀,胸闷。舌苔白腻,脉滑。

病机析要:脾虚生痰,上渍于肺,痰湿蕴肺,肺失宣降。痰湿蕴肺,肺脏气机升降失调,故见咳嗽、痰多;湿性重浊,黏腻,故可见痰白黏稠;痰湿中阻,脾为湿困,气机受阻,故见胸闷;舌苔白腻,脉濡滑亦为痰湿之象。

治法:宣肺化痰,理气止咳。

方药:二陈汤合三子养亲汤加减。二陈汤以半夏、茯苓燥湿化痰;陈皮、甘草理气和中;三子养亲汤以白芥子温肺利气、快膈消痰;紫苏子降气行痰,使气降则痰不逆;莱菔子消食导滞,使气行则痰行。两方合用,则燥湿化痰,理气止咳。

加减:胸闷脘痞者,加苍术、厚朴;寒痰较重,痰黏白如泡沫,怯寒背冷者,加干姜、细辛;脾虚证候明显者,加党参、白术;兼有表寒者,加紫苏、荆芥、防风。病情平稳后可服六君子汤加减以资调理。

中成药:二陈丸,组成为陈皮、半夏、茯苓、甘草,功能为燥湿化痰、理气和胃,用于湿痰咳嗽,临床特点为咳嗽痰多,色白易咳,恶心呕吐,舌苔白滑或腻,脉滑。

5. 痰热郁肺证

症状:咳嗽气息急促,或喉中有痰声,痰多稠黏或为黄痰,痰液咳吐不爽,或痰有热腥味,或咳吐血痰,胸胁胀满,或咳引胸痛,面赤,或身热,口干欲饮。舌红,苔薄黄腻,脉滑数。

病机析要:痰热郁肺,肺失清肃,热邪久郁,热伤肺络。热为阳邪,易伤津耗气,故可见痰质黏稠、面赤、口干。痰热壅阻肺气,肺失清肃,故咳嗽、气息粗促;舌质红,苔薄黄腻,脉滑数亦为痰热之象。

治法:清热肃肺,化痰止咳。

方药:清金化痰汤加减。方中用黄芩、知母、山栀、桑白皮清泄肺热;茯苓、贝母、瓜蒌、桔梗、陈皮、甘草化痰止咳;麦冬养阴润肺以宁咳。

加减:痰热郁蒸,痰黄如脓或有热腥味者,加鱼腥草、金荞麦根、冬瓜仁;胸满咳逆,痰涌,便秘者,加葶苈子、风化硝;痰热伤津,咳痰不爽者,加北沙参、天花粉。

中成药:清肺消炎丸,组成为麻黄、石膏、地龙、牛蒡子、葶苈子、牛黄、苦杏仁(炒)、羚羊角,具有清肺化痰,止咳平喘之功效。主治痰热阻肺,症见咳嗽气喘,胸肋胀痛,吐痰黄稠。

(五)预防调护

1. 戒烟。吸烟是诱发咳嗽的最常见原因,吸烟对肺功能的损害是肯定的,长期较大量吸烟者损害尤为明显。

2. 预防感冒。感冒是诱发急、慢性咳嗽,以及慢性咳嗽急性加重的重要原因,有效地预防感冒,是防治咳嗽的重要手段。

3. 忌食辛辣、油腻、寒凉之品,忌食海腥食物。

4. 按摩迎香穴及风池穴,有助于本病的康复。

5. 急性发作期,患者应当注意休息。

6. 急性期过后,适当加强体育锻炼,增强机体抵抗力。

第三节　感染后咳嗽

(一)概述

当呼吸道感染的急性期症状消失后,咳嗽仍然迁延不愈,持续 3~8 周,胸片检查无明显异常者称之为感染后咳嗽(postinfectious cough, PIC),其中以病毒性感冒引起的咳嗽最为常见,又称为"感冒后咳嗽"。既往有 PIC 病史和咳嗽敏感性增加的患者更容易发生 PIC。PIC 常为自限性,多能自行缓解,但也有部分患者咳嗽顽固,甚至发展为慢性咳嗽。病毒性 PIC 不必使用抗菌药物治疗。对部分咳嗽症状明显的患者建议短期应用镇咳药、抗组胺药加减充血剂等。

(二)中医病名

感染后咳嗽之病名在中医古代文献中并无记载,但根据其临床特点,现代医家多将其归属于"外感咳嗽"的范畴。感染后咳嗽患者不论症状、舌脉均无明显寒热表现,而独以"刺激性干咳,咽痒、无痰或少量白黏痰,且多可因吸入油烟、粉尘等刺激性气味、冷空气、语速加快、说笑等诱发或加重"为主要临床表现,充分体现了风邪的致病特点,无法将其归于外感咳嗽中的任何一个证型,而应独立存在,现代医家将感染后咳嗽归属于"风咳",并提出病机为"风邪犯肺、肺气失宣、气道挛急",治疗以"疏风宣肺、缓急止咳"为法。目前"风咳"越来越受到各医家的重视,对该病的研究也逐渐系统和深化。

（三）病因病机

"风咳"者,病变脏腑主要在肺。《素问》言"五气所病……肺为咳","五脏六腑皆令人咳,非独肺也","皮毛者,肺之合也,皮毛先受邪气,邪气以从其合也。其寒饮食入胃,从肺脉上至于肺则肺寒,肺寒则外内合邪,因而客之,则为肺咳";而清代陈念祖《医学三字经·咳嗽》认为"肺为气之市,诸气上逆于肺则呛而咳,是咳嗽不止于肺,亦不离于肺也",均强调了无论外感咳嗽还是内伤咳嗽,病变部位总以肺为中心。明代张介宾在《景岳全书》中言"咳证虽多,无非肺病","夫外感之咳,必由皮毛而入,盖皮毛为肺之合,而凡外邪袭之,则必先入于肺,久而不愈,则必自肺而传于五脏也"。明代赵献可于《医贯·咳嗽论》亦曰"盖肺为清虚之府……故咳嗽者必责之于肺",进一步说明肺脏是咳嗽的主要病变脏腑。六淫之中,风为百病之长,最易袭阳位。《素问·太阴阳明论》提到"阳受风气,阴受湿气……伤于风者,上先受之",因此风邪致病更易伤肺脏。沈金鳌《杂病源流犀烛·感冒源流》中亦指出"风邪袭人,不论何处感受,必内归于肺",由此可见,肺是风邪侵袭的主要场所,更是"风咳"的主要病变脏腑。

"风咳"者,其基本病机为"风邪犯肺、肺气失宣"。肺的生理特点正如《素问》所言"肺生皮毛……肺主鼻……在体为皮毛,在脏为肺……在变动为咳","肺者,气之本……其华在毛,其充在皮"。《医学三字经·咳论》曰:"肺为脏腑之华盖,呼之则虚,吸之则满。只受得本然之正气,受不得外来之客气。客气干之,则呛而咳矣。亦只受得脏腑之清气,受不得脏腑之病气。病气干之,亦呛而咳矣。"肺脏位于五脏六腑之上,有"华盖"之称,肺主气,司呼吸,上连气道、喉咙,开窍于鼻,外合皮毛,主一身之表,朝百脉而通他脏,主宣发肃降,为气机升降出入之道,司清浊之宣运;肺又为娇脏,畏寒畏热,不耐邪侵,因此风、寒、暑、湿、燥、火六淫之邪,在肺卫功能失调或减弱的情况下,容易乘虚从口鼻或皮毛而入,伤及肺脏。六淫之中,又以风邪为首,风邪侵袭,首先犯肺,则肺气壅遏不宣,肃降无权,气道不利,肺气上逆而发为咳嗽。

（四）分证论治

1. 风邪伏肺证

症状:阵发性咳嗽或呛咳,干咳无痰或少痰,夜卧晨起咳剧,咳嗽反复发作,咽痒,遇外界寒热变化、冷风、油烟、异味等因素刺激可诱使咳嗽突发或加重。舌淡红,苔薄白,脉弦。

病机析要:风邪犯肺,邪客肺络,气道挛急,肺气失宣为本证主要病机。风邪搏于气道、咽喉则咳嗽突发突止、咽喉作痒而咳;风邪伏肺,外感诱发,则遇外界寒热变化、异味等因素突发或加重;舌苔薄白,脉弦为风邪犯肺,邪客肺络之象。

治法：祛风宣肺，化痰止咳。

方药：止嗽散加减。方中紫菀、百部下气化痰，理肺止嗽，共为君药；桔梗开宣肺气而化痰，白前降气祛痰而止咳，共为臣药；陈皮理气化痰，荆芥疏风解表，共为佐药；甘草合桔梗利咽止咳，调和诸药，为佐使药。

加减：咽痒甚者，加蝉衣、木蝴蝶；咳重者，加炙麻黄、杏仁；痰多者加贝母、瓜蒌；肺热咳痰色黄者，加生石膏、桑白皮；津液受损，口咽干燥者，加沙参、麦冬；兼有湿热，口干、口苦、口黏者，加薏苡仁、佩兰、藿香、白豆蔻；肺脾气虚者，加太子参、党参、黄芪、绞股蓝等；肺阴亏虚者，加南沙参、麦冬、百合等；夹有血瘀者，加入穿山龙、炒当归、桃仁等。

中成药：苏黄止咳胶囊，组成为紫苏叶、麻黄、地龙、蜜枇杷叶、蝉蜕、炒紫苏子、前胡、五味子、炒牛蒡子等，功能为疏风宣肺、止咳利咽，用于风邪犯肺、肺气失宣所致的咳嗽、咽痒、干咳无痰或少痰等症状。

2. 寒饮伏肺证

症状：咳嗽，咽痒，遇寒则咳、得温咳缓，无痰或痰少色白清稀呈泡沫，形寒背冷，部分患者可兼有恶风、自汗、口淡不渴，胃寒，腹胀，纳差，便溏等。舌淡胖，边有齿痕，苔薄白，脉沉紧或弦滑。

病机析要：寒饮伏肺，肺失宣降，肺气上逆为本证主要病机。寒饮伏肺，肺失宣降则气逆而咳；寒邪内蕴则遇寒则咳、得温咳缓；寒邪易伤阳气，阳气不足，则肺俞失于温煦，故见形寒背冷，恶风、自汗、口淡不渴，胃寒等；舌淡胖，边有齿痕，苔薄白，脉沉紧或弦滑为寒饮伏肺，肺失宣降之象。

治法：疏风宣肺，温阳化饮。

方药：疏风温肺止咳方，小青龙汤、射干麻黄汤、苓甘五味姜辛汤、苓桂术甘汤等。炙麻黄、青风藤疏风宣肺，茯苓、白术、桂枝健脾渗湿、温阳化饮，紫菀、款冬花与炙麻黄相配，宣降肺气、润肺降逆、化痰止咳。诸药合用，温散并行、肺脾同治、标本兼顾，使肺气开宣、风邪外出、中阳得健、寒饮得化，共奏疏风宣肺、温肺化饮止咳之效。

加减：兼湿热者，加薏苡仁、白豆蔻、通草、滑石；兼脾阳虚者，加党参、干姜；兼肾阳虚者，加附子、淫羊藿。

中成药：小青龙合剂，组成为麻黄、桂枝、细辛、干姜、法半夏、五味子、白芍、炙甘草，功能为解表化饮、止咳平喘，可用于外感风寒、内有水饮所致的咳喘。

3. 湿热郁肺证

症状：咳嗽咽痒，咳声重浊，无痰或少痰，痰以质黏难咳出为主，口黏、口干、口苦，不欲饮水或频饮不解渴，同时可见胸闷、脘腹胀满、手足汗出、后背凉、肢体困重等全身症状，大便黏滞不爽等。舌质红苔白腻或黄腻。

病机析要：湿热郁肺，肺气郁闭，上逆为咳。湿热郁肺，肺气郁闭，故见咳嗽咽痒，咳声重浊，痰质黏难咳；湿热内蕴，则见胸闷、脘腹胀满、肢体困重，大便黏滞不爽等；舌质红苔白腻或黄腻为湿热郁肺之象。

治法：宣肺止咳，清热化湿。

方药：三仁汤合止嗽散加减。杏仁宣利上焦肺气，气行则湿化；白蔻仁芳香化湿，行气宽中，畅中焦之脾气；薏苡仁甘淡性寒，渗湿利水而健脾，使湿热从下焦而去，三仁合用，三焦分消；滑石、通草、竹叶甘寒淡渗，加强三仁利湿清热之功；半夏、厚朴行气化湿，散结除满；滑石、通草清热利湿；荆芥疏风散邪；紫菀、百部开痰下气，润肺止咳。

加减：咽痒重者加蝉衣、僵蚕等；痰热内盛者，可合用温胆汤化裁。

中成药：橘红丸，组成为化橘红、陈皮、制半夏、茯苓、甘草、桔梗、苦杏仁、紫苏子、紫菀、款冬花、瓜蒌皮、浙贝母、地黄、麦冬、石膏。功能为清肺、化痰、止咳。

（五）预防调护

1. 预防感冒。感冒是诱发急、慢性咳嗽，以及慢性咳嗽急性加重的重要原因，有效地预防感冒，是防治咳嗽的重要手段。

2. 忌食辛辣刺激之品，忌食海腥食物。

3. 注意防风保温，减少温度变化刺激。

第二章　慢性咳嗽常见疾病

第一节　咳嗽变异性哮喘

（一）概述

咳嗽变异性哮喘（cough variant asthma，CVA）是哮喘的一种特殊类型，咳嗽是其唯一或主要临床表现，无明显喘息、气促等症状，但存在气道高反应性。CVA是慢性咳嗽的最常见病因，国内多中心调查结果显示约占慢性咳嗽原因的三分之一。其临床主要表现为刺激性干咳，通常咳嗽比较剧烈，夜间及凌晨咳嗽为其重要特征。感冒、冷空气、灰尘及油烟等容易诱发或加重咳嗽，但其他原因的慢性咳嗽也同样存在这些诱发因素。

根据慢性咳嗽病史、支气管激发试验和抗哮喘治疗有效综合分析作出诊断。符合以下全部标准可确诊CVA：①慢性咳嗽，常伴有明显的夜间刺激性咳嗽；②支气管激发试验阳性，或肺呼气峰流速（PEF）平均昼夜变异率>10%，或支气管舒张试验阳性；③抗哮喘治疗有效。

现代西医治疗上推荐吸入性糖皮质激素（ICS）联合支气管舒张剂；如果患者症状或气道炎症较重，或对ICS治疗反应不佳时，可以短期口服糖皮质激素治疗（10~20mg/d，3~5日）或使用超微颗粒的吸入制剂；白三烯受体拮抗剂治疗CVA有效，能够减轻患者咳嗽症状改善生活质量并减缓气道炎症。

（二）中医病名

西医认为咳嗽变异性哮喘属于特殊类型的哮喘，以咳嗽为其特点，而在中医文献中，至今未见与本病临床表现完全对应的病名记载，从临床表现来看，阵咳、咽痒、气急是本病主要症状，其咳以干咳为主，少痰或无痰，具有阵发性、痉挛性的特点，常突然发作，骤然而止，体现了"风者，善行而数变""风盛则挛急"的特点。本病似以风为本，有"风咳"之状，《诸病源候论》中"风咳"列为诸咳之首，此病虽属哮喘但以咳为主，故中医病名可命为"风咳"。

（三）病因病机

本病主要由外感所伤、饮食起居失节、失治误治，或因脏腑内伤、祛邪不尽，风邪、寒饮、湿热等邪气留伏于内，复由六淫之邪及粉尘、异味等外邪引动，邪犯于肺,肺气上逆而发,使咳嗽反复发作或加重,迁延不愈。

1. 病因

（1）外邪犯肺:本病患者常有明确的外感病史,他症缓解后,唯咳嗽经久难愈,咳嗽凌晨及夜间较重,影响睡眠,与《内经》中关于"肺风"的描述有相似之处,正如《素问·风论》所述"肺风之状,多汗恶风……时咳短气,昼日则差,暮则甚",此为风邪犯肺之表现。此外,痒是本病的另一主要症状,或表现为咽部奇痒,或觉气道痒感,痒即咳,难以抑制,体现了风邪为患可致瘙痒的特点。《素问·生气通天论》有云"故风者,百病之始也";《素问·太阴阳明论》记载"伤于风者,上先受之"。可见风邪侵袭,首先犯肺,而肺为娇脏,不耐邪侵,邪气侵袭则肺气不清,失于肃降,迫气上逆而作咳。风性清扬,无孔不入,尤易合皮毛而犯肺,其善行而数变,故本病亦常见突发性、阵发性、反复性发作。

本病患者对风、冷之气及异味刺激,或多种外源性可吸入物质极其敏感,常因此而发作,此为风邪犯肺,肺络受损失护,不耐外邪侵袭所致。临床常见部分患者对冷空气尤为敏感,每因受凉诱发咳嗽发作或加重。冷空气刺激属中医寒邪病因,感寒而引起的咳嗽,中医又多从"寒咳"论治。《难经·四十九难》言"形寒饮冷则伤肺"。寒咳具有寒饮留伏、遇寒而发的特点。自然界六淫寒邪、久居寒湿之地或夏季惯用空调,寒邪由口鼻或皮毛而入,皆可侵袭于肺而致咳。此外寒邪易伤阳气,阳气不足,则肺俞失于温煦;另寒邪易阻遏气机,阳气被遏,则督脉不能通达,故临床多兼见形寒背冷表现。

（2）内邪干肺:寒饮之邪或从外感亦可内生,如既往反复应用抗生素及清热类药物,或恣食寒凉食物,或平素阳虚体质者,导致肺脾阳虚,进而寒饮内生,此皆为内生之因也。若因失治误治,祛寒不尽,寒饮留伏于肺,则为寒饮伏邪,若再遇形寒饮冷之因素,则内外之寒合并伤肺,致使肺失宣降,肺气上逆而发为咳嗽,且反复发作,迁延不愈。

若禀赋不足,或年老体弱,或饮食失常、起居失节、过用寒凉药物等伤及肺脾之阳而致阳气亏耗,肺阳亏虚,无力鼓动肺气宣发,亦可致肺气宣降失常,气逆而咳。如《素问·咳论》云:"其寒饮食入胃,从肺脉上至于肺则肺寒,肺寒则外内合邪,因而客之,则为肺咳。"肺脾阳虚,进而影响肺脾的水液代谢功能,气不化津,转输水液不利,津液停聚,水液代谢失常,停而为饮,寒饮内伏,阻滞肺之气机,肺失宣降,肺气上逆则发为咳嗽。

此外,本病亦可见于湿热郁肺,外感湿热之邪,闭阻上焦,可使肺失宣发而直接发为咳嗽,若祛邪不利,形成伏邪,而湿热之邪氤氲黏滞,以致病情反复缠绵难愈。同时,咳嗽日久,肺气受损,伤及脾气;或饮食不节,嗜食肥甘,脾气虚弱,内生湿热之邪,影响脏腑气机。湿热为患,蒙上流下,弥漫三焦,停于中则可见脘痞腹胀、口黏口苦、口干不欲饮;留于下致使大便黏滞或稀溏、阴汗;行于肌表而见肢体困重、手足汗出;郁于上则"咳嗽昼夜不安,甚至喘不得眠"。湿热之邪上干于肺,则肺气郁闭,上逆为咳。

2. 病机

（1）病位:本病病位在肺,与脾相关。主要病机为邪气犯肺,肺气上逆。肺为娇脏,易受内外之邪侵袭而致宣肃失司,肺气上逆,发为咳嗽。若饮食起居失节,或久病失治误治,邪气损伤脾胃,肺脾阳虚,寒饮内生,或气虚升降失常而致咳。

（2）病性:本病外邪犯肺,多属实证。外感风邪、寒邪犯肺,以致肺气失宣而致咳。内生寒饮、湿热,亦多为实证,寒饮伏肺、湿热蕴肺,均可致肺气宣降失常或肺气郁闭,发为咳嗽。如若邪气损伤肺脾,以致肺脾阳虚,多为虚证。在临床上本病迁延难愈,日久多为虚实夹杂,或因实致虚,或因虚致实。

（3）病机转化:外感邪气犯肺,风邪、寒邪留伏于内,久恋于肺,必致肺脾阳气渐损,津液代谢失常,久则痰湿自内而生,痰湿蕴肺,复感外邪,若为寒化,则内生寒饮;若为热化,则内生湿热。而素体肺脾阳虚者,卫外功能失调,极易外感寒邪,若失治误治,祛邪不尽,寒饮稽留,内伏于肺,久则必又复伤肺脾阳气。

（四）分证论治

1. 风邪伏肺证

症状:咳嗽,干咳无痰或少痰,咽干咽痒,痒即咳嗽,或呛咳阵作,气急,遇外界寒热变化、异味等因素突发或加重,多见夜卧晨起咳剧,呈反复性发作。舌苔薄白,脉弦。

病机析要:风邪犯肺,邪客肺络,气道挛急,肺气失宣为本证主要病机。风邪犯肺,肺失宣降则气逆而咳;邪客肺络,气道挛急则咽干咽痒;风邪伏肺,外感诱发,则遇外界寒热变化、异味等因素突发或加重;舌苔薄白,脉弦为风邪犯肺,邪客肺络之象。

治法:疏风宣肺,解痉止咳。

方药:止嗽散加减。紫菀降气止咳;荆芥辛苦而温,芳香而散,散风湿,清头目,利咽喉;紫菀辛温润肺,苦温下气,补虚调中;百部甘苦微温,润肺止咳;白前辛甘微温,长于下痰止嗽。

加减:咽干者,加玄参、麦冬;咽痒明显者,加木蝴蝶、青果;偏于风寒者,加防风、生姜以散风寒;偏于风热、咽痛红肿者,加牛蒡子、射干、马勃以散风热;偏于痰热者,加黄芩、鱼腥草、金荞麦以清热化痰。

中成药:可用苏黄止咳胶囊,具有明显的止咳、抗炎、缓急、平喘、化痰及免疫调节作用,可疏风宣肺,解痉止咳,用于风邪犯肺,肺气失宣。见于感冒后咳嗽,咽痒,痒即咳嗽,或呛咳、阵作、气急,遇冷空气、异味等因素突发或加重,或夜卧晨起咳剧,多呈反复性发作,干咳无痰或少痰,舌苔薄白,脉弦。临床用于感冒后咳嗽,咳嗽反复发作及咳嗽变异性哮喘符合上述证候者。

2. 寒饮伏肺证

症状:咳嗽反复,痰多色白清稀,胸闷气短,遇寒则咳、得温咳缓,形寒背冷,受凉或进食生冷食物后症状加重,部分患者可兼有恶风、自汗、口淡不渴,胃寒,腹胀,纳差,便溏等。舌淡胖,苔白滑,脉弦紧或弦滑。

病机析要:寒饮伏肺,肺失宣降,肺气上逆为本证主要病机。外感风寒、饮食生冷、久病伤肺或肺脾阳虚,导致水液代谢失常,水饮停聚于肺,以致寒饮伏肺,肺失宣降而咳;水饮停聚则痰多色白清稀;寒饮阻滞气机则见胸闷气短;寒邪内蕴则遇寒则咳、得温咳缓;寒邪易伤阳气,阳气不足,则肺俞失于温煦,故见形寒背冷,胃寒等;舌淡胖,苔白滑,脉弦紧或弦滑为寒饮伏肺,肺失宣降之象。

治法:温肺化饮,宣肺止咳。

方药:疏风温肺止咳方,小青龙汤、射干麻黄汤、苓甘五味姜辛汤等。炙麻黄、青风藤疏风宣肺,茯苓、白术、桂枝健脾渗湿、温阳化饮,紫菀、款冬花润肺降逆、化痰止咳。诸药合用,温散并行,肺脾同治,使肺气开宣、中阳得健、寒饮得化,共奏疏风温肺、化饮止咳之效。

加减:兼湿热者,加薏苡仁、白豆蔻、通草、滑石;兼脾阳虚者,加党参、干姜;兼肾阳虚者,加附子、淫羊藿。

中成药:小青龙合剂,组成为麻黄、桂枝、细辛、干姜、法半夏、五味子、白芍、炙甘草,功能为解表化饮、止咳平喘,可用于外感风寒、内有水饮所致的咳喘。

3. 肺脾阳虚证

症状:咳嗽咽痒,遇冷加重,背寒如掌大,咳吐涎沫,痰涎清稀,形寒肢冷,畏风,自汗,易感寒,口淡不渴。舌体胖大,舌质淡,苔白润,脉沉滑。

病机析要:肺阳亏虚,肺失宣降,气逆而咳;肺脾阳虚,水液代谢失常,聚而生湿成饮,故见咳吐涎沫,痰涎清稀;饮邪伏肺,肺失宣肃,气机出入失常逆而为咳;舌体胖大,舌质淡,苔白润,脉沉滑为肺脾阳虚之象。

治法:疏风宣肺,温阳健脾。

方药:小青龙汤合苓桂术甘汤加减。炙麻黄宣肺止咳,白芍、细辛、干姜温肺化饮,茯苓、白术健脾益气,桂枝温阳化饮,五味子敛肺止咳,半夏燥湿化痰。

加减:风邪较重者,酌加防风、薄荷等;饮邪较重者,酌加干姜等;兼痰湿者,酌加陈皮、清半夏、白芥子等;兼湿热者,酌加生薏苡仁、白豆蔻、滑石、通草等;兼肾阳虚者,酌加附子、淫羊藿等。

中成药:小青龙合剂,组成为麻黄、桂枝、细辛、干姜、法半夏、五味子、白芍、炙甘草,功能为解表化饮、止咳平喘。

4. 湿热郁肺证

症状:咳嗽咽痒,咳声重浊,痰黄质黏,咳痰不爽,口黏、口干、口苦,不欲饮水或频饮不解渴,可见咽喉肿痛、胸闷脘痞、呕恶纳呆、手足汗出、后背凉、肢体困重,大便黏滞不爽等。舌红,苔黄腻,脉滑数。

病机析要:湿热郁肺,肺失宣降,上逆为咳。外感湿热之邪,或饮食不当,脾胃受损,内生湿热,湿热之邪蕴结于肺,阻遏气机,肺失宣降,故见咳嗽咽痒,咳声重浊,痰质黏难咳;湿热内蕴,停于中焦,则见胸闷脘痞、呕恶纳呆、口黏口苦、口干不欲饮;湿热留滞则见大便黏滞不爽;舌红,苔黄腻,脉滑数为湿热郁肺之象。

治法:清热化湿,宣肺止咳。

方药:三仁汤合止嗽散加减。杏仁宣肺利气化湿;白蔻仁化湿行气畅中;薏苡仁渗湿利水健脾,三仁合用,三焦分消;滑石、通草、竹叶甘寒淡渗,加强三仁利湿清热之功;炙紫菀、炙百部、白前润肺化痰,降逆止咳;桔梗、陈皮宣肺健脾化痰;半夏、厚朴行气化湿,散结除满;荆芥疏风散邪;甘草调和诸药。

加减:咽痒重者加蝉衣、僵蚕等;脘痞腹胀较重,可加佛手、香橼皮以行气化湿;肢体困重,可加苍术以祛风散寒除湿;痰热内盛者,可合用温胆汤化裁。

中成药:橘红丸,组成为化橘红、陈皮、制半夏、茯苓、甘草、桔梗、苦杏仁、紫苏子、紫菀、款冬花、瓜蒌皮、浙贝母、地黄、麦冬、石膏。功能为清肺、化痰、止咳。

（五）预防调护

在日常生活中,应该避免接触和远离本病的诱发因素,如花粉、尘土、动物毛发及冷空气、油烟等其他有刺激性气味的东西。同时应该合理安排居室,保持室内干净清洁、空气新鲜流通。此外,应注意天气气候,避免遇风感冒,如遇早发,及时就医。

第二节 胃食管反流性咳嗽

（一）概述

胃食管反流性咳嗽（gastroesophageal reflux-related cough，GERC）是指因胃酸和其他胃内容物反流进入食管，导致以咳嗽为突出表现的临床综合征，属于胃食管反流病（GERD）的一种特殊类型，也是慢性咳嗽的常见原因。其发病机制涉及微量误吸、食管 - 支气管反射、食管运动功能失调、自主神经功能失调与气道神经源炎症等，食管 - 支气管反射引起的气道神经源性炎症及中枢咳嗽高敏感性起着主要作用。除胃酸反流以外，部分患者还与弱酸或弱碱等异常非酸反流（如胆汁反流）有关。

临床上除咳嗽外，40%~68% 的 GERC 患者可伴反酸、胸骨后烧灼感及嗳气等典型反流症状，但也有不少患者以咳嗽为唯一症状。咳嗽大多发生在日间、直立位及体位变换时，干咳或咳少量白色黏痰。进食酸性、油腻食物容易诱发或加重咳嗽。西医诊断标准为：①慢性咳嗽，以白天咳嗽常见，少数患者可有夜间咳嗽；②食管反流监测酸暴露时间百分比（AET）>6% 和症状相关概率（SAP）≥95%；③抗反流治疗后咳嗽明显减轻或消失。治疗上可以采用抑酸药物及促胃动力药治疗，同时应注意调整生活方式。

（二）中医病名

中医学无"胃食管反流性咳嗽"的病名，但其典型的症状为慢性咳嗽伴烧心、反酸、嗳气等消化系统症状，病位在肺在胃，症多肺胃相关，故可归为"胃咳""食咳""吐酸""内伤咳嗽"等范畴。

（三）病因病机

咳嗽不仅仅是肺的原因，还关乎五脏六腑，本病症状主要表现为咳嗽，其实质离不开其他脏腑，这是一个多脏腑相关的内伤疾病，与胃、肝，乃至脾肾都有密切的联系。

1. 病因

（1）肺胃脾相关："五脏六腑皆令人咳，非独肺也"。可见咳嗽与多个脏腑相关，咳嗽关乎五脏六腑。《素问·咳论》中"聚于胃，关于肺"，以及陈念祖提出的"气上呛，咳嗽生，肺最重，胃非轻"等论述，都为咳嗽的肺胃相关理论提供了依据，表明咳嗽以肺、胃为重。《素问·经脉别论》所言"饮入于胃，游溢精气，上输于脾，脾气散精，上归于肺，通调水道……"气机升降、津液代谢的过程体现了肺胃在功能上的相关性。

当机体处于病理状态下,肺胃也相互影响。胃失和降,反之上逆,阻肺气下行,故肺气上逆,发为咳嗽。《素问·咳论》中所提到"其寒饮食入胃,从肺脉上至于肺则肺寒,肺寒则外内合邪,因而客之,则为肺咳",则是肺胃在通降关系上出现的病理状态,与此同时还可伴见反酸、恶心、呕吐等胃气不和症状,胃气不和,通降失调,水谷精微不行则聚集生痰,痰浊上逆聚于肺,肺失宣发肃降,而发为咳嗽。此外,胃喜润恶燥,胃阴的充足有利于水谷精微的运化,如若胃阴不足,则胃关失权,阳明胃土不得阴润必反逆于上,发为呕逆等症,胃气上逆犯肺,则发为咳嗽。

脾、胃同处中焦,燥湿相济,升降相依,言胃不能离脾。通过经脉络属,脾胃构成表里关系,足太阴脾与手太阴肺同属"太阴",所谓"同声相应"矣。五行"土"为"金"之母,脾土生肺金,脾气运化,化气以充肺;脾气虚衰,生气无源,则致肺气虚弱。肺脾协调,可促进津液代谢,脾上输津液至肺,通过肺气宣发肃降而达全身,二者相互促进,共同维持津液的正常输布。若过食肥甘辛辣炙煿之品,脾失健运,津液停聚,形成痰饮,内生痰湿,则影响肺气宣降而致咳嗽咳痰,此即"脾为生痰之源,肺为贮痰之器"之意。临床可见反复咳嗽,咳声重浊,痰多色白黏腻,每于晨间咳痰尤甚,因痰而嗽,痰出咳缓,脘痞腹胀,大便时溏。

肺与脾胃关系密切,因经络相连,五行相生,生理相合,一旦一脏受邪则累及他脏,脾胃受邪可干肺也。现代人生活节奏过快,饮食不节、多食肥甘厚味,或生冷饮食,或压力过大,忧思伤脾等,致使脾胃受损,气机不利,上逆犯肺,以致咳嗽持续。

（2）肺胃肝相关:本病以肺宣降失调表现为主,此乃病之标,但究其根本还在于气机的升降失调。肝主疏泄,对气机升降出入的平衡协调起着调节作用。肝疏泄有度,则气机调畅,气血和调,经脉通利,同时通过疏泄全身气机的运行也间接促进脾胃运化,调畅情志。

肺主降、肝主升,二者相互协调是全身气机调畅的关键环节,若肝失疏泄,则出现升发太过或升发不足。肝升太过,肝木则旺,金不平木,木火刑金,直接影响肺的宣降,肺气上逆,发为呛咳,此乃五行相克。同样,肝气的条达疏泄有利于胃气的通降,若肝气过旺,或肝气升发不足,气机的疏通和条达则受阻,从而形成气机不畅、郁结,此时肝横逆犯胃,影响胃的降浊功能,即"木旺乘土",在上则为呕逆、嗳气、反酸等。

由此可见肝与肺、肝与胃密切相关,故肝失疏泄,横逆犯胃以致肝胃不和可谓是贯穿胃食管反流性咳嗽始终的重要环节。

2. 病机

（1）病位：本病病位主要在肺、胃，与脾、肝关系密切。胃气上逆，痰浊内蕴，肺胃失和而致咳；或肝旺乘脾，肝胃不和，上逆阻肺而致咳；或肺胃阴虚，失于滋养，肺失肃降而致咳。

（2）病性：本病病性虚实夹杂，多为脏腑内伤所致。胃气上逆，或肝胃不和，或痰浊内蕴，多以实证为主，如若因饮食不洁，久病误治，则亦伴见肺胃受损之虚象；素体肺胃阴虚之人，多为虚证，亦因脾胃运化无力而痰浊内生，或胃气上逆阻肺，可见本虚标实之象。

（3）病机转化：胃气上逆为本病最主要病机，可由胃气本身过旺，亦可由肝胃不和所致，胃气上逆，肺失宣降而咳。肺胃痰浊内蕴，阻滞气机，以致肺气上逆而作咳，同时亦可影响脾胃运化功能，进而导致内生痰湿。如若肺胃阴虚，则肺失滋润，胃失和降，更易滋生痰湿，进而阻滞气机而致咳。

（四）分证论治

1. 胃气上逆证

症状：阵发性呛咳、气急，咳甚时呕吐酸苦水，平卧或饱食后症状加重，平素上腹部不适，常伴嗳腐吞酸、嘈杂或灼痛。舌红，苔白腻，脉弦弱。

病机析要：胃气上逆，痰浊壅中，肺胃失和，气道受累为本证主要病机。胃气上逆，肺胃失和则咳嗽气急，咳甚时呕吐酸苦水，常伴嗳腐吞酸；痰浊壅中则咳嗽痰多，舌苔白腻。

治法：降浊化痰，和胃止咳。

方药：旋覆代赭汤加减。旋覆花下气消痰，降逆止嗳；代赭石质重而沉降，善镇冲逆；生姜和胃降逆，止呕祛痰，同时制约代赭石寒凉之性；半夏祛痰散结，降逆和胃；党参、炙甘草、大枣益脾胃，补气虚。

加减：如反酸、烧心较甚者，加吴茱萸、黄连、煅瓦楞子以降逆制酸；痰多者，加款冬花、紫菀以化痰止咳；兼痰气交阻者，可合用半夏厚朴汤；兼寒热错杂者，合用半夏泻心汤。

中成药：木香顺气丸，组成为木香、砂仁、醋香附、槟榔、甘草、陈皮、厚朴、枳壳、苍术、青皮、生姜，具有行气化湿，健脾和胃之功效。主治湿浊中阻、脾胃不和所致的胸膈痞闷、脘腹胀痛、呕吐恶心、嗳气纳呆。

2. 肝胃不和证

症状：咳嗽，咳痰色白质黏稠，呃逆不止，反酸嗳气，进冷食易发作，胸闷不适，咽痒，口干，平素情志欠佳，偶有胸胁胀痛。舌红，苔薄黄，脉弦。

病机析要：肝失疏泄，横逆犯胃，胃失和降，上逆阻肺则咳嗽咳痰、咽痒、口干;胃失和降则呃逆不止,反酸嗳气;肝失疏泄则情志欠佳,偶有胸胁胀痛;舌红苔薄黄,脉弦为肝胃不和之象。

治法:疏肝和胃,降逆止咳。

方药:柴胡疏肝散合左金丸加减。柴胡、香附理气疏肝解郁;川芎活血行气;陈皮、枳壳理气行滞,芍药、甘草养血柔肝;黄连清心火以泻肝火,清胃热以降胃气;吴茱萸疏散肝郁,降逆止呕。

加减:若呃逆较重者,加丁香、柿蒂;兼胆胃郁热者,可用龙胆泻肝汤合温胆汤。

中成药:舒肝和胃丸,组成为香附、白芍、佛手、木香、郁金、白术、陈皮、柴胡、广藿香、炙甘草、莱菔子、槟榔、乌药。具有舒肝解郁,和胃止痛之功效。主治肝胃不和,两肋胀满,胃脘疼痛,食欲不振,呃逆呕吐,大便失调。

3. 痰湿内蕴证

症状:咳嗽痰多,咳声重浊,痰白黏腻或稠厚或稀薄,每于清晨咳痰尤甚,因痰而嗽,痰出则咳缓,胸闷,脘腹胀满,纳差。舌苔白腻,脉濡滑。

病机析要:脾湿生痰,上渍于肺,痰湿蕴肺,肺失宣降则咳嗽痰多,咳声重浊;痰湿内蕴则痰多,因痰而嗽,痰出则咳缓;脾为生痰之源,脾虚则胸闷,脘腹胀满,纳差;舌苔白腻,脉濡滑为痰湿内蕴之象。

治法:燥湿化痰,理气止咳。

方药:二陈汤合三子养亲汤加减。半夏燥湿化痰,和胃降逆;陈皮理气行滞,燥湿化痰;茯苓健脾渗湿,渗湿以助化痰之力;兼加生姜,既能制半夏之毒,又能协助半夏化痰降逆、和胃止呕;复用少许乌梅,收敛肺气;苍术燥湿健脾;白芥子温肺化痰,利气散结;紫苏子降气化痰,止咳平喘;莱菔子消食导滞,下气祛痰;辅以甘草健脾和中,调和诸药。

加减:寒痰较重,痰黏白如沫,怕冷者,加干姜、细辛以温肺化痰;久病脾虚者,酌加党参、白术以益气健脾。

中成药:二陈丸,组成为陈皮、半夏、茯苓、甘草。功能为燥湿化痰、理气和胃。用于湿痰咳嗽。临床特点为咳嗽痰多,色白易咳,恶心呕吐,舌苔白滑或腻,脉滑。

4. 肺胃阴虚证

症状:干咳,咳声短促,痰少黏白,或痰中见血,或声音逐渐嘶哑,午后潮热,颧红,手足心热,夜寐盗汗,口干咽燥,起病缓慢,日渐消瘦,神疲。舌质红,少苔,脉细数。

病机析要:肺阴亏虚,虚热内灼,肺失滋润,肃降无权,胃阴不足,胃气上逆为本证主要病机。肺胃阴虚,肺失宣降则干咳,咳声短促,痰少黏白;阴虚生热则午后潮热,颧红,手足心热,夜寐盗汗,口干咽燥;肺胃阴虚,日久气虚则日渐消瘦,神疲;舌质红,少苔,脉细数为肺胃阴虚之象。

治法:养阴清热,润肺止咳。

方药:沙参麦冬汤加减。沙参、麦冬清养肺胃;玉竹、天花粉生津解渴;生扁豆、甘草益气培中、甘缓和胃、生津止渴;配以桑叶,轻宣燥热,有清养肺胃、生津润燥之功;知母、川贝母养阴清热、润肺止咳。

加减:痰中带血,加牡丹皮、白茅根、藕节、仙鹤草以清热止血、收敛止血;潮热酌加功劳叶、银柴胡、青蒿、鳖甲、胡黄连以清虚热;咳吐黄痰,加海蛤粉、黄芩以清热化痰;手足心热,梦遗,加黄柏、女贞子、墨旱莲、五味子以滋肾敛肺。

中成药:养阴清肺丸,组成为地黄、麦冬、玄参、川贝母、白芍、牡丹皮、薄荷、甘草,辅料为赋形剂蜂蜜。功能为养阴润燥、清肺利咽。

(五)预防调护

本病为慢性咳嗽常见病因之一,在日常生活中,应善避风寒,避免外感加重原有的咳嗽症状;此外,注意饮食起居规律有节,避免过饥过饱,劳伤脾胃;减少熬夜,"胃不和则卧不安",避免餐后立即入睡;保持心情愉快,减少思虑,避免情志不舒而致气机郁结。在饮食调护上,戒烟戒酒,避免助湿生痰,同时应忌食辛辣、油腻之品,以免损伤脾胃。

第三节 上气道咳嗽综合征

(一)概述

上气道咳嗽综合征(upper airway cough syndrome, UACS)亦称为鼻后滴漏综合征(postnasal drip syndrome, PNDS),是指由于鼻部疾病引起分泌物倒流至鼻后和咽喉等部位,直接或间接刺激咳嗽感受器,导致以咳嗽为主要表现的临床综合征。目前尚无法明确上呼吸道相关的咳嗽是否由鼻后滴流直接刺激或是炎症刺激上呼吸道咳嗽感受器所致,故建议用 UACS 替代 PNDS,但仍存在一些异议。部分具有典型鼻后滴流症状和体征的患者,使用 PNDS 的诊断更为直观、形象。

UACS/PNDS 是引起慢性咳嗽最常见病因之一,其基础疾病以鼻炎、鼻窦炎为主,可能还与咽喉部的疾病有关,如慢性咽喉炎、慢性扁桃体炎等。其临床症状除咳嗽、咳痰外,还可表现出鼻塞、鼻腔分泌物增加、频繁清嗓、咽后黏液附着及鼻后滴流感。诊断上必须综合病史、体征、相关检查及治疗反应综合判断,需注意其涉及鼻、鼻窦、咽、喉等多种基础疾病,症状及体征差异较大且多无特异性。UACS/PNDS 诊断多参考以下标准:①慢性咳嗽,以白天或体位转变后咳嗽为主,入睡后较少;②有鼻部和 / 或咽喉疾病的临床表现和病史;③辅助检查支持鼻部和 / 或咽喉疾病的诊断;④针对基础疾病病因治疗后咳嗽缓解。

在治疗上多依据导致 UACS/PNDS 的基础疾病而定。对于非变应性鼻炎及普通感冒,推荐首选口服第一代抗组胺药和减充血剂治疗;对于变应性鼻炎,推荐首选鼻腔吸入鼻用糖皮质激素和口服第二代抗组胺药治疗;对于慢性鼻窦炎患者,抗感染是重要治疗措施,常用药物为阿莫西林 / 克拉维酸、头孢类或喹诺酮类。此外,还可对症治疗,如鼻用减充血剂可减轻鼻黏膜充血水肿,有利于分泌物的引流,缓解鼻塞症状;生理盐水鼻腔冲洗对慢性鼻窦炎治疗有效。

(二)中医病名

上气道咳嗽综合征多以咳嗽为主症,或伴有鼻塞流涕、喷嚏鼻痒、咽干头痛、咽后异物感和反复清咽等症状。根据此病症状及特点,可将其归于中医学"久咳""鼻鼽""喉痹"等范畴。

(三)病因病机

本病病程缠绵,病位主要在鼻咽,与肺相连。正如《灵枢》有云:"肺气通于鼻";《外台秘要》亦载鼻乃"下连于喉,直贯于肺"。外感邪气侵袭鼻窍,或内生痰饮,痰气交阻于咽喉,均可导致鼻咽不利,肺气失宣而作咳。

1. 病因

(1)外邪侵袭:本病初起多因外感之风邪,侵袭肺鼻,"风为百病之长",风邪轻扬开泄,易袭阳位,且风邪易多夹寒、湿、热之邪,上袭鼻窍,若肺气不足,卫表不固,正邪相争则见鼻塞流涕、喷嚏鼻痒。同时风邪亦乘虚入里,或聚于鼻窍,鼻咽不利,使肺失宣降,津液不能收摄,则鼻塞、流清涕,可发为鼻鼽,正如《诸病源候论》云"肺气通于鼻,其脏有冷,冷随气入乘于鼻,故使津涕不能自收"。

邪气侵袭肺脏,致肺津不布,凝聚成痰,痰气交阻,互结于肺胃之门户,搏结于气道咽喉,则出现咽部异物感,吞之不下、吐之不出,反复清咽,常见咽干痒痛等不适,甚者发为"喉痹",正如程国彭在《医学心悟》中所说"肺有二窍,一在鼻,一在喉,鼻窍贵开而不闭,喉窍宜闭而不开,今鼻窍不通,则喉窍将启,能无虑乎";或见痰随肺气逆于上而见咳痰;抑或热邪煎熬,肺叶不舒,炼津为痰,从鼻窍出而为脓。若此病经久不愈,则风与痰相互搏结,壅于肺内,肺失宣降而见久咳;若鼻窍长期不通,蕴生秽物,流于肺器,肺气失宣亦能发为咳嗽。

（2）脏腑内伤：若患者嗜烟好酒，过食肥甘，酿湿生痰，痰气搏结于气道，肺气不利，发为咳嗽；痰气交阻，经络不通，气机升降不利，肺脏功能失调，日久则影响其母脏及子脏，导致肺脾气虚、肺肾阴虚。若久病不愈以致肺阴亏耗，肺阴不足，虚热内灼，肺失滋润，肃降无权而致久咳迁延难治。

2. 病机

（1）病位：本病病位主要在鼻咽，与肺相连，与脾肾相关。邪气侵犯鼻咽，痰气交阻鼻咽，均可致咽喉不利，气机不畅，肺气不通而发为咳嗽、鼻塞、流涕。

（2）病性：本病以邪实为主，邪犯鼻窍，痰气交阻，多以实证居多，然本病病程绵延，久病易致体虚，虚则更易感邪，呈现出本虚标实之象。

（3）病机转化：外感邪气侵袭鼻咽，则致咽喉不利，气机不畅而作咳；若侵袭肺脏，则致肺津不布，易内生痰饮，痰阻气机，搏结于咽喉，而见咳嗽咳痰不爽。本病日久则致体虚，进而更易感邪，邪气入侵，致咽喉不利反复发作，咳嗽延绵难愈。

（四）分证论治

1. 邪犯鼻窍证

症状：咳嗽，咽干咽痒，呛咳阵作，气急，痰少或无痰，鼻塞鼻痒，流清涕，喷嚏时作，遇异味、花粉、冷空气等刺激易诱发或加重，并伴有鼻塞咽堵，鼻腔、咽喉分泌物增加，鼻后、咽喉部黏液附着或鼻咽后滴流感。舌淡红苔薄白，脉弦。由过敏引起的鼻炎表现为鼻痒、喷嚏、鼻流清涕、眼痒等。鼻窦炎表现为黏液性或脓性浊涕，常伴咽喉不利，可有疼痛（耳面部痛、头痛）、嗅觉障碍等。

病机析要：风邪留伏，邪气上逆于肺窍则见咳嗽，咽干咽痒，呛咳阵作，气急；风邪留伏于肺，则遇异味、花粉、冷空气等刺激易诱发或加重；舌淡红苔薄白，脉弦为邪壅肺窍之象。

治法：疏风宣肺，止咳通窍。

方药：苍耳子散合止嗽散加减。荆芥辛苦芳香，散风湿，清头目，利咽喉；紫菀润肺下气，补虚调中，消痰止咳；百部甘苦微温，能润肺止咳；白前辛甘微温，下痰止嗽；陈皮、甘草调中导滞消痰；苍耳子、辛夷散风而通鼻窍，为鼻塞流涕的常用药物；白芷祛风通窍，善散头面风邪而止痛；薄荷疏散风热，清利头目。

加减：鼻涕有清、浊之分，清者宜温宣，可加防风；浊者宜清，可选用蔓荆子、桑叶、连翘等；火热甚者，加黄芩、栀子、鱼腥草；肺经湿热，郁热上蒸，清阳不升,不闻香臭者,可用辛夷散加减;伴有风邪搏结咽喉者,加蝉蜕、僵蚕。

中成药:可用苏黄止咳胶囊,具有明显的止咳、抗炎、缓急、平喘、化痰及免疫调节作用,可疏风宣肺,解痉止咳。

2. 痰气交阻证

症状:咳嗽,常感痰滞咽喉,如有物阻,咳吐不出,吞咽不下,胸膈满闷,胁痛,咳剧时可有恶心、干呕。舌苔白润,脉弦滑。

病机析要:痰气互结,肺胃气机不畅,故见咳嗽,痰滞咽喉,如有物阻;痰气交阻,蕴结胸中,故见咽喉滞痰咳吐不出,吞咽不下,胸膈满闷,胁痛;舌苔白润,脉弦滑为痰气交阻,气机不畅之象。

治法:行气散结、降逆化痰。

方药:半夏厚朴汤加减。半夏辛温入肺胃,化痰散结,降逆和胃;厚朴苦辛性温,下气除满,助半夏散结降逆;茯苓甘淡渗湿健脾,以助半夏化痰;生姜辛温散结,和胃止呕,且制半夏之毒;紫苏叶芳香行气,理肺疏肝,助厚朴行气宽胸、宣通郁结之气。

加减:气郁甚者加香附、郁金以行气开郁;胁痛明显、气滞血瘀者加川楝子、延胡索、赤芍、桃仁以行气活血;咽痛明显者加玄参、马勃以清热利咽。

中成药:橘贝半夏冲剂,组成为橘红、川贝母、半夏、桔梗、远志、紫苏子、紫菀、款冬花、枇杷叶、前胡、苦杏仁霜、麻黄、肉桂、天花粉、木香、甘草。功能化痰止咳,宽中行气。用于痰浊阻肺证,症见咳嗽,痰多黏稠,胸脘痞闷,苔白腻。

3. 肺阴亏耗证

症状:症见干咳,咳声短促,痰少黏白,或痰中见血,口鼻咽干,声音嘶哑,午后潮热,颧红,手足心热,夜寐盗汗,起病缓慢,日渐消瘦,神疲。舌红,少苔,脉细数。

病机析要:久咳耗阴,虚热内灼,肺失滋润,肃降无权。肺阴亏虚,阴液不足故见干咳少痰、咳声短促;虚热内灼,肺失滋润,肃降无权,则见痰中见血、口鼻咽干、声音嘶哑;虚热内盛,耗伤津液,则见午后潮热、颧红、手足心热、夜寐盗汗、口干咽燥;虚极日久,则日渐消瘦、神疲;舌质红、少苔,脉细数为肺阴亏虚,阴虚内热之象。

治法:养阴清热,润肺止咳。

方药:百合固金汤加减。百合甘苦微寒,滋阴清热,润肺止咳;生地黄、熟地黄并用,滋肾壮水,其中生地黄兼能凉血止血;麦冬甘寒,协百合以滋阴清热,润肺止咳;玄参咸寒,助二地滋阴壮水,以清虚火;当归治咳逆上气,伍白芍以养血和血;贝母清热润肺,化痰止咳;桔梗宣肺利咽,化痰散结,并载药上行;生甘草清热泻火,调和诸药。

加减:咳嗽较甚者加紫菀、款冬花、百部以收敛肺气;痰中带血者加牡丹皮、栀子、藕节、白茅根以凉血止血;潮热骨蒸者加银柴胡、青蒿、地骨皮、功劳叶以清虚热;痰黏难咳者加海蛤粉、海浮石、瓜蒌、黄芩以清热化痰。

中成药:百合固金丸,组成为百合、生地黄、熟地黄、玄参、麦冬、川贝母、当归、白芍、桔梗、甘草。功能为养阴润肺、化痰止咳。用于肺肾阴虚、虚火上炎证。症见燥咳少痰、咳声嘶哑,咽喉干痛,舌红少苔,脉细数。

（五）预防调护

本病预防的重点在于提高机体卫外功能,增强皮毛腠理御寒抗病能力,尽量避免接触过敏原。患者应注意适当休息,劳逸结合,注意起居饮食的调护,若有感冒则及时诊治。

第四节　变应性咳嗽

（一）概述

变应性咳嗽(atopic cough,AC)也是慢性咳嗽的常见原因,是指在临床上,某些慢性咳嗽患者具有特应质,痰嗜酸性粒细胞正常,无气道高反应性,糖皮质激素及抗组胺药物治疗有效的一类咳嗽。其发病机制有待进一步明确。有报道称真菌(担子菌)作为变应原引起的慢性咳嗽,抗真菌治疗有效。

临床主要表现为刺激性干咳,多为阵发性,白天或夜间均可咳嗽,油烟、灰尘、冷空气、讲话等容易诱发咳嗽,常伴有咽喉发痒。临床诊断上符合下述标准即可确诊:①慢性咳嗽,多为刺激性干咳;②肺通气功能正常,支气管激发试验阴性;③诱导痰嗜酸性粒细胞不增高;④具有下列指征之一:有变应性疾病史或变应原接触史;变应原皮试阳性;血清总 IgE 或特异性 IgE 增高;糖皮质激素或抗组胺药治疗有效。目前在治疗上以吸入 ICS 和 / 或口服抗组胺药物治疗为主,初期可短期口服小剂量糖皮质激素。

（二）中医病名

变应性咳嗽以干咳为主要临床表现,夜间咳嗽剧烈,吸入烟味、粉尘等可诱发或加重咳嗽,具有与哮喘类似的气道炎症,但有不同的功能异常。其表现亦有风的特性,故亦可归于中医"风咳""顽咳""咳逆"等范畴。

（三）病因病机

1. 病因

（1）邪气侵袭：本病以突发、不能自止的干咳、咽痒为主要临床表现,符合中医风邪"风者,善行而数变""无风不作痒"的特点。《素问病机气宜保命集》记载"寒、暑、燥、湿、风、火六气,皆令人咳",其中以风、火、燥为多;《诸病源候论》言"有十种咳,一曰风咳",均指出风邪犯肺致咳。肺为娇脏,上通鼻窍,外合皮毛,易受外邪侵袭,外邪为咳嗽常见的病因,"风为百病之长",故风邪是该病发生的重要因素。本病诸多症状如"突发咳嗽、咽痒"也与风之特性"风者,善行而数变""风盛则痒"相符合,风邪袭肺,伏于肺络,肺气失宣,宣降失常,肺气上逆,导致久咳、咽痒,故以风邪犯肺、肺失宣降为主要病机。风邪入内,侵袭肺脏,易引动伏痰,致肺气失宣,导致干咳、咽痒等症状,以致咳久未愈。

（2）素体亏虚：变应性咳嗽患者多为过敏体质,先天适应性调节能力较差和内环境紊乱的生理状态,导致机体易发生病变。造成患者病情反复发作,病程迁延不愈的本源内因乃是先天不足、肺脾气虚。肺气虚则卫外不固,腠理疏松,抗邪无力,淫邪来袭,即易入里犯肺,肺失宣肃,遂见咳嗽、气急等症;肺卫不固,亦祛邪无力,外邪内袭,稽留难去,久伏于肺,肺气被郁,则咳嗽缠绵日久,迁延反复;脾气虚则中运失健,津液布散失调,易聚生痰饮,痰饮伏肺,风痰搏结,遂见咳嗽、咳痰,往来反复。

2. 病机

（1）病位：本病病位在肺,与脾相关。外邪侵袭肺脏,致肺气不利而作咳,同时,若患者素体肺脾亏虚,则更易受邪气侵犯,易致咳嗽反复。

（2）病性：本病以素体亏虚,不耐外邪,邪气犯肺,肺气失宣而作咳为主,多为本虚标实之象。

（3）病机转化：外邪犯肺,若咳嗽日久不愈,邪气入里损伤肺脾,致肺脾两虚,脏腑功能紊乱,则易内生痰湿,阻滞气机,同时肺脾两虚,则更易感受外邪,如此反复,故见咳嗽遇感而发,迁延难愈。

（四）分证论治

1. 风邪犯肺证

症状：干咳或少痰,咳痰不畅,咳嗽多为阵发性,伴咽干咽痒,常因冷空气、异味、油烟、灰尘等诱发加重。舌苔薄白,脉浮,或紧,或弦。

病机析要：风邪犯肺,肺失宣降,则见干咳或少痰,咳痰不畅,伴咽干咽痒;风邪内伏,遇感而发,故见常因冷空气、异味、油烟、灰尘等诱发加重。舌苔薄白,脉浮,或紧,或弦为风邪犯肺之象。

治法：疏风解痉,宣肺止咳。

方药：止嗽散加减。方中紫菀与百部温润止咳,降气化痰;荆芥疏风解表,以祛外邪;白前降逆化痰,平喘止咳;陈皮理气燥湿化痰;桔梗宣肺利咽,升提肺气;甘草调和诸药,润肺缓急。全方宣降相合,疏风宣肺以解表邪,止咳化痰以调肺气,共奏疏风止咳、宣肺化痰之效。

加减：咽干者,加玄参、麦冬;咽痒明显者,加木蝴蝶、青果;偏于风寒者,加荆芥、防风、生姜以散风寒;偏于风热、咽痛红肿者,加牛蒡子、射干、马勃以散风热;偏于痰热者,加黄芩、鱼腥草、金荞麦以清热化痰。

中成药：可用苏黄止咳胶囊,具有明显的止咳、抗炎、缓急、平喘、化痰及免疫调节作用,可疏风宣肺,解痉止咳,用于风邪犯肺,肺气失宣。

2. 风燥伤肺证

症状：干咳,无痰或痰少黏腻,不易咳出,或痰中带有血丝,口干咽痒,咽喉干痛,鼻唇干涩,伴有头痛、身热等症。舌红少津苔薄黄,脉浮数或小数。

病机析要：燥邪伤肺,耗津灼液,肺失清肃,故见干咳、无痰或痰少黏腻,不易咳出;燥邪伤肺,损伤肺络,故见痰中带有血丝、口干咽痒、咽喉干痛;舌红少津苔薄黄,脉浮数或小数为风燥伤肺之象。

治法：疏风清肺,润燥止咳。

方药：桑杏汤加减。桑叶清宣燥热,透邪外出;杏仁宣利肺气,润燥止咳;豆豉辛凉透散,助桑叶轻宣透热;贝母清化热痰,助杏仁止咳化痰;沙参养阴生津,润肺止咳;栀子皮质轻而入上焦,清泄肺热;梨皮清热润燥,止咳化痰。

加减：若痰质清稀,恶寒无汗,苔薄白而干,脉浮弦,为凉燥之邪犯肺、卫气郁遏的表现,宜疏风散寒、润肺止咳,用杏苏散加减;若痰中带血,配生地黄、白茅根以清热止血;痰黏难出者,加紫菀、瓜蒌以润肺化痰;咽痛明显者,加玄参、马勃以清润咽喉。

中成药：蜜炼川贝枇杷膏,组成为川贝母、枇杷叶、桔梗、陈皮、水半夏、北沙参、五味子、款冬花、杏仁水、薄荷脑。辅料为蔗糖、蜂蜜。功能清热润肺,止咳平喘,理气化痰。适用于肺燥之咳嗽,痰多,胸闷,咽喉痛痒,声音沙哑。

3. 肺脾气虚证

症状：咳嗽频作,气短而喘,咳痰清稀,遇油烟等刺激性味更甚,昼夜均咳,夜间明显,食少,腹胀,便溏,伴少气懒言,神疲乏力,面白无华。舌淡苔白滑,脉弦细弱。

病机析要：久病咳喘,肺气虚损,宣降失职,气逆于上,则咳嗽不已,气短而喘;肺气虚,不能输布水津,聚湿生痰,故咳痰清稀;脾气虚,运化失职,则食欲不振而食少、腹胀、便溏;气虚全身脏腑功能活动减退,故少气懒言、神疲乏力;气虚运血无力,面部失养,则面白无华;舌淡,苔白滑,脉弦细弱,为气虚之征。

治法:健脾补肺,益气止咳。

方药:玉屏风散合过敏煎加减。黄芪益肺气、固卫表;防风辛温解表,为治风通用;加白术,与黄芪共用补脾建中,固表祛邪;乌梅、五味子酸甘入肺,配甘寒之银柴胡,合用敛肺润肺,益气生津,兼清虚热、抑虚阳。

加减:风邪夹寒可加用麻黄、桂枝、干姜、细辛等疏风散寒;夹热酌加菊花、薄荷、牛蒡子等疏散风热;夹湿加用茯苓、猪苓、泽泻等利水渗湿;有瘀酌加丹参、当归、桃仁等活血通络;痰盛选用姜半夏、陈皮、瓜蒌等化痰止咳;兼见肝火可用栀子、海蛤壳、牡丹皮等清肝泻火。

中成药:玉屏风颗粒,具有益气、固表、止汗之功效,用于表虚不固,自汗恶风,面色㿠白,或体虚易感风邪者。

(五)预防调护

变应性咳嗽中医治疗有一定优势,可取得令人满意的疗效。由于本病病程较长,迁延难愈,治疗棘手,所以要求患者除坚持服药外,平时应注重御寒保暖,避免受凉受热,加强个人体质锻炼,饮食忌肥甘厚味、辛辣香燥及烟酒等生痰蕴湿、化燥助热之品。

第五节 嗜酸性粒细胞性支气管炎

(一)概述

嗜酸性粒细胞性支气管炎(eosinophilic bronchitis,EB)是慢性咳嗽的常见病因之一,以气道嗜酸性粒细胞浸润为特征,痰嗜酸性粒细胞增高,但气道炎症范围较局限,其约 1/3 患者合并变应性鼻炎。临床表现主要为慢性刺激性咳嗽,常是唯一的临床症状,干咳或咳少许白色黏液痰,多为白天咳嗽,少数伴有夜间咳嗽。患者对油烟、灰尘、异味或冷空气比较敏感,常为咳嗽的诱发因素,一般无喘息、呼吸困难等气流受限相关症状。

EB 临床表现缺乏特异性,临床表现类似 CVA,体格检查无异常发现,痰嗜酸性粒细胞增高是必要诊断依据。其诊断必须结合病史,诱导痰(或支气管灌洗液)嗜酸性粒细胞计数、气道反应性测定和激素治疗有效等综合判断。符合以下全部标准可确诊 EB:①慢性咳嗽,表现为刺激性干咳或伴少量黏痰;

②肺通气功能正常,无气道高反应性,PEF变异率正常;③痰细胞学检查嗜酸性粒细胞比例≥2.5%;④排除其他嗜酸性粒细胞增多性疾病;⑤口服或吸入糖皮质激素有效。

（二）中医病名

嗜酸性粒细胞性支气管炎以慢性刺激性咳嗽为主要表现,且常为唯一症状,故其在中医学中可归属于"咳嗽""久咳"的范畴。

（三）病因病机

1. 病因

（1）外邪侵袭:本病病程较长,是为久病,此类患者常在感冒后发病,对油烟、异味、冷空气或空气中的漂浮微粒敏感,且患者常伴有咽痒不适的症状,所谓"风胜则痒",因此外感风邪是其中一个重要的发病环节。《医学三字经·咳嗽》曰"脏腑之华盖,呼之则虚,吸之则满。只受得本然之正气,受不得外来之客气",明确指出了肺位居高位而司其表,且其为清虚之脏,最易受外邪干扰,肺气壅遏,宣肃受阻,气逆而出现咳嗽之征象。而六淫外邪,其"风者,善行而数变",风性轻扬,来去无踪、急骤多变,又常与其他邪气结合,邪气干肺,肺失宣降,气机不利而致咳。

（2）脏腑内伤:"肺主气,属卫",久咳伤肺,肺气受损,宣降失司,不能正常宣散卫气,另外子病及母,肺病及脾,脾主生化,营卫之气均来自脾的生化,脾的功能受损会导致卫气生成不足,同时"脾主散精"亦受影响,会进一步影响到脾助肺脏宣散卫气的功能。卫气失于防御,则易感外邪,从而导致EB在感冒后会再次发作,咳嗽反复难愈。

2. 病机

（1）病位:本病病位在肺,与脾密切相关。外邪侵袭,首先犯肺,肺失宣降,气机不利而作咳。久咳伤肺,肺脾两虚,在外肺卫不固,在内生痰生湿。肺卫不固,则易受外邪,痰湿内蕴,则易阻滞气机,故见咳嗽咳痰反复发作。

（2）病性:本病为本虚标实之病,标实在于外感风邪,本虚在于肺脾两虚,两者互为因果,共同导致了本病迁延难愈的结果。

（3）病机转化:邪气犯肺,久病不愈,则易损伤肺脾;肺脾两虚,卫外不固,则易感邪外侵,两者相互转化,互为因果,如此反复,以致病程缠绵。

（四）分证论治

1. 风邪犯肺证

症状:咳嗽多为阵发性,咽痒则咳,干咳或少痰,痰白清稀,咳痰不畅,咽干咽痒,可伴见头痛,肢体酸楚,常因冷空气、异味、油烟、灰尘等诱发加重。舌苔薄白,脉浮,或紧,或弦。

病机析要:风邪犯肺,肺失宣降,则见咳嗽阵发、咽痒则咳、干咳或少痰、咳痰不畅;风邪内伏,遇感而发,故见常因冷空气、异味、油烟、灰尘等诱发加重;舌苔薄白,脉浮,或紧,或弦为风邪犯肺之象。

治法:疏风解痉,宣肺止咳。

方药:止嗽散加减。方中桔梗辛散开宣肺气,白前甘温降逆化痰,二者一升一降以恢复肺之宣降;荆芥祛风解表以透邪外出,紫菀、百部润肺止咳,陈皮理气化痰以增强止咳之力;甘草调和诸药,兼能利咽止咳。诸药合用,共奏解表宣肺、化痰止咳之功。

加减:偏于风寒者,加荆芥、防风、生姜以散风寒;偏于风热者,加牛蒡子、射干、马勃以散风热;偏于痰热者,加黄芩、鱼腥草、金荞麦以清热化痰;咽痒明显者,加木蝴蝶、青果;咽干明显者,加玄参、麦冬。

中成药:可用苏黄止咳胶囊、祛风降肺颗粒,组成为麻黄、紫苏子、紫苏叶、前胡、枇杷叶、蝉蜕、地龙、牛蒡子、五味子等,可疏风宣肺,解痉止咳,用于风邪犯肺,肺气失宣。

2. 肺脾两虚证

症状:咳嗽痰多,痰白清稀或痰白量多,易咳出,咳声低微,咽痒,易反复感冒,时有后背凉、畏寒、胃怕凉,或有腹痛、四肢不温、大便稀溏。舌体胖或有齿痕,舌质淡,舌苔白滑,脉沉。

病机析要:肺脾两虚,痰浊阻肺,则见咳嗽咳痰,痰多色白;肺脾两虚,失于温煦,故见时有后背凉、畏寒、胃怕凉,或有腹痛、四肢不温、大便稀溏;舌体胖或有齿痕,舌质淡,舌苔白滑,脉沉为肺脾两虚,气机不利,痰浊阻肺之象。

治法:化痰健脾,宣肺止咳。

方药:苓桂术甘汤合止嗽散加减。茯苓健脾利水,渗湿化饮;桂枝温阳化气,平冲降逆;白术健脾燥湿;炙甘草合桂枝以辛甘化阳,以襄助温补中阳之力,合白术益气健脾,崇土以利制水,亦可调和诸药;桔梗苦辛微温,宣通肺气;荆芥辛苦而温,芳香而散,散风湿,清头目,利咽喉;紫菀辛温润肺,苦温下气,补虚调中;百部甘苦微温,润肺止咳;白前辛甘微温,长于下痰止嗽;陈皮调中快膈,导滞消痰。

加减:遇寒较重加防风、紫苏叶、生姜以散邪;热邪伤肺,口渴烦心尿赤,加黄连、黄芩、天花粉;湿聚生痰,痰涎稠黏者加半夏、桑白皮、生姜、大枣。

中成药:人参保肺丸,组成为人参、罂粟壳、五味子、川贝母、陈皮、砂仁、枳实、麻黄、苦杏仁、石膏、甘草、玄参。功能益气补肺,止嗽定喘。用于肺气虚弱,津液亏损引起的虚劳久嗽,气短喘促等症。

（五）预防调护

嗜酸性粒细胞性支气管炎一般病程较长,适当预防调护可以有效减缓本病的发展。首先要预防感冒,避免感冒能有效预防慢性支气管炎的发生或急性发作;饮食宜清淡,忌辛辣荤腥及烟酒,避免生痰蕴湿;注意适当休息,避免过度劳累;坚持锻炼,提高机体抗病能力。

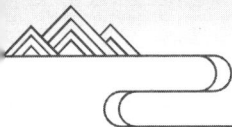

第三章　慢性咳嗽次见疾病

第一节　慢性支气管炎

（一）概述

慢性支气管炎是气管、支气管黏膜及周围组织的慢性非特异性炎症。临床以咳嗽、咳痰为主要症状，每年发病持续 3 个月、连续 2 年或 2 年以上。需要进一步排除以咳嗽咳痰、喘息症状为主要表现的其他疾病，如肺结核、肺脓肿、心功能不全、支气管扩张、支气管哮喘等疾患。

（二）中医病名

慢性支气管炎归属于中医"咳嗽""喘证""痰饮"等范畴，早在《黄帝内经》中就有记载。如《素问·五常政大论》云："……其发咳喘，其脏肺……其病喘。"指出了咳喘之疾，其病在肺，而肺之虚实皆可导致咳喘。汉代张仲景在《金匮要略》中专篇论述指出"病痰饮者，当以温药和之"的治疗原则，并创制了苓桂术甘汤、肾气丸、苓甘五味姜辛汤等方剂。历代医家在此基础上对本病的病因病机、防治等方面也有较详细的阐述，并有所发挥，在长期医疗实践中积累了一整套中医中药防治慢性支气管炎的临床经验。

（三）病因病机

目前多认为慢性支气管炎以肺、脾、肾三脏功能虚损为核心，又因外感六淫、饮食不节、情志失调等因素，产生痰、湿、热、瘀等实邪为标。病因方面，外感六淫反复犯肺，致肺气壅遏、宣降失常，久则耗伤肺气，卫外不固，形成易感外邪的恶性循环；内伤则以肺、脾、肾三脏虚损为主，肺虚则气失治节，津凝为痰；脾虚则运化失职，水湿聚痰，上贮于肺；肾虚则气化无权，水泛成痰，肾不纳气则气逆而喘。此外，情志失调、饮食不节可助生痰热，或致肝郁化火、木火刑金，进一步加剧咳喘。病机核心在于"正虚邪恋"，肺、脾、肾三脏虚损为本，痰、湿、热、瘀等实邪为标。外邪引动伏痰，或脾虚痰湿内生，壅塞肺络，致咳痰喘息；病程日久，气血运行不畅，痰瘀互结，阻滞气道，使病情胶着难愈；而正气亏虚则无力驱邪，外邪反复侵袭，形成虚实夹杂、缠绵反复的病理特点。若失治误治，痰瘀壅滞日甚，可进一步损伤肺络，导致肺气胀满、心血运行受阻，终致"肺胀"等重症。综上，本病病位主要在肺,与脾肾密切相关,正虚邪恋、气道壅滞为其根本病机。

(四)分证论治

慢性支气管炎常见症状是咳嗽、咳痰,文献统计发现慢性支气管炎主要证型为痰湿蕴肺证、痰热郁肺证、肝火犯肺证、肺阴亏耗证。

1. 痰湿蕴肺证

症状:咳嗽痰多、咳声重浊、痰白黏腻或稠厚或稀薄,每于晨间咳痰尤甚,因痰而咳,痰出则咳缓。兼胸闷、脘痞、呕恶、纳差、腹胀、大便时溏。舌苔白腻,脉濡滑。

病机析要:饮食生冷,脾胃不和,脾失健运,痰浊内生,上渍于肺,壅遏肺气,宣降失常,故见咳声重浊、痰多色白;气机不畅,故见胸闷、气促、喘息;舌苔白腻,脉濡滑为痰湿蕴肺之象。

治法:燥湿化痰,理气止咳。

方药:二陈汤合三子养亲汤加减。

加减:寒痰较重者,加干姜、细辛;脾虚明显者,加党参、白术;胸闷明显者,加枳壳、厚朴;痰黏难咯者,加海浮石、瓜蒌;久咳气虚者,加炙黄芪、五味子。

中成药:苏子降气丸、半夏止咳糖浆、二陈丸、六君子丸。

2. 痰热郁肺证

症状:咳嗽气息粗促,或喉中有痰声,痰多、质黏厚或稠黄,咳吐不爽或有热腥味,或吐血痰。兼胸胁胀满、咳时引痛、面赤,或有身热、口干欲饮。舌红苔薄黄腻,脉滑数。

病机析要:咳嗽不愈,或素体痰湿蕴肺,久而化热,痰热互结,壅塞于肺,肺失宣降,肺气上逆,故见咳嗽气息急促,或喉中有痰声,痰多稠黏或为黄痰,痰液咳吐不爽;痰热壅肺,损伤肺络,则痰有热腥味,或吐血痰;阻遏胸膈,故见胸胁胀满、咳引胸痛;热邪耗伤津液,故见面赤、身热、口干欲饮;舌红,苔薄黄腻,脉滑数为痰热郁肺之象。

治法:清热化痰,肃肺止咳。

方药:清金化痰汤加减。

加减:肺热较盛者,加石膏;痰多黏稠者,加葶苈子、瓜蒌皮;胸闷气促者,加苏子;痰中带血者,加白茅根、黄芩炭;大便干结者,加大黄、芒硝。

中成药:橘红颗粒(片、丸、胶囊)、复方鲜竹沥液、蛇胆川贝液(胶囊、软胶囊)、止咳橘红颗粒(丸、胶囊、口服液)、急支糖浆(颗粒)、羚羊清肺丸(散)、清肺抑火丸(片、膏、胶囊)。

3. 肝火犯肺证

症状:气逆作咳阵作,咳时面红目赤,咳引胸痛,可随情绪波动增减。兼烦热咽干,常自觉嗓子有痰,难以咳出,痰少质黏,或痰如絮条,口干口苦,胸肋胀痛。舌红,苔薄黄少津,脉弦数。

病机析要:肝郁化火,上逆侮肺,以致气逆阵咳;肝火上炎,故咳时面红,口苦咽干;木火刑金,炼液成痰,肺热津亏,则痰黏难以咳吐;肝肺络气不和,故咳引胸痛。

治法:清肺泻肝,化痰止咳。

方药:黄芩泻白散合黛蛤散加减。

加减:咳嗽气逆者,加旋覆花、代赭石;胸痛者,加郁金、丝瓜络;痰中带血较多者,加丹皮、生地黄、白茅根;急躁易怒者,加柴胡、龙胆草;咽干口燥者,加沙参、麦冬。

中成药:清热八味胶囊(丸、散)、黛蛤散。

4. 肺阴亏耗证

症状:干咳,咳声短促,痰少黏白,或痰中夹血,或声音逐渐嘶哑。兼午后潮热,颧红,手足心热,夜寐盗汗,口干咽燥,起病缓慢,日渐消瘦,神疲。舌质红,少苔,脉细数。

病机析要:肺阴亏虚,虚热内灼,肺失肃降,则干咳、咳声短促、痰少或见夹血、口干咽燥、咳声嘶哑;阴虚火旺,故午后潮热、颧红、盗汗;阴精不足,则形瘦神疲;舌质红,少苔,脉细数为肺阴亏耗之象。

治法:养阴清热,润肺止咳。

方药:沙参麦冬汤加减。

加减:咳嗽较重者,加紫菀、款冬花;干咳无痰者,加百合、贝母;痰中带血者,加白及、藕节、仙鹤草;潮热盗汗者,加地骨皮、银柴胡、五味子;声音嘶哑者,加玄参、胖大海、木蝴蝶。

中成药:养阴清肺膏(丸、颗粒、口服液、糖浆)、川贝雪梨膏(糖浆)。

(五)预防调护

部分患者可控制,不影响工作、学习;部分患者可发展成阻塞性肺疾病,甚至肺心病,预后不良。应监测慢性支气管炎的肺功能变化,以便及时选择有效的治疗方案,控制病情的发展。

第二节 支气管扩张症

(一)概述

支气管扩张症是呼吸系统常见的慢性疾病,是各种原因引起的支气管树的病理性、永久性扩张，导致反复发生化脓性感染的气道慢性炎症。主要致病因素为支气管感染、阻塞及周围组织的牵拉，部分有先天遗传因素。研究显示，40岁以上人群中支气管扩张症患病率为1.2%。

（二）中医病名

支气管扩张症属中医"咳嗽""咯血""肺痈"等范畴。关于支气管扩张症的发病机制，古代医家各有论述。张仲景《金匮要略》曰："咳而胸满，振寒脉数，咽干不渴，时出浊唾腥臭，久久吐脓如米粥者，为肺痈。"明代王肯堂在《证治准绳》中提到肺痈的主要临床表现为咯血或咳沫，与支气管扩张症症状表现相似。《医门法律·肺痿肺痈门》认为肺痈由"五脏蕴祟之火，与胃中停蓄之热，上乘乎肺"，认识到他脏及肺的发病机理。

（三）病因病机

目前多认为支气管扩张的病机中，先天肺、脾、肾等脏腑不足为本，复因外感或情志、饮食所伤，致痰、热、风、火、瘀等实邪为标。疾病后期痰、热、风、火、瘀等病理因素相互转化，相互影响，相互错杂，致使本病迁延难愈。支气管扩张症病理因素以痰、热、气虚、湿为主，涉及肺脾。发作期可见外寒内饮证、痰热壅肺证、寒痰阻肺证、肝火犯肺证，缓解期可见肺阴虚、气虚血瘀、肺肾气虚证。

朱良春认为支气管扩张症基本病机为肺、脾、肾三脏不足为本，兼有外感或内伤所致痰、热、风、火、瘀等实邪为标。邵长荣认为支气管扩张症病位在肺，但涉及心、肝、脾、肾等脏，其发病多与虚、痰、瘀有关，为多种因素共同作用的结果。宋康认为支气管扩张症患者多先天禀赋不足，邪之所凑，其气必虚，因此患者往往易受外邪侵袭而发病。许建中认为支气管扩张症主要由于痰瘀化热，日久易伤及气阴；基本病机为本虚标实，以肺气阴两虚为本，痰、瘀、热为标。周平安认为支气管扩张多继发于肺部感染之后，基本病机为平素痰湿内阻，影响肺失宣降，故反复咳嗽、咳痰。

（四）分证论治

1. 急性发作期

（1）外寒内饮证

症状：外感风寒之恶寒发热，周身酸痛，口干不欲饮，咳嗽、咳痰、痰色白质稀。苔白滑，脉浮滑。

病机析要：风寒之邪侵犯卫表，内郁于肺，或内外合邪，肺卫同病，肺失宣降，出现恶寒、发热、咳嗽等表证。

治法：解表散寒，温肺化饮。

方药：小青龙汤加减。

加减：咳嗽较剧者，加紫菀、款冬花；喘促明显者，加紫苏子；痰液清稀量多者，加白术、茯苓；形寒肢冷者，加附子；咯血者，加白及、仙鹤草。

中成药：小青龙颗粒、射干麻黄丸。

（2）痰热壅肺证

症状：咳嗽，咳吐黄痰，咯鲜血，发热。舌红，苔黄，脉滑数。

病机析要：正邪交争于肌表，故见发热；咳嗽不愈，或素体痰湿蕴肺，久而化热，痰热互结，壅塞于肺，肺失宣降，肺气上逆，故见咳嗽、咳吐黄痰；痰热壅肺，损伤肺络，故见咯血色鲜红；舌红，苔黄，脉滑数为痰热壅肺之象。

治法：清热化痰。

方药：苇茎汤或清金化痰汤加减。

加减：咳嗽剧烈者，加前胡、枇杷叶；咳痰量多，加葶苈子；痰中带血或咯血者，加白茅根、仙鹤草、侧柏叶；发热明显者，加石膏；胸闷胸痛者，加瓜蒌皮、郁金。

中成药：橘红颗粒（片、丸、胶囊）、复方鲜竹沥液、蛇胆川贝液（胶囊、软胶囊）、止咳橘红颗粒（丸、胶囊、口服液）、急支糖浆（颗粒）、羚羊清肺丸（散）、清肺抑火丸（片、膏、胶囊）。

（3）寒痰阻肺证

症状：咳嗽，咳白痰，口淡，胸闷，便溏，纳差。舌淡，苔白腻，脉细滑。

病机析要：饮食生冷，脾胃不和，脾失健运，痰浊内生，上渍于肺，壅遏肺气，宣降失常，故见痰多色白；气机不畅，故见胸闷；寒痰中阻，脾为湿困，故口淡、大便时溏；舌苔白腻，脉细滑为寒痰阻肺之象。

治法：温中散寒，燥湿化痰。

方药：二陈汤和理中汤加减。

加减：咳嗽较剧者，加紫菀、款冬花；喘息不得卧者，加葶苈子、苏子；形寒肢冷者，加附子、细辛；胸闷痞满者，加枳壳、厚朴。

中成药：二陈丸、理中丸。

（4）肝火犯肺证

症状：咳嗽，咯鲜血，心烦，口苦，胁痛。舌红，苔黄，脉弦数。

病机析要：木火刑金、热伤肺络，故见咯血色鲜红；肝火上炎，故见心烦、口苦；肝肺络气不和，故咳引胸胁痛。

治法：清热降气化痰。

方药：旋覆代赭汤合黛蛤散加减。

加减：咳嗽剧烈者，加桑白皮、地骨皮、枇杷叶、前胡；咯血较多者，加白茅根、侧柏叶、仙鹤草、三七粉、花蕊石；胸胁胀痛者，加郁金、香附、青皮；烦躁易怒者,加龙胆草、栀子;口干口苦者,加天花粉、芦根。

中成药:清热八味胶囊(丸、散)、黛蛤散。

2. 缓解期

(1)肺阴虚证

症状:咳嗽,少痰,口干咽燥,潮热盗汗。舌红,少苔,脉细数。

病机析要:肺阴亏虚,虚热内灼,肺失肃降,故见咳嗽少痰,口干咽燥;阴虚火旺,故见潮热盗汗;阴精不足,则舌红,少苔,脉细数。

治法:滋阴润肺,止咳化痰。

方药:百合固金汤加减。

加减:咳嗽较甚者,加紫菀、款冬花;咯血者,加白及、仙鹤草、侧柏叶;潮热盗汗者,加地骨皮、知母、浮小麦;声音嘶哑者,加诃子、木蝴蝶;气短乏力者,加太子参、黄芪。

中成药:百合固金丸。

(2)气虚血瘀证

症状:咳嗽,咯淡红色血或暗红色血夹血块,气短,胸闷,自汗。舌淡,苔白,脉细涩。

病机析要:气虚,无力推动血液运行,瘀血阻滞,故见咯吐血色淡红或暗红成块;气血运行不畅,故见胸闷;阴阳失调、腠理不固,故见自汗出;舌淡,苔白,脉细涩,为气虚血瘀之象。

治法:补气活血,通络止咳。

方药:补阳还五汤加减。

加减:咯血者,加三七粉、白及粉、侧柏叶、仙鹤草;咳嗽痰多者,加半夏、陈皮;痰黄黏稠者,加黄芩、瓜蒌;气短乏力明显者,加人参、黄精;胸闷胸痛者,加郁金、降香。

中成药:消栓肠溶胶囊、复方地龙胶囊等。

(3)肺肾气虚证

症状:咳嗽咳痰无力,痰白清,伴有气短,倚息不能平卧,张口抬肩,面色晦暗,形寒肢冷,小便清长或少尿,大便溏泻。舌淡苔白润,脉沉细无力。

病机析要:肺为气之主,肾为气之根,久病则肺虚,肺之主气功能失常,肺虚及肾,金不生水,致肾气衰惫,肺不主气,肾不纳气,故见咳嗽咳痰无力、痰白清、气短、倚息不能平卧、张口抬肩;肺气虚,则形寒肢冷、面色晦暗;肾气虚,膀胱固摄功能失调,故见小便清长或少尿;肺主通调水道,肺气虚津液失于输布,湿邪内聚,脾为湿困,故见大便溏泻;舌淡苔白润,脉沉细无力为肺肾气虚之象。

治法：补肺益肾，止咳化痰。

方药：金匮肾气丸和参蛤散加减。

加减：咳逆喘促较甚者，加蛤蚧粉、沉香粉；咳痰清稀量多者，加干姜、细辛、法半夏；动则汗出者，加黄芪、煅牡蛎；腰膝酸软者，加杜仲、桑寄生；兼见血瘀者，如面色晦暗、唇甲发绀，加丹参、川芎、桃仁。

中成药：补肺丸、补中益气丸、人参保肺丸。

（五）预防调护

平素体质虚弱或有慢性疾病患者，易感受外邪，应特别注意寒温适度，起居有时。肺有蕴热或平素肺虚者，应避免食用辛辣炙煿类食物，严禁烟酒，以免燥热伤肺。

康复方面：本病患者康复阶段多表现为气阴两虚，应辨证选用益气养阴之剂，如沙参麦冬汤、生脉散等。胃纳不佳者，可选用香砂六君子丸、香砂枳术丸等。食疗方面可酌情选用薏苡仁粥（薏苡仁50g，糯米适量，煮粥食用）、沙参麦冬粥（南北沙参各15g、麦门冬15g，加糯米若干，煮粥）、百合粥（百合50~100g，加少量糯米煮粥）。

第三节　间质性肺病

（一）概述

间质性肺疾病（ILD）是一类以弥漫性肺实质、肺泡炎症和间质纤维化为病理基本病变的疾病的总称，临床表现为干咳、渐进性劳力性呼吸困难；查体可见双下肺吸气末捻发音或湿啰音、杵状指；影像学可见不同程度的蜂窝网格影。

干咳是间质性肺疾病最主要的临床症状之一，临床上诊断间质性肺疾病相关性咳嗽滞后于间质性肺疾病本身的诊断，且往往需要排除其他引起咳嗽的常见原因如呼吸道感染、慢性阻塞性肺疾病、支气管哮喘等。

（二）中医病名

本病当归属于中医学"咳嗽""肺痿"范畴。《素问·痹论》中记载风寒湿三种邪气杂合侵袭肺卫，肺气失于宣发可病发肺痹，表明感受外邪是发病的重要因素。《素问·五脏生成》篇有因过度饮酒、房劳发生肺痹的记载，可能与过度饮酒，辛热伤阴有关，而肺为娇脏不耐寒热，肺阴耗伤，加之房劳伤肾，肾虚盗用母气，则肺气更虚发为肺痿。华佗《华氏中藏经》中有因愁忧思喜怒情志失调，导致身体气机郁结，气滞血瘀而发为本病的描述，认为本病的发生与情志失调相关,肺气郁闭是病机的关键。东汉张仲景《金匮要略·肺痿肺痈咳嗽上气病脉证治》中首载了"肺痿"这一病名,认为发病机制有肺热叶焦与肺气虚寒之别,为本病的辨证论治奠定了基础。

(三)病因病机

1. 病因

感受外邪:外邪侵袭,肺气不利,肺失宣肃,上逆而咳,肺失治节,气血失运,瘀血内生,气血不荣,肺气痿弱不用;或长期处于空气污浊的环境,浊气沉降,壅滞于肺,肺失治节,气血不荣,肺气痿弱。

肺津耗伤:久嗜烟草,熏灼肺系,肺气耗伤,津液不布,痰浊内生,瘀血渐成,痰瘀阻滞,肺失治节,气弱不用,肺痿渐成;或邪热毒邪伤及肺系,灼伤肺津,瘀血内生,肺叶痿废,肺失治节,咳喘乃生。

2. 病机

基本病机是外感或内生之邪气上干于肺,肺气失宣,气血失运,肺气痿弱,失于治节,变生诸症。其病位早期在肺,逐渐影响至脾肾。病性多属虚实夹杂,缓解期症状表现以气虚血瘀,肺失宣降为特点;急性发作期以痰热瘀阻,肺失宣降为特点。多因先天禀赋特殊,或后天失于调养,瘀血、痰浊内生,肺失治节,宣降失常,气逆而为咳嗽、气短;病久子病犯母,脾失健运,水谷不能化生,痰浊内生,因实致虚,气血渐亏,甚则母病及子,肾失摄纳,终致喘息汗出,肺气乃绝。肺痿属内伤虚证,病情多较重难愈,如治疗及时得当,调理适宜,病情稳定改善,可带病延年;若治疗失当,或不注意调摄,则可使病情恶化,以致不治。

(四)分证论治

1. 虚热证

症状:咳吐浊唾涎沫,质黏不易咳出,气短,活动后喘息。兼见形体消瘦,皮毛干枯或潮热盗汗,手足心热,心悸虚烦或失眠多梦。舌红质干,脉虚数。

病机析要:肺主气,司呼吸,肺阴虚,虚热内生,虚热灼炼津液而为痰浊,故见涎沫质黏不易咳出;肺为水之上源,津液不布,形体失养,故见形体消瘦,皮毛干枯;虚热上扰,故见手足心热、心悸虚烦或失眠多梦;肺叶痿废,动则耗气,故见活动后气短喘息;舌红,质干,脉虚数为虚热之象。

治法:养阴清热,润肺生津。

方药:清燥救肺汤加减。

加减:心阴不足者,合黄连阿胶汤;肾阴不足者,合用麦味地黄汤;火盛,出现虚烦、呛咳、呕逆者,加竹茹、黄连;咳吐浊唾黏痰、口干欲饮者,加天花粉、知母、川贝母;津伤甚者,加北沙参、玉竹;潮热者,加银柴胡、地骨皮。

中成药:知柏地黄丸、麦味地黄丸、百合固金丸。

2. 虚寒证

症状:咳吐涎沫,质地清稀量多,形寒气短。兼有小便数,咳则遗尿。舌淡润,苔白,脉虚弱。

病机析要:肺为水之上源,肺气虚寒,不能摄津,故见咳吐涎沫、清稀量多;阳虚失去温煦,故见形寒气短;不能制约下焦,故见小便数、咳则遗尿;舌淡润,苔白,脉虚弱为虚寒之象。

治法:温肺益气。

方药:甘草干姜汤加减。

加减:咳唾涎沫不止,咽燥而渴者,用生姜甘草汤;脾气虚弱者,用补中益气汤、保元汤或六君子汤;肾阳不足者,用拯阳理劳汤;肾气亏虚者,用金匮肾气丸。

中成药:金匮肾气丸、桂附地黄丸、右归丸、理中丸。

3. 上热下寒证

症状:咳唾涎沫,咽干口燥,兼见形寒肢冷、下利泄泻、腰膝酸软、小便清长。舌红,苔薄白,脉沉细。

病机析要:久病耗伤肺阴,虚热内生,肺失肃降,津液输布失常,上逆为痰为沫,故见咳吐浊唾涎沫;肺中虚热,津液被灼,故见咽干口燥;久病及肾,阴损及阳,损伤肾阳,肾阳虚衰则见腰膝酸软、小便清长;肾阳虚不能温煦脾阳,致脾失健运,水谷精微输布失常,水湿内停,症见形寒肢冷、下利泄泻;舌红,苔薄白,脉沉细为上热下寒之象。

治法:寒热平调,温清并用。

方药:麻黄升麻汤加减。

加减:上热较重,口舌生疮者,加黄连、知母;四肢厥逆者,加黑附子、肉桂;静卧喘息、咽干下利者,合桂附八味汤。

中成药:乌梅丸、交泰丸。

4. 肾虚血瘀证

症状:喘促气短,动则尤甚,唇面发绀。兼有腰痛、夜尿多。舌暗红或有瘀斑瘀点,脉虚涩。

病机析要:肺主气,司呼吸,肾主纳气,久病及肾,母病及子,肾失摄纳,虚气上逆,故见喘促气短、动则尤甚;腰为肾之府,病深及肾,故见腰痛;肾虚蒸腾气化不利或失于封藏,故见夜尿多;久病入络,瘀血内生,故见唇面发绀;舌暗红或有瘀斑瘀点,脉虚涩为肾虚血瘀之象。

治法:纳气定喘,活血化瘀。

方药:七味都气丸合柴胡疏肝散加减。

加减:瘀血重者,加水蛭、土鳖虫。

中成药:百令胶囊、金水宝胶囊、血府逐瘀胶囊。

（五）预防调护

恶性肿瘤放疗引起的应及早进行中医药的预防,可以减轻或避免本病的发生;因职业环境引起的,应采用职业防护措施,减少有害物质的吸入;对药物引起的,应该提高临床医务人员的知晓率,加强某些药物的管理,必要时应提前告诉患者;对不能明确原因引起的纤维化,应该引起高度重视,密切观察,进行糖皮质激素的规律应用。平时应该进行肺功能康复锻炼,注意避免上呼吸道感染。

第四节 胸外科术后咳嗽

（一）概述

胸外科手术作为治疗食管、肺、纵隔、胸壁、胸膜等脏器疾病的重要手段之一,应用广泛。但是手术也不可避免地对机体造成一定的损伤,引发肺部炎性细胞因子的过度分泌,刺激气道出现术后高反应性,导致各种肺部并发症的发生。在各种术后并发症中,又以术后顽固性咳嗽最为常见,多呈长期、反复发作之势,可由手术造成气道的实质性损伤、胃食管反流、气道高反应性等多种病因导致,各种致病因素中,以气道高反应性顽固性咳嗽较为常见。

术后咳嗽一般术后的3个月会自然缓解,不需治疗;但是有少部分患者,因自身症状明显需行镇咳治疗;或因症状持续时间较长向慢性咳嗽方向发展,主要表现为刺激性干咳,尤其大笑及深呼吸后,或因体位发生改变时出现咳嗽,通过常规内科治疗效果往往不是很明显,对患者生活质量有很大影响。

（二）病因病机

胸外科术后咳嗽病位在肺,尤与脾胃相关,病机总属本虚标实,本虚以气阴两虚为主,标实以痰湿、瘀血为主,其中以痰湿最为多见。胸外科手术为金刃之伤,金刃致腠理开,肺脏受损,耗气伤血,术后正气亏虚,腠理未闭,卫外不固,风邪可乘虚侵袭,伏于肺络,风性善行数变,易致气道挛急,肺失宣肃,发为咳嗽;肺主气、司呼吸,肺脏损伤,肺气受损,日久伤及肺阴,肺失濡润,气阴两伤,阴液亏虚,阴不制阳,虚热内生,损灼肺络,致使肺之宣发肃降失司,气逆于上,亦可发为咳嗽;术后气血耗伤,脾胃虚弱,运化失职,痰湿内生,上壅于肺,肺气阻滞,发为咳嗽;手术金刃损伤血络,血不循经,积而成瘀,加之术后气虚无力推动血行,加重血瘀,瘀血如果停滞于肺,影响肺宣发肃降功能,最终也会导致咳嗽的发生。

(三)分证论治

根据现有文献,胸外科术后咳嗽最常见证型有风邪伏肺证、气阴两虚证及痰湿蕴肺证。

1. 风邪伏肺证

症状:阵发性干咳或呛咳,遇冷空气、异味等刺激加重,咽痒即咳,夜间或晨起明显,少痰或痰黏难咯。舌淡红,苔薄白,脉弦或浮。

病机析要:术后金刃致腠理开,损伤肺脏,肺气不足,卫外不固,风邪侵袭,伏于肺络,郁闭气道,致肺失宣肃、气道挛急,表现为阵发性呛咳、咽痒即咳;术后正气未复,风邪伏络,遇风、冷空气、异味等易引动,反复发作;术后气血耗伤,加之久咳伤肺,气不布津,肺络失润,见少痰或痰黏难咯;舌淡红,苔薄白,脉弦或浮提示风邪未散。

治法:疏风解痉,宣肺止咳。

方药:止嗽散加减。

加减:痰黄者,加连翘、薄荷;痰黏难咯者,加浙贝母、瓜蒌皮、半夏、茯苓;咽干甚者,加麦冬、南沙参。

中成药:苏黄止咳胶囊、止嗽立效丸、宣肺止嗽合剂。

2. 气阴两虚证

症状:咳嗽无力,声低气短,干咳,无痰或痰中带血丝,口干咽燥,自汗盗汗,神疲乏力,手足心热,大便干结。舌红少苔或有裂纹,脉细数或弱。

病机析要:因手术创伤耗伤气血,肺气亏虚则推动力弱,宣发不及,故咳嗽无力、声低气短;肺阴亏耗,阴不制阳,虚火内生,灼伤肺络,故见干咳、痰中带血、口干咽燥;虚火循经外浮则手足心热;气阴不足则卫外不固,机体失养,故见乏力、自汗盗汗;肺阴亏虚,津液不能下润大肠,肠道失濡,传导失司,故大便干结;舌红少苔、裂纹、脉细数或弱为机体气阴不足之象。

治法:益气养阴,润肺止咳。

方药:沙参麦冬汤合生脉散加减。

加减:潮热、盗汗者,加地骨皮、银柴胡;痰中带血者,加白及、仙鹤草;纳差者,加山药、茯苓、白术。

中成药:生脉饮口服液、百合固金丸、养阴清肺口服液。

3. 痰湿蕴肺证

症状:咳嗽痰多,色白黏稠,晨起咳痰尤甚,胸闷脘痞,口干不欲饮,纳呆便溏。舌淡胖,边齿痕,苔白腻,脉滑。

病机析要:术后气血耗伤,损伤中焦脾胃之气,脾失健运,水谷不化,水湿内生,聚湿成痰,痰湿壅肺,肺失宣降,故见咳嗽痰多、胸闷;湿性黏腻,故痰液白黏稠;晨起阳气升发,痰随气逆,故晨起咳痰尤甚;脾虚湿阻,胃失和降,故脘痞、纳呆便溏;湿郁中焦,津不上承,则口干不欲饮;舌淡胖,边齿痕,苔白腻,脉滑为痰湿内盛之象。

治法:健脾化痰,宣肺止咳。

方药:二陈汤合三子养亲汤加减。

加减:痰黄稠黏者,加黄芩、鱼腥草;胸胁胀满者,加厚朴、枳壳;气虚者,加党参、黄芪。

中成药:橘红痰咳颗粒、二陈丸、祛痰止咳颗粒。

(四)预防调护

建议清淡饮食,不要吃辛辣、刺激性食物,以免加重咳嗽症状。

第五节 肺部肿瘤

(一)概述

肺癌相关性咳嗽是肺癌患者因肿瘤、肿瘤并发症及肿瘤治疗引起的咳嗽,以刺激性干咳为主要特征。咳嗽是肺癌患者最常见的自诉症状,早期肺癌约60%~80%的患者有咳嗽症状,多为持续性、阻塞性,且反复发作,严重影响患者的生活质量,临床实践中应定期评估咳嗽的严重程度。其发病可能由于突出于气道内的病变或气道外病变的压迫而引起的咳嗽症状,在外周性病变中几乎未出现咳嗽。此外,往往还出现咳痰、血痰、胸痛、呼吸困难等症状,凡病史及胸部X线表现疑为本病者,应通过纤维支气管镜检查等以进行组织学诊断。有吸烟史者,可出现慢性咳嗽,不明原因时,应警惕肺癌的可能。肺癌引起的咳嗽无根治疗法,主要治疗原发病,可采用外科手术、放疗或化疗等,也可给予镇咳药。初期表现为刺激性干咳,晚期表现为严重咳嗽、咳痰、呼吸困难、咯血等。肺癌相关性咳嗽病程长,易复发,难控制。

（二）中医病名

肺癌相关性咳嗽于古代医学之中并无专门的病名,中医学理论认为当归属于"肺积""久咳""久嗽"等范畴。

（三）病因病机

肺癌为人体正气虚损和邪实入侵共同作用引发的疾病,与肺、脾、肾三脏的功能失调密切相关。病机为正虚邪实,正气虚弱,癌毒内结,外感邪气等导致痰浊、癌毒阻滞气道,肺失宣降而发咳嗽。治宜益气化痰,疏风宣肺。中医古籍中关于肺癌相关咳嗽的记载较多。《难经》有云:"肺之积,名曰息贲,在右胁下……久不已,令人洒淅寒热,喘咳,发肺壅。"《圣济总录》曰:"肺积息贲气胀满咳嗽,涕唾脓血。"中医学理论认为,肺主气,司呼吸,开窍于鼻,又主宣发肃降,通调水道。肺癌患者岩肿积聚胸中,阻碍肺气,导致气道受阻,痰湿聚积,肺失宣降,痰气上逆而发咳嗽。而老年肺癌患者正气虚弱,不耐气候之变,更易感受风寒之邪,侵袭肺部,"风盛则挛急",故而可见气急、咽干等症。治宜疏风宣肺,益气化痰。

（四）分证论治

根据现有文献,肺部肿瘤相关性咳嗽最常见证型有气阴两虚证、痰湿蕴肺证、痰热郁肺证、痰瘀互结证。

1. 气阴两虚证

症状:干咳,无痰,或痰少质黏,或痰中带血、咯血,声音嘶哑,偶有胸痛,口干咽燥,潮热盗汗,神疲乏力,食欲不振,失眠多梦。舌红少苔,脉细数。

病机析要:癌毒邪气久耗肺之气阴,肺失宣肃,气逆于上,故见干咳、声音嘶哑;久病或癌毒伤阴,肺阴亏损,虚火内生,灼伤肺络,则见痰少质黏、痰中带血、咯血、胸痛;虚火灼伤津液,津液不能上承,故口干咽燥;虚火扰动,迫津外泄,则潮热盗汗;虚火扰心,心神不宁,故失眠多梦;肺虚日久累及脾胃,子病犯母,脾失健运,气血生化不足,故食欲不振、全身乏力;舌红少苔,脉细数为气阴两虚之象。

治法:益气养阴,润肺止咳。

方药:百合固金汤合生脉散加减。

加减:虚热甚者,加地骨皮、银柴胡;盗汗明显者,加煅牡蛎、浮小麦;烦躁甚者,加醋柴胡、郁金;咯血鲜红者,加仙鹤草、茜草、代赭石。

中成药:生脉饮口服液、养阴清肺口服液。

2. 痰湿蕴肺证

症状:咳声重浊,痰多色白黏腻或稠厚或稀薄,胸闷胸痛,气短,倦怠无力,脘痞纳呆,呕恶,大便时溏。舌淡胖,或有齿痕。苔白腻,脉濡滑。

病机析要：癌毒邪气侵犯肺脏，肺气虚弱，子盗母气，则脾气亦虚，脾虚失运，水湿内停，痰湿阻滞肺络，肺气壅塞，宣降失常，故见咳声重浊、痰多色白，或黏腻或清稀；痰湿阻肺，气机阻滞，胸中气机不畅，故胸闷胸痛、气短；痰湿困阻中焦，脾胃升降失常，故脘痞纳呆、呕恶、大便溏；脾虚不能运化水谷精微，气血生化乏源，故倦怠无力；舌淡胖有齿痕，苔白腻，脉濡滑为痰湿阻滞之象。

治法：健脾燥湿，化痰止咳。

方药：六君子汤合三子养亲汤加减。

加减：痰多黏腻难咯者，加瓜蒌皮、胆南星；胸闷脘痞甚者，加木香、枳壳；便溏者，加炒薏苡仁、山药、莲子；倦怠乏力甚者，加黄芪、山药。

中成药：二陈丸、参苓白术丸、橘红丸。

3. 痰热郁肺证

症状：咳嗽剧烈，气息粗促，痰多质黏厚或稠黄，或痰中带血，或喉中痰鸣，或有热腥味，或咯血，胸胁胀痛，面赤，身热，口干口苦。舌红苔黄腻，脉滑数。

病机析要：癌毒内蕴损伤肺脏，或外感热邪入里，或痰湿郁久化热，热邪灼津成痰，痰热胶结，壅塞肺络，肺失清肃，肺气上逆，故见咳嗽剧烈、气息粗促；痰液受热煎灼，黏稠色黄，壅阻气道则喉中痰鸣；热毒壅滞，腐败血肉，故痰有腥味；痰热郁久，灼伤肺络，血溢脉外，则痰中带血或咯血；痰热壅滞，气机不畅，肺气不宣，肝气不降，故胸胁胀痛；痰热上攻头面，则面赤；热邪循经充斥内外，故身热；热盛伤津，津不上承，则口干；热郁肝胆，胆汁上泛，故口苦；舌红，苔黄腻，脉滑数为痰热内蕴之象。

治法：清热化痰，宣肺止咳。

方药：清金化痰汤合泻白散加减。

加减：痰中带血或咯血者，加白茅根、侧柏叶、藕节炭；胸痛者，加郁金、赤芍；便秘者，加生大黄；口干渴甚者，加天花粉、芦根；热毒明显者，加白花蛇舌草、半枝莲。

中成药：清气化痰丸、复方鲜竹沥液。

4. 痰瘀互结证

症状：咳嗽沉闷，痰黏难咯，或咯血暗红，胸闷气憋，伴胸胁刺痛，面色暗沉，口唇发绀，烦躁易怒，日间昏沉，倦怠乏力，夜间失眠多梦。舌紫暗或有瘀斑，舌下络脉迂曲，苔腻，脉弦滑或涩。

病机析要：素体本虚，久病入络，肺气不利，气滞血瘀，瘀阻气机，津液输布失常，聚湿成痰，痰浊与瘀血胶结，阻滞肺络，故见咳嗽沉闷、咯血暗红、胸胁刺痛；痰瘀壅塞肺络，肺气宣降失司，气机壅滞，故胸闷气憋；瘀血阻滞头面络脉，气血不荣,则面色暗沉、口唇发绀;瘀阻心络,心神失养,故烦躁易怒、失眠多梦;痰瘀日久化热,热灼津液,则痰黏难咯;痰瘀久羁耗伤气血,正气虚弱,故日间昏沉、倦怠乏力;舌质紫暗或有瘀斑、舌下络脉迂曲、苔腻、脉弦滑或涩,皆为痰瘀互结之象。

治法:化痰逐瘀,通络止咳。

方药:血府逐瘀汤合千金苇茎汤加减。

加减:痰黏难咯者,加海浮石、皂角刺;咳嗽剧烈者,加百部、杏仁;咯血量多者,加三七粉、花蕊石;气虚者,加黄芪、太子参、党参;夜寐不安者,加以酸枣仁、五味子、首乌藤;胸胁疼痛明显者,加延胡索、郁金。

中成药:血府逐瘀胶囊、丹蒌片、内消瘰疬丸、清肺散结丸。

（五）预防调护

戒烟、避免接触过敏因素、预防感冒、积极治疗原发病;忌食辛辣、油腻、寒凉之品,忌食海腥食物;可按摩迎香穴、风池穴,注意休息。

第六节　心理性咳嗽

（一）概述

心理性咳嗽是由于严重的心理问题或有意清喉引起,也称为习惯性咳嗽或心因性咳嗽,是儿童慢性咳嗽的原因之一,也可见于 40~45 岁以上中年妇女,男性患者较为少见。也还与器质性疾病共存,特别是哮喘和声带疾病,典型表现为日间咳嗽,专注于某一事物及夜间休息时咳嗽消失,常伴随焦虑症状。咳嗽是呼吸系统疾病常见的症状,而心理性咳嗽往往是由精神紧张或情绪波动而不能自制所致,多为阵发性剧咳,面部涨红汗出,甚至因呼吸肌痉挛表现为屈背弓腰,胸胁痛,腹压增高刺激膀胱逼尿肌收缩而发生小便失控。唯入睡后咳止,睡眠不受影响。有的患者咽部会有异物感。应与慢性咳嗽的其他病因,如咳嗽变异性哮喘、胃食管反流、感染后咳嗽等进行鉴别。

（二）中医病名

中医学并无此病名,根据其临床表现与《内经》中所谓的"肝咳""心咳"有相似之处。如《素问·咳论》谓"肝咳之状,咳则两胁下痛……""心咳之状,咳则心痛,喉中介介如梗状……"

（三）治疗

儿童心理性咳嗽的主要治疗方法是暗示疗法,可以短期内使用止咳药物辅助治疗；对年龄大的患者可以辅以心理咨询或精神干预治疗，适当应用抗焦虑药物。中医治疗可用镇肝养心药联合心理治疗。

（四）预防调护

日常注意保持良好的生活习惯，保持平和的心态，有助于缓解症状。

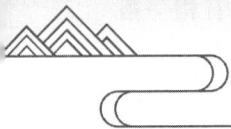

第四章 难治性慢性咳嗽

（一）概述

1. 概念

难治性慢性咳嗽（chronic refractory cough，CRC）是指遵循中国《咳嗽的诊断与治疗指南（2021）》，咳嗽时长 >8 周，经过推荐的规范检查和治疗后，原因仍然不明的慢性咳嗽；或经过针对慢性咳嗽已知病因的经验性治疗，咳嗽仍不能缓解的慢性咳嗽；或部分有慢性咳嗽病因的检查证据，但治疗效果差，咳嗽持续的慢性咳嗽。难治性慢性咳嗽的临床表现以慢性刺激性干咳为主，伴咽痒或异物感，对油烟、灰尘、异味及冷空气敏感，有时讲话及紧张亦会引起咳嗽，严重影响患者生活质量。长期以来，国内外关于难治性慢性咳嗽的定义尚未完全统一。早期有文献称之为"特发性慢性咳嗽（idiopathic cough）"，美国胸内科医师学会（American College of Chest Physicians，ACCP）推荐使用"不明原因咳嗽（unexplained cough）"的概念，意在强调患者可能存在潜在的、以目前的医疗技术条件尚未能明确的咳嗽病因，既往《咳嗽的诊断与治疗指南》将这一类咳嗽归为不明原因慢性咳嗽。根据新近发表的《中国难治性慢性咳嗽的诊断与治疗专家共识》，难治性慢性咳嗽亦包括了不明原因慢性咳嗽。近年来又提出一个新的诊断名词"咳嗽高敏综合征（chronic cough hypersensitivity syndrome，CCHS）"用于描述此类慢性咳嗽患者，旨在从咳嗽神经生理的角度来进行阐述。

2. 诊断及鉴别诊断

难治性慢性咳嗽的诊断条件较为苛刻，因此需要根据不同的临床表现进行相应的处理，只有当遵循现有相关指南/共识推荐的诊疗方法进行全面检查、治疗后咳嗽病因仍不明确或疗效仍不佳者才能确诊。对于病因明确的难治性慢性咳嗽患者，重点考虑的有两个方面，首先是判断目前病因是否是患者咳嗽的真正病因，如患者出现反酸烧心的症状时，仅仅是单纯的胃食管反流症还是胃食管反流性咳嗽，诱导痰嗜酸性粒细胞增高除了提示 EB 和 CVA 外，还可能是 UACS 的伴随现象；其次查明是否有影响药物治疗的其他外在或内在因素，如药物剂量、治疗疗程等。对于病因不明的难治性慢性咳嗽患者要尽可能查明病因，采用灵敏度较高的诊查手段，在诊疗过程中从常见病因到罕见病因逐个排查,同时还应扩展临床诊疗思维,不局限于呼吸系统疾病,有相关报道发现目前颈椎病、扁桃体肥大、心律失常等都可成为咳嗽的罕见病因。

根据 2021 年发布的《中国难治性慢性咳嗽的诊断与治疗专家共识》,慢性咳嗽的病因诊断与难治性慢性咳嗽的诊断建议遵循以下原则(图 1):

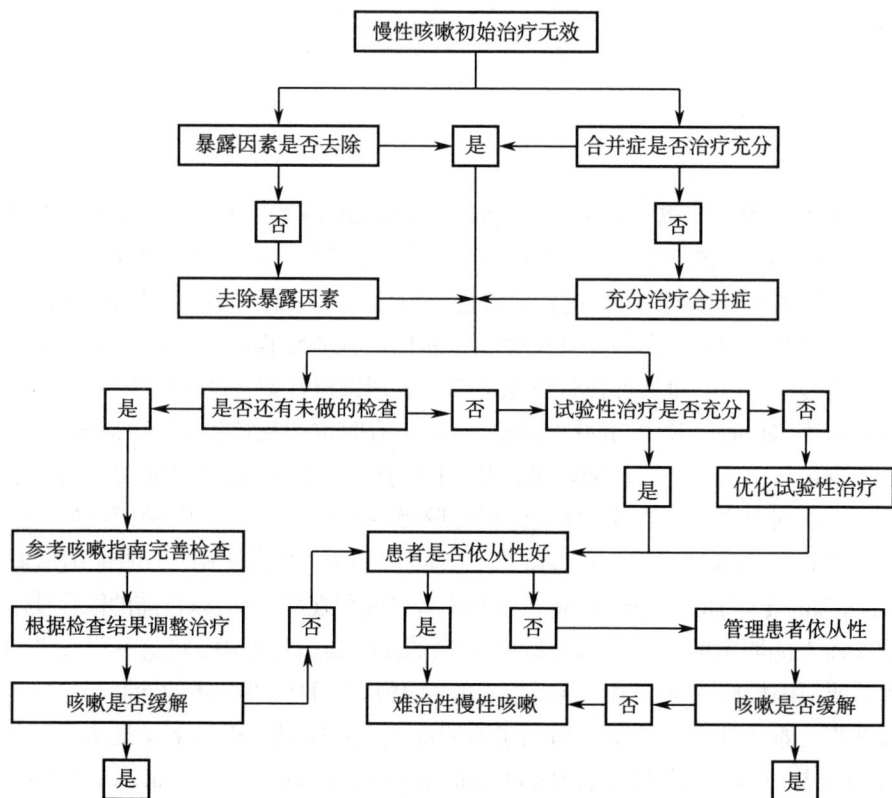

图1 难治性慢性咳嗽的诊断流程图

(1)依照中国《咳嗽的诊断与治疗指南(2015)》的慢性咳嗽诊断流程,排查慢性咳嗽常见病因及少见病因,根据病史选择有关检查并进行经验性治疗;诊断与经验性治疗应同步或顺序进行。建议针对慢性咳嗽常见病因的经验性治疗的时间为 2~4 周。

(2)治疗部分有效或无效时,应排查患者在工作或生活环境中是否存在与咳嗽相关的暴露因素,明确合并症是否经过充分治疗。存在暴露因素的患者需更换工作或生活环境,有合并症的患者应在原有治疗的基础上充分治疗合并症。

(3)在去除暴露因素并充分治疗合并症条件下,若治疗效果仍欠佳,应进一步评估当前诊断下治疗是否充分,即治疗强度及疗程是否达到当前疾病严重程度的治疗水平;同时,应根据中国《咳嗽的诊断与治疗指南(2015)》进一步完善相关检查,根据检查结果调整治疗方案,如建议行高分辨率 CT、纤维支气管镜检查,对少见病因如气道异物、骨化性气管支气管病、支气管结核、早期中央型肺癌等进行排查。

(4)治疗过程还需评估患者治疗的依从性,并分析患者依从性差的原因,在充分沟通基础上,通过患者教育提高患者治疗依从性。

(5)在排查上述情况后,如果咳嗽持续存在,则可以考虑诊断为难治性慢性咳嗽。

3. 西医发病机制

咳嗽属于反射性防御动作,主要由咳嗽反射弧完成,咳嗽反射弧由咳嗽感受器、传入神经、咳嗽中枢、传出神经及效应器(膈肌、喉、胸部和腹肌群等)构成。咳嗽感受器存在于咳嗽反射相关的传入神经末梢,分为机械感受器和化学感受器,咳嗽传入神经则根据有无髓鞘包绕可分为 Aδ 纤维(有髓鞘)和 C 纤维(无髓鞘)。Aδ 纤维多起源于结状神经节,Aδ 纤维末梢又被称为机械感受器,对气道黏膜水肿、肺容积变化等机械刺激敏感,对化学刺激一般多无反应;C 纤维的神经元胞体来自颅内的颈神经节和迷走神经的结状神经节,C 纤维神经末梢又被称为化学感受器,对多种化学刺激高度敏感,如辣椒素、酸、香烟烟雾及空气污染物质中的臭氧、二氧化硫等,对肺扩张刺激不敏感。因此,当呼吸道黏膜感受器受到内源性或外源性刺激后,神经冲动沿迷走传入神经,通过其在结状神经节和颈神经节的细胞体等传到延髓咳嗽中枢,信号整合后经迷走传出神经,到达咽喉、胸部肋间肌、膈肌等部位,引起咳嗽。由此得知,咳嗽反射弧的任一环节出现异常,均可导致咳嗽。目前广泛认为咳嗽敏感性增高是难治性慢性咳嗽的主要临床与病理生理学特征,神经源性炎症、神经重塑是咳嗽敏感性增高相关的重要机制。根据咳嗽反射解剖定位,可将咳嗽敏感性增高分为外周机制和中枢机制,其中中枢咳嗽敏感性增高是难治性慢性咳嗽的重要机制。

4. 西医治疗

(1)药物治疗

1)神经调节剂:神经调节剂主要用于治疗癫痫、神经病理性疼痛、抑郁及焦虑等疾病,近年来临床研究发现神经调节剂对治疗难治性慢性咳嗽有一定疗效,得到了中国《咳嗽的诊断与治疗指南(2021)》、美国胸内科医师学会和欧洲呼吸学会咳嗽指南的推荐,建议使用神经调节剂治疗难治性慢性咳嗽。但神经调节剂治疗难治性慢性咳嗽属于超说明书用药,使用前需要向患者告知并征得其同意。相关药物如加巴喷丁、普瑞巴林、巴氯芬、阿米替林。

2)受体拮抗剂:难治性慢性咳嗽的发病有潜在特定途径,因此可以通过在咳嗽反射途径中进行靶向治疗,以此控制咳嗽高敏性的同时又保持保护性咳嗽反射,治疗的靶点主要集中在外周感觉神经元的特定受体或通道上,因此对中枢神经系统功能的不良影响较小。相关药物如嘌呤能配体门控离子通路 3(P2X3)受体拮抗剂、神经肽 -1 受体(NK-1)拮抗剂、TRPV1 受体拮抗剂、α7 尼古丁乙酰胆碱受体(α7nAChR)激动剂。

3)镇咳药:吗啡、可待因。

4)抗生素类:红霉素、阿奇霉素。

5)其他药物治疗:异丙托溴铵、利多卡因。

(2)非药物治疗:非药物治疗手段包括语言病理治疗(SPT)及咳嗽抑制性生理治疗(cough suppression physiotherapy),统称为咳嗽抑制性治疗(cough suppression therapy, CST)。其中 SPT 是一种有效改善难治性慢性咳嗽患者咳嗽症状的非药物治疗方式,主要包括教育、咳嗽抑制技巧、声音卫生培训及心理教育咨询四个方面。根据病情需要,治疗可以持续 3~4 个疗程。咳嗽抑制性生理治疗也是一种新型自助疗法,其主要内容与 SPT 大体类似,主要包括教育、咨询、止咳、呼吸再训练和声音卫生。

(二)中医病名

中医学对于难治性慢性咳嗽虽然没有系统和专门的论述,但根据其病程迁延、经久不愈的特点,可将之命名为"顽咳"。中医对咳嗽的论述源远流长,可追溯到《黄帝内经》时期,"五脏之久咳,乃移于六腑。脾咳不已……肝咳不已……肺咳不已……久咳不已,则三焦受之,三焦咳状,咳而腹满,不欲食饮",为后世诊治奠定了理论基础。在难治性慢性咳嗽论治方面,古代医家认为其病机不外乎虚实两方面,"虚"多责之肺脾肾三脏;"实"多责之风邪、寒邪。现代医家多认为其病机在于虚实夹杂,"虚"主要指气虚、阳虚;"实"主要指风、寒、湿、热、痰、瘀、毒,可涉及肺、脾、肾、肝等多脏腑。

(三)病因病机

难治性慢性咳嗽的发生发展过程复杂,涉及局部或全身多个层次,正是因为这种复杂性从而决定了病机的"多维度"。

1. 病因

难治性慢性咳嗽病因复杂,涉及外感六淫邪气,或饮食起居失节、失治误治导致内邪干肺,其中在外主要表现为风、寒、湿、热等外邪侵袭,在内主要以脏腑亏虚为主。

2. 病机

(1)病位:本病主要病位在肺,涉及肺、脾、肾三脏,其中以"肺脾相关"尤为重要。

（2）病性：本病病性多见"虚实夹杂、寒热错杂"，其中虚主要为气虚、阳虚，实主要为风、寒、湿、热、痰，邪盛正伤，或疾病失治、误治，从而使病邪久留，损伤人体正气；或因虚体受邪，机体无力祛邪外出；或因正气本虚，兼内生寒饮、痰湿、湿热等，最终形成寒热错杂，虚实夹杂之证。

（3）风邪伏肺为基本病机：基本病机是针对具体疾病的发生、发展、变化和结局的基本规律提出的病机，是贯穿疾病始终的核心病机。咳嗽反射高敏性是难治性慢性咳嗽的重要特征之一，即患者可被一些低水平的刺激（如冷空气、讲话及气味等）诱发咳嗽。隋代巢元方在其《诸病源候论》中也有类似的描述，"一曰风咳，欲语因咳，言不得竟是也"，结合难治性慢性咳嗽的临床表现，与风邪伏肺的致病特点不谋而合，如"风者，善行而数变""风胜则动"，由此可见风邪为难治性慢性咳嗽的重要病理因素，往往贯穿于难治性慢性咳嗽发病始终。

风性清扬开泄，易袭阳位，为百病之长，而肺为"华盖"，脏之长也，易受外邪侵犯，故肺脏易被风邪侵袭，正如清代沈金鳌《杂病源流犀烛·感冒源流》所云"风邪袭人，不论何处感受，必内归于肺"。风邪伏肺又可从内因、外因两个角度来进行探讨，即"内风"与"外风"，机体在初感风邪后因为自身体质或基础疾病等原因使得肺气虚损、祛邪不尽，从而导致风邪羁留，内伏于肺而成为"内风"，日久可见咳嗽敏感性增高；内风久之不去，若复感外邪，触动"内风"而咳嗽反复，迁延不愈，使慢性咳嗽又具有"外风"特点，即在遇外感、冷热空气、异味等外界因素后产生咳嗽或咳嗽加重现象。因此，外邪侵袭犯肺，肺失宣降，气逆而咳，若有治疗不当或伤及正气，余邪未尽，风邪便伏于肺中，从而咳嗽迁延难愈，时作时止。此时若再感受外邪、冷风、异味等刺激，与伏于肺中风邪相合，内外合邪，咳嗽可骤然加重。

（4）肺脾相关为重要病机：在难治性慢性咳嗽中，肺脾相关病机主要体现在"肺脾阳虚证"，肺脾阳虚证往往见于病程较长及冬季疾病加重者，咳嗽迁延不愈，久病则耗伤肺气，子病及母，导致肺脾阳气虚衰，温煦气化功能减弱，虚寒内生，由此致肺脾阳虚的体质基础，常常可见后背凉、畏寒、胃怕凉，或有四肢不温、大便稀溏等症状。寒为阴邪，性收引、凝滞，易伤阳气，由于生活方式和气候环境变化导致的气温骤降、过食生冷、空调过凉等原因诱发疾病，寒邪入侵，肺阳虚衰，不能制阴祛寒，子盗母气又可致脾阳亏虚、后天失养，水谷精微不得运化上输，肺失所养，最终形成阳虚与寒邪并存的恶性循环，正所谓"其寒饮食入胃，从肺脉上至于肺则肺寒，肺寒则外内合邪，因而客之，则为肺咳"。

（5）证候病机：证候病机是对某一具体证候的发生、发展、变化和转归的规律进行的总结,涵盖了疾病从发生到转归的总体病机,中医学在辨证过程中要求辨明疾病的病因、病位、病性及其变化趋势,因此在证候病机中当属将上述多个因素进行综合得出的病机。

①湿热蕴肺:湿为阴邪,性重浊、黏滞,易伤阳气,阻气机;火热为阳邪,其性燔灼趋上。其来源可分为内、外两个方面。外感湿热主要是由于夏秋之时气候潮湿或居处潮湿、水中作业等环境因素,热蒸水腾,湿气淫胜;或因生活方式不当,嗜烟饮酒,喜食肥甘厚腻,辛辣炙煿之品,体内易聚湿、生痰,湿邪蕴而化热。内生湿热主要责之脾胃,外邪从口鼻而入,首先犯肺,肺失宣降,肺金为脾土之子,子病犯母则脾气壅实,脾失健运,水液运化失司,脾为太阴湿土,性喜燥恶湿,易生湿邪,湿邪蕴而化热,脾清阳不升,母病及子,湿热邪气上干于肺,最终肺脾同病。除此之外,外感湿邪常常困阻脾阳,而致脾阳不振,正如清代叶桂所说"湿胜则阳微",脾运化无权,又加重水湿停聚,由此便形成了湿热兼夹阳虚的错杂证型。

②寒饮伏肺:寒为冬季主气,致病具有寒冷、凝结、收引等特点。寒邪外侵使人致病,为"外寒",可客于肌表,郁遏卫阳,也可直中于里,伤及脏腑阳气;亦有"内寒",即机体阳气本有虚衰,温煦气化功能减弱,虚寒内生。"外寒"主要是由于外感、饮食过于寒凉、滥用寒凉药物等,"内寒"主要是由于机体久病伤及根本,脾阳亏虚,脾失健运,运化失司,水谷精微难布,化生寒饮内伏于脾,循经上犯,伏于肺中。内因是根本,外因是引动因素,体内本有寒饮内伏,若再感受外来寒邪,同气相求,内外合邪故使得肺失肃降而咳。寒饮伏肺往往和肺脾阳虚相兼为病,患者久病,咳嗽迁延不愈或年老体虚,阳气不足,"寒饮"为阴邪,更伤阳气,从而形成正虚邪盛状态,病程迁延,即寒热虚实错杂,咳嗽固然难愈。

③痰湿阻肺:在难治性慢性咳嗽的证候病机中,痰湿阻肺也是重要的病机之一,痰湿的产生往往责之肺、脾、肾三脏功能失调。正常生理状态下,"饮入于胃,游溢精气,上输于脾,脾气散精,上归于肺,通调水道,下输膀胱,水精四布,五经并行",肺主行水,肺气的宣发肃降推动调节全身水液的输布;脾主运化,且其居中枢转津液,全身津液在脾气的运转下上腾下达。病理状态下,若感受外来湿邪,或嗜食肥甘厚腻,导致脾失健运,化生痰湿,又有"脾为生痰之源,肺为贮痰之器",肺脾息息相关,脾失健运,津液不化而成痰,上干于肺,肺失宣降而生咳嗽。湿性重浊,发病缠绵难愈,故见咳嗽反复发作,迁延难愈。再有久病及肾,肾者主水,且《素问·水热穴论》有云"肾者,胃之关也,关门不利,故聚水而从其类也",肾气肾阳蒸化失司,水液代谢失常,不能化气行水,从而痰湿内停。

（四）中医辨治

难治性慢性咳嗽病因复杂，属于虚实夹杂、寒热错杂的疾病，病位主要在肺，但涉及多脏，以"肺脾相关"为特点，"风邪伏肺"是其基本病机，也是贯穿难治性慢性咳嗽始终的核心病机，在"风邪"的基础上，多种病机相互错杂，相兼合而为病，病机复杂多样，往往涉及两个不同方面，甚则三种不同病机，大大加深了难治性慢性咳嗽的诊治难度。由于目前证候认识不足，文献少，缺乏循证依据，因此在辨证时若按照普通肺系疾病进行"分证论治"便会过于烦琐，不便分门别类，故在此改为"分法论治"，对于多种病机夹杂的难治性慢性咳嗽，针对其病机选用对应的治法，根据实际情况进行结合，分法辨证即可。难治性慢性咳嗽的关键治法当以祛风宣肺为主，结合辨证，重点关注肺脾两脏，针对不同的证候分别予清热化湿、健脾温肺化饮、燥湿化痰、疏肝调木之法。

1. 祛风宣肺法

"风邪伏肺"是难治性慢性咳嗽的基本病机，也是贯穿难治性慢性咳嗽发病始终的核心病机，这类证型的患者，其临床主要症状为：阵咳，咽痒，痒则咳，干咳或少痰，咳痰不畅，遇冷风、香烟、油烟等异味易诱咳，外感邪气常诱发咳嗽加重或复发，身无明显寒热。祛风宣肺法是难治性慢性咳嗽风邪伏肺病机的基本治法，应结合辨证论治加减用药，在治疗方面，常用方为祛风宣肺方，常用药物有炙麻黄、前胡、厚朴、青风藤、炙紫菀、炙款冬。炙麻黄可祛风宣散肺气，前胡、厚朴行气肃降肺气，三者相伍，宣降相宜，以恢复肺之宣降；炙紫菀、炙款冬润肺化痰止咳；青风藤本是祛风湿药物，用于此乃是取其通络之力，正如《本草便读》云"凡藤蔓之属，皆可通经入络，此物……善治风疾，故一切历节麻痹皆治之，浸酒尤妙。以风气通于肝，故入肝，风胜湿，湿气又通于脾也"，风邪侵袭肺脏，久则伏于肺之经络，以青风藤搜伏肺之风。本团队既往通过建立咳嗽敏感性增高豚鼠模型实验发现，祛风宣肺方可下调肺组织瞬时受体电位锚蛋白亚型1（TRPA1）、P物质（Substance P, SP）、降钙素基因相关肽（CGRP）基因表达水平，从而改善咳嗽敏感性增高豚鼠的肺组织病理及气道神经源性炎症。

2. 清热化湿法

湿热蕴肺是难治性慢性咳嗽"肺脾相关"病机的重要体现，这类证型患者临床表现除咳嗽咽痒、咳痰不利外，还有脘痞腹胀、大便黏滞不爽、口黏、口苦、手足汗出、肢体困重等。在治疗这类证型难治性慢性咳嗽时以清热化湿宣肺为法，常用方为三仁汤合甘露消毒丹加减，常用药物有生薏苡仁、白豆蔻、杏仁、清半夏、厚朴、黄芩、黄连、滑石、通草、炙麻黄、前胡、炙紫菀、炙款冬花、淡竹叶、桔梗、佩兰等，其中杏仁宣利上焦肺气，气行则湿化；白豆蔻、厚朴、半夏芳香化浊，燥湿理气；生薏苡仁、滑石、通草淡渗利湿；竹叶轻清宣透郁热；桔梗利咽且开上焦肺气，炙麻黄宣肺止咳，配合炙紫菀、炙款冬花、前胡增强止咳之力;黄连、黄芩增强清热燥湿之力,佩兰化中焦之湿,诸药合用共效泄湿中之热,宣气化湿之力,且上述药物性味多以寒温、辛苦为主,主要归肺、脾、胃经,这也正体现了"肺脾同治、寒温并用、宣降同施"的组方特点。湿热为病,常兼夹他证,故应当随证加减,若见患者遇冷风、异味诱咳,故有风邪引动之意,可加以青风藤祛风邪;若见背冷明显,此乃湿胜阳微,阳气不畅所致,可加用苓桂术甘汤以化湿通阳;热病后期常可见热盛伤阴,尤其是老年人,对于此类患者伤阴明显,可加麦冬、沙参、芦根、天花粉、生地黄等养阴生津。

3. 健脾温肺化饮法

在临床上,难治性慢性咳嗽肺脾阳虚证和寒饮伏肺证往往相兼为病,二者关系密切,相互影响,正如《素问·咳论》云:"皮毛者,肺之合也,皮毛先受邪气,邪气以从其合也。其寒饮食入胃,从肺脉上至于肺则肺寒,肺寒则外内合邪,因而客之,则为肺咳",这也正体现了难治性慢性咳嗽虚实夹杂的基本病机特点。肺脾阳虚主要见于久病、年老体弱或先天禀赋不足者,这类患者阳气虚衰,脾阳亏虚,运化功能失司,水液代谢失常,停而为饮,寒饮内伏,上犯于肺,肺失宣降,发为咳嗽。若是外受寒饮邪气,如外感寒邪、过食生冷、过用寒凉药物等,寒饮邪气入内,同气相求,又可复伤肺脾阳气,二者相兼致病,外邪久留,正不得复。肺脾阳虚证的临床症状主要为神疲乏力,畏寒肢冷,痰白清稀,或有胸闷气短等;寒饮伏肺证主要是形寒肢冷,受凉或饮食寒凉则咳嗽加重,咳痰色白量多,或有后背凉等症。

治疗上应当兼顾肺脾阳虚与寒饮伏肺两方面的病机,常采用健脾温肺化饮之法,常用方为苓桂术甘汤合小青龙汤加减,常用药物有炙麻黄、干姜、细辛、半夏、茯苓、桂枝、白术、炙甘草、前胡、炙紫菀、炙款冬等。茯苓、桂枝、白术、干姜、细辛、半夏、炙甘草温阳化饮,健脾利湿;炙麻黄合前胡宣降肺气;炙紫菀、炙冬花润肺化痰止咳,诸药合用共奏健脾温肺化饮之效。若见脾肾阳虚,当用温热性质药物振奋阳气,推动运化,如干姜、附子、肉桂等,同时在温中散寒的基础上,加太子参、黄芪等助脾升清;若痰湿较重,伴有大便溏、苔白腻等症,可加清半夏、厚朴、陈皮等燥湿化痰;四肢逆冷者,可合用当归四逆汤以温经散寒;兼有风邪者,酌情加青风藤、防风、荆芥等祛风宣肺;兼有湿热邪气者,可合用三仁汤,取其芳香辛散,宣气化浊之力轻开上焦肺气,正所谓"气化湿亦化也"。本团队既往通过对慢性咳嗽寒饮伏肺证的中医证候学特点进行总结,分析发现临床治以疏风宣肺、温阳化饮为法,可取较好疗效。

4. 燥湿化痰法

痰湿的产生往往责之肺、脾、肾三脏功能失调,其中与肺脾两脏关系尤为密切,正如清代李用粹在《证治汇补》中提到"脾为生痰之源,肺为贮痰之器",难治性慢性咳嗽痰湿阻肺证的临床表现主要有咳痰多,声音重浊,痰色白黏腻,因痰而咳,咳出后减轻,可伴有脘痞纳少,倦怠乏力,肢体困重等。

治疗方面,应当在"肺脾相关"病机的基础上予以燥湿化痰之法,方药可选用二陈汤合三子养亲汤加减,其中紫苏子、白前、白芥子化痰降逆平喘;半夏、厚朴、陈皮、佩兰、藿香燥湿化痰,行气降逆;白术、茯苓、甘草运脾和中。除此之外,在治疗痰湿的过程中也强调疏通气机,肺气宜通,若痰湿阻滞则气机运行不畅,二者互为因果,使得病情迁延,若气机通畅,则痰湿自然随气机运行而消散,正如元代朱震亨所说,"善治痰者,不治痰而治气,气顺则一身之津液亦随气而顺矣",临床治疗当注重理气通降,以开其郁滞,适当加入香附、枳壳、佛手、香橼皮等物。

5. 疏肝调木法

难治性慢性咳嗽病程迁延,病程较长,患者四处求医但治疗效果往往不佳,长期如此便对患者的生活和情绪带来一定的影响,以至于出现焦虑、抑郁等症状,影响患者心理健康。正如《杂病源流犀烛·肝病源流》云"肝和则生气,发育万物,为诸脏之生化",肝主疏泄,调畅情志,疏泄有度、升发有时则诸脏条达,气血冲和,五脏安定,肝气升发,肺气肃降则气机调畅,否则"左升太过,右降不及",从而产生咳嗽、胸痛等肝火犯肺之证;肝疏泄有度则脾胃升降运化有序,若肝气机郁滞,导致脾失健运,易形成纳呆腹胀、腹泻等肝脾不调之证,脾虚则生湿化热,形成恶性循环。故基于此,难治性慢性咳嗽患者应当注重疏肝调木之法,尤其是对于情绪欠佳的患者,通常强调从调肝入手,针对不同临床症状辨证论治,审证求因,临床常用木香、郁金、佛手、香橼皮疏肝理气,调畅气机运行。

（五）预防调护

在预防调护方面,可参考语言病理治疗,如加强咳嗽抑制技巧的学习,调整呼吸或吞咽方式,多次进行咳嗽症状控制练习;平日减少语音创伤行为,减少接触刺激性物质,增加水的摄入频率及摄入量,如少喝酒、不饱食、多饮水、学会用鼻子呼吸、避免咽喉错误发声等;心理压力过大者,及时进行心理健康干预,排除心理压力。

下篇　咳嗽现代研究

第一章 咳嗽临床疗效评价研究进展

随着咳嗽逐渐为中西医研究者所关注,咳嗽临床疗效评价的相关研究日益丰富。在中医药治疗咳嗽的临床疗效评价研究中,根据研究类型,可见系统综述(systematic review, SR)与 Meta 分析(Meta-analysis)、随机对照试验(randomized controlled trial, RCT)研究、自身前后对照研究、队列研究、病例系列和单个病例研究等。循证医学理念指导下的中医药疗效评价研究,为咳嗽的中医药治疗提供了科学、客观的证据支持。

一、系统综述与 Meta 分析

(一)概念

系统综述又叫系统评价,属于二次研究,是对多个临床研究进行复习、分析、整理和综合的一种循证医学研究方法。一个系统综述研究可能只包括一种类型的研究,也可以是不同研究方法的综合。Meta 分析译为荟萃分析、元分析和整合分析,是在系统综述中使用的一种定量分析方法;它是以综合已有发现为目的,对单个研究结果集合的统计学分析方法。

(二)技术路线/操作方法(图2)

(三)意义

随着研究者对中医药循证医学的关注,在中医药研究领域,系统综述和 Meta 分析得到了广泛的应用,在世界各地区的各类证据分级体系中,系统综述与 Meta 分析均被列为最高的证据级,高质量的系统综述可以成为指导临床决策的重要证据。

(四)随机对照临床试验系统综述的优点和局限性

1. 优点

(1)便于合并同质性,提高统计分析效能,提供精确定量的信息:系统综述通常将多个具有可比性且质量较高的原始研究进行定量整合,提高了对原始研究结论的论证强度和效应的分析评估力度,实现了增大样本量、提高检验效能、改善效应估计值的目的。系统综述中集合了大量随机对照临床试验的资料，原始研究种类单一，便于使用 Meta 分析法进行量化整合。

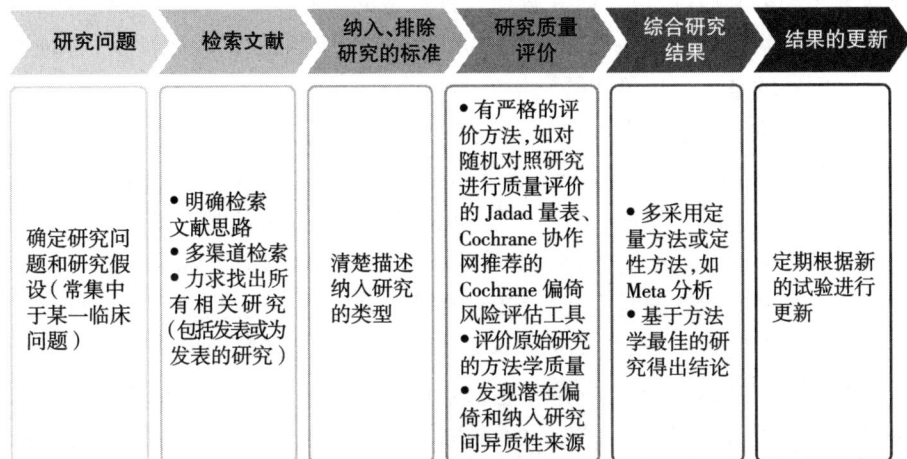

研究问题	检索文献	纳入、排除研究的标准	研究质量评价	综合研究结果	结果的更新
确定研究问题和研究假设（常集中于某一临床问题）	• 明确检索文献思路 • 多渠道检索 • 力求找出所有相关研究（包括发表或为发表的研究）	清楚描述纳入研究的类型	• 有严格的评价方法，如对随机对照研究进行质量评价的 Jadad 量表、Cochrane 协作网推荐的 Cochrane 偏倚风险评估工具 • 评价原始研究的方法学质量 • 发现潜在偏倚和纳入研究间异质性来源	• 多采用定量方法或定性方法，如 Meta 分析 • 基于方法学最佳的研究得出结论	定期根据新的试验进行更新

图 2　系统综述技术路线

（2）易于分析异质性，分析多个同类研究的分歧和原因：不同研究结果之间的差异称为异质性；应用 Meta 分析方法的系统综述可以检查原始研究的异质性，分析异质性的原因，客观地整合原始研究的结果。

（3）利于引出新的研究问题，避免重复研究：可使研究人员尽快"发现"有效的治疗方法；在对不同的研究进行异质性检验时，可能发现在初始研究中没有提出的新的假设。

（4）研究效率高且代价低廉：在一定数量的小型随机对照临床试验或高质量的观察性研究已经发表的情况下，系统综述能够快速得到某一研究问题的可靠证据，与大型随机对照临床试验和观察性研究相比较，大大节省了人力、物力和财力的耗费，是一种代价低廉、可行、高效的研究方法。

（5）易于消除偏倚（bias）：易于采用标准方法以消除偏倚，因而比单一的随机对照临床试验的结果更准确、更可信。

（6）便于卫生保健工作者不断更新知识：系统综述是临床医师、研究人员和医疗卫生决策者尽快获得专业知识的一条便捷途径。

2. 局限性

（1）系统综述的质量取决于所纳入研究的质量和真实性：现有的已完成的中药和针灸的 Cochrane 综述显示，大多由于所纳入试验的质量问题，不能肯定中药和针灸的疗效，其结论与随机对照临床试验质量不高有直接关系。而且，当纳入的原始研究数量有限或样本量很小时，亦应谨慎地做结论。

（2）权威性和科学性是相对的：由于不同的研究纳入研究对象的社会人口特征、文化环境和医疗环境特征不同，研究设计和控制偏倚的方法不同等造成研究之间的异质性，以及研究资料及其数量的不断累积，有时系统综述的结果不能被随后发表的同一研究问题的大型随机对照临床试验所证实，有时解决同一问题的系统综述可能得到相反的结论。

（3）检索和筛选相关文献时可能存在选择偏倚：造成选择偏倚的原因主要包括发表偏倚、纳入和排除标准不当或者不明确、文献检索策略和方法不当、语言偏倚、文献库偏倚、地区偏倚，以及根据结果人为地纳入或排除个别研究等。其中发表偏倚可能会导致严重的阳性偏倚，高估真实结果。

（4）合并原始数据时可能存在混杂偏倚：对原始研究进行合并、进行亚组分析时，不同组的原始研究仍可能在影响研究效应的某些因素上不具有可比性，对两组合并的效应产生混杂作用；因此在使用 Meta 分析时，如果纳入的原始研究结果呈异质性，Meta 分析的重点应该是分析造成异质性的原因，任何合并异质性研究的 Meta 分析的结果值得质疑。

（五）咳嗽研究举例

新疆维吾尔自治区中医医院国家中医临床研究基地李风森教授团队按 Cochrane 系统评价方法，通过检索 CNKI、VIP、CBM 等数据库，查找用止嗽散治疗或辅助治疗感染后咳嗽（postinfectious cough，PIC）的随机对照试验文献。由 2 位研究者按照纳入排除标准筛选文献、评价质量并提取资料后，采用 RevMan 5.0 软件进行 Meta 分析。结果共纳入 24 个发表的 RCT 研究（n=2 147），其中试验组 1 087 例，对照组 1 060 例，在治愈率和总有效率中，单纯止嗽散及其加减方治疗 PIC 与西药治疗相比，以及止嗽散及其加减方联合西药治疗 PIC 与西药治疗相比，均表现出较好疗效，故研究者认为有证据证明止嗽散及其加减治疗 PIC 疗效较优，但由于研究试验方法学存在缺陷，且存在发表偏倚，研究结果尚不能充分肯定，仍需要高质量的研究试验进一步证实。

一项关于苏黄止咳胶囊治疗成人咳嗽变异性哮喘（cough variant asthma，CVA）疗效与安全性的系统评价研究显示，通过检索 The Cochrane Library、Embase、PubMed、CNKI、CBM、VIP、WanFang Date 等数据库，收集苏黄止咳胶囊治疗 CVA 的 RCT 研究，由 2 名研究者各自独立筛选文献、提取数据并交叉核对。后采用 Cochrane 协作网提供的 RevMan 5.2 软件进行 Meta 分析。最终纳入 9 个 RCT 研究，共纳入 774 例患者，其中试验组 468 例，对照组 306 例，均为国内发表的中文文献，发现 9 个 RCT 研究中全部或部分研究报道了总有效率、愈显率、中医证候综合疗效、止咳起效时间和咳嗽症状消失时间、支气管激发试验转阴率及外周血嗜酸性粒细胞计数的情况,对不同的评价指标应用其所适应的固定效应模型或随机效应模型进行了 Meta 分析,并对其安全性进行了评价。研究者认为基于现有证据,在中药治疗 CVA 方面,苏黄止咳胶囊优于其他常规治疗,可有效改善患者咳嗽症状,起效时间短,症状消失更彻底,不良反应少,安全性高,特别是短期(2 周内)治疗效果明显,且不良反应小,安全有效,但长期(大于 1 个月)治疗疗效尚不肯定,因受纳入研究数量和质量的影响,该系统评价结论还需进一步研究证实,在今后开展的临床试验中应充分考虑到现有研究的局限性和不足。

二、随机对照研究

(一)概念

国际人用药品注册技术协调会(ICH)发布的医疗指南中对随机对照试验(randomized controlled trial, RCT)的概念进行了界定,RCT 指的是一种采用随机化分组方法并选择合适对照设计的临床试验研究。一般采用随机分配方法将合格的研究对象分配到试验组和对照组,然后接受相应的干预措施,在一致的条件下或环境中同步进行研究和观测试验的效应,并对试验效应指标进行科学的测量和分析。

RCT 设计主要包括三个方面:随机分组、对照设计和盲法实施。随机方法包括使用掷硬币法、随机数字表法或计算机生成的随机数字等。比较两组的治疗效果时,两组要有可比性,须使用统一的测量标准。盲法可分为单盲(仅对研究对象)、双盲(对研究对象和研究者)和三盲(对研究对象、研究者和负责资料收集分析人员)。

(二)技术路线(图 3)

(三)意义

RCT 为药物临床研究普遍采用,随机、双盲、安慰剂作对照的临床试验一般被认为是评价药物有效性和安全性的"金标准"。RCT 严格控制试验入组、排除标准和其他条件,并进行随机化分组,因此能够最大限度地减少其他因素对疗效估计的影响,使得研究结论较为确定,所形成的证据可靠性较高。随机对照临床试验的特点决定了其最适合应用于具有固定特性和作用的治疗方法。

近年来随着国内外大量中医药治疗咳嗽的 RCT 研究的开展,研究者们对中医药治疗咳嗽的疗效作出了初步的判断,对中医药的疗效予以肯定。结合本团队开展的中医药治疗咳嗽的 RCT 研究,并根据中医药治疗咳嗽的 RCT 研究方案中试验组、对照组干预措施的不同,目前中医药治疗咳嗽的 RCT 临床研究可大致概括为四类:①以中药制剂为试验组、以西医常规治

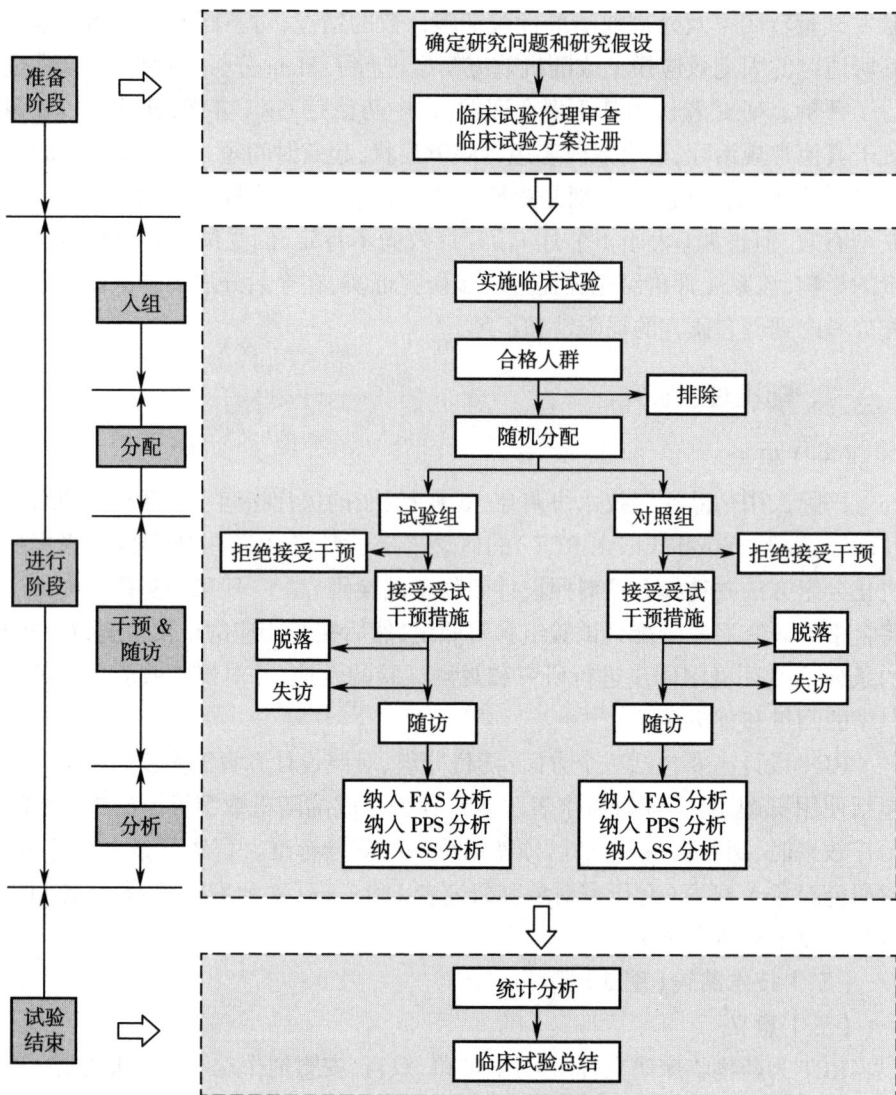

注：FAS，全分析集；PPS，符合方案数据集；SS，安全性数据集

图3　随机对照试验技术路线

疗或西药阳性药为对照组的 RCT 研究；②以中药制剂为试验组、以中药阳性药为对照组的 RCT研究；③以西医常规治疗加载中药制剂为试验组、以西医常规治疗为对照组的 RCT 研究（即加载设计）；④以中药制剂为试验组、以安慰剂为对照组的 RCT 研究。不同类型的 RCT 研究对于评价中医药的有效性、安全性各有其优劣。

1. 以中药制剂为试验组、以西医常规治疗或西药阳性药为对照组的 RCT

研究。此类研究可以保证对照组患者在临床试验中的安全性,但对于试验组的患者则需要有完善的临床试验预案以保证其安全性。此外,此类研究方案中两组患者干预措施完全不同,在比较时变量不唯一,而中药制剂与西医常规治疗或西药阳性药的制剂类型、规格的差异,在临床试验中无法做到盲法的实施,因此在中医药疗效评价时需审慎考量中西医干预体系的差异性特征所带来的复合型方法学问题。

2. 以中药制剂为试验组、以中药阳性药为对照组的 RCT 研究。此类研究在中药新药评价的早期研究中开展较多,中药阳性药多选择同时期已经上市的同类功效的中成药,其优势在于两组患者均采用中药制剂,在药物剂型、规格等方面可以做到近似一致,从而更利于临床试验盲法的实施,对于试验组中药制剂疗效的评价可减少一定的偏倚。但此类研究方案对照组选择的是同时期已经上市的同类功效的中成药作为阳性药对照,而作为阳性药的中成药对咳嗽治疗的有效性尚未得到充分证实,因此在评价中医药治疗咳嗽的临床研究中,选择中药阳性药作为对照组的研究方案尚存在争议。此外,与上一研究类型的研究方案相同,两组患者干预措施完全不同,在比较时变量不唯一,因此在采纳此类 RCT 研究结论时需系统评估其方法学局限性对结论效度的影响,并审慎评估研究结果的外推边界。

3. 以西医常规治疗加载中药制剂为试验组、以西医常规治疗为对照组的 RCT 研究(即加载设计)。加载设计,尚无准确定义,是联合治疗设计的一种方法,一般认为是当试验组与对照组均有基础治疗,同时对试验组额外增加干预措施的临床试验设计,中医药治疗咳嗽疗效评价的研究较多采用此类研究方案。此类研究方案既能保证所有参与试验受试者的安全性,可提高临床试验的可操作性;同时此类研究方法又可控制变量的唯一性,便于对中药干预措施的疗效及安全性评估。但由于常规治疗的引入,试验所用药品制剂、规格的不同,难以实施盲法,且得到的疗效是多种施加因素的结果,必然给受试药物的疗效确认带来困难,在中药疗效评价时,增加了混杂偏倚。在采用加载设计的临床研究中,当出现罕见或不常见的不良反应时,常无法确定是由哪种药物或两种药物共同造成的,受试者需要承担两种药物未知的混合作用的风险,药物关联性评价有时显得较为复杂或困难。此外,此类研究方案还需要注意临床药物经济学的问题。药物经济学是应用经济学原理和方法来研究和评估药物治疗方案的优劣。设计合理的临床药学监护方案,可促进临床合理用药,控制药品费用增长,为临床制订合理用药方案提供依据。因此,对于加载设计的 RCT 研究的评价,需建立涵盖混杂因素控制、药物相互作用监测及药物经济学分析的综合评价体系,从而确保中药疗效判定的科学性。

4. 以中药制剂为试验组、以安慰剂为对照组的 RCT 研究。国家药品监督管理局在《中药新药临床研究一般原则》及欧洲药品评价局 2013 年发布的相关指导原则（CHMP/EWP/2922/01 Rev.1）中均建议，在符合伦理学的前提下，待评价的药物应有安慰剂对照的临床试验数据，以进行风险/受益评估。《中药新药临床研究一般原则》中指出，采用安慰剂对照不仅可以了解药物的"绝对"疗效，便于清晰地评价安全性（区分药物本身所致不良反应，以及来自潜在疾病或并发疾病的不良反应等），还可以检测试验本身的灵敏度。此外，以中药制剂的模拟剂作为安慰剂，便于临床试验中实施盲法，在评价试验中药疗效时更具有客观性，需要注意的是此类研究方案应通过制定完善的应急处理措施，同时加强对受试者的访视，提高在临床试验中对受试者安全性的保障。

（四）RCT 研究的优点和局限性

1. 优点

（1）内在真实性（internal validity）高：试验采用前瞻性设计，资料收集在决定开展研究之后进行，并应用假设演绎推理法，证明假设是不真实的，而不是确认假设。试验通过随机分组，控制已知和未知混杂因素以避免系统误差、最小化偶然误差。应用意向治疗分析按照治疗分组进行数据分析，可避免分析中的偏倚，从而提高内在真实性。

（2）研究对象诊断确切：受试者经过严格的纳入和排除标准进行筛选，使试验具有更好的同质性样本，有利于其他研究者验证研究结果和确定研究结果的推广应用价值。

（3）能够证明因果关系：试验的标准化设计控制了各种变量、混杂因素等，决定了其能够证明治疗效果与干预措施之间的高度相关性。

（4）显著性检验合理且统计方法简单。

（5）提供未来研究方向：临床试验可以作为一个模型的基础，用来模拟临床中什么会发生或什么可能发生。试验还可以指出临床中缺乏什么信息，可以怎样从临床中收集这些信息。试验资料为临床治疗患者提供了讨论的起点，为将来的研究提供方向和主题。

（6）高质量的单个 RCT，可成为系统评价的可靠资源。

2. 局限性

（1）RCT 的研究结论外推于临床实际应用时面临挑战，如严苛的纳排标准使得试验人群不能充分代表目标人群，所采用的标准干预与临床实践不完全一致，有限的样本量和较短的随访时间导致对罕见不良事件探测不足等。

（2）试验结果可能会被高估或低估，包括系统误差（systematic error）、随机误差（random error）、发表偏倚等都会影响试验结果。

（3）样本量有限：样本量不足使得研究没有足够的把握度检出可能有用的效果，造成研究的阴性结果。有限的样本量很难评估用来预防罕见事件的干预方法，不能准确测量不常见的不良反应，这一局限性已经被很多国家监测药物罕见不良反应的市场后监控计划指出。

（4）费用昂贵：大多数 RCT 由大型研究机构（大学或政府赞助）或药物公司提供资金，最终决定研究计划，因而研究可能产生倾向性。由于资源有限，不可能所有干预疗法都使用随机对照临床试验进行评估。这一现象在中医药或补充／替代治疗领域尤其突出。

（5）安慰剂问题：安慰剂的使用与盲法的实施有密切关系。中药特有的颜色、气味和味道要求需要很大努力制作出与中药颜色和气味相同但药效无关的安慰剂（液体或固体）来。不仅如此，中医研究中很多时候是探索比现有治疗方法效果更好、更安全的疗法或药物，安慰剂则不能反映临床的实际情况或选择。因而单独应用安慰剂作对照，必须考虑伦理问题。

（6）对于某些疾病领域，传统 RCT 难以实施，如某些缺乏有效治疗措施的罕见病和危及生命的重大疾病。

（7）不能充分体现中医特点：①难以体现中医辨证论治的特点：随机对照临床试验将众多因素固定，把研究对象理想化，只考虑其中一两个因素的影响，而中医的个体化治疗使大样本的随机对照临床试验难以达到标准化。单纯采用固定配方或中成药治疗难以体现中医辨证论治的优越性，随机对照实况研究在中医药疗效评价中显得更为适宜。②不能体现中医整体观念：例如针灸疗法需要考虑患者身体状态、所处疾病时期、治疗时辰、针灸器械、人体特定部位、腧穴配伍及相应针灸手法等一系列问题。任何因素的变动，都会直接或间接地影响针灸疗效。只考虑一两个因素势必人为地分割针灸疗效与各因素之间的联系，这也可能是一些随机对照临床试验中并未见到针灸组比假针灸组疗效好的原因之一。

（五）咳嗽研究举例

1. 中医药治疗 CVA 的 RCT 研究

中国中医科学院西苑医院张燕萍教授团队进行了苏黄止咳胶囊治疗 CVA 的国内多中心的 RCT 研究，研究发现给以苏黄止咳胶囊治疗的 196 例 CVA 患者的咳嗽总疗效和中医证候综合疗效的愈显率、总有效率均优于给以止咳宁嗽胶囊治疗的 70 例 CVA 患者的咳嗽总疗效和中医证候综合疗效的愈显率、总有效率，认为苏黄止咳胶囊治疗 CVA 疗效显著。

华中科技大学附属荆州中心医院张家洪教授课题组进行了苏黄止咳胶囊联合沙美特罗／丙酸氟替卡松（舒利迭）对 CVA 患者气道炎症影响的临床研究，以苏黄止咳胶囊联合舒利迭为观察组，以舒利迭为对照组，共纳入观察组、对照组 CVA 患者各 30 例，经治疗后发现，两组患者血清中促炎症细胞因子 TNF-α、IL-6 及 IL-12 的水平均得到改善，且观察组改善情况更佳，故而得出苏黄止咳胶囊联合舒利迭可更好地缓解 CVA 患者的气道炎症的结论。

本团队前期完成了对史利卿教授临床经验方——祛风宣肺方治疗 CVA 疗效评价的单中心、随机、双盲、安慰剂平行对照临床试验研究，以及疏风温肺止咳方治疗 CVA 寒饮伏肺证疗效评价的单中心、随机、双盲、安慰剂平行对照临床试验研究。在祛风宣肺方治疗 CVA 疗效评价的 RCT 研究中，以祛风宣肺方为治疗组，以祛风宣肺方模拟剂（安慰剂）作为对照组，共纳入治疗组 CVA 患者 40 例、对照组 CVA 患者 32 例，通过治疗观察可见治疗组患者的总有效率高于对照组，且治疗组患者的咳嗽症状、咳嗽程度及风邪伏肺证候评分的改善均明显优于对照组，肯定了祛风宣肺方治疗 CVA 的有效性。在疏风温肺止咳方治疗 CVA 寒饮伏肺证的 RCT 研究中，以疏风温肺止咳方为试验组，以疏风温肺止咳方模拟剂（安慰剂）为对照组，共纳入 FAS 分析 69 例，PPS 分析 68 例，SS 分析 69 例，在 PPS 分析中试验组 34 例，对照组 34 例；发现治疗 14 日后，试验组在咳嗽症状疗效（咳嗽症状积分、视觉模拟评分、咳嗽消失 / 基本消失时间、止咳起效时间）、咳嗽生活质量疗效（中文版 LCQ 评分）及中医证候疗效（总有效率、50% 减分率）方面均优于对照组；认为疏风温肺止咳方治疗 CVA 寒饮伏肺证疗效确切，且安全性良好。

2. 中医药治疗 PIC 的 RCT 研究

广州呼吸疾病研究所赖克方教授团队对风寒方治疗风寒恋肺型 PIC 的临床疗效及安全性进行了国内多中心的 RCT 研究，研究以 5 个研究中心的 185 例 PIC 风寒恋肺证患者为研究对象，随机分为中药组 94 例和对照组 91 例。中药组给予自拟风寒方中药配方颗粒口服，对照组予安慰剂口服，治疗 10 日，随访 7 日，于治疗前、治疗中（第 5 日）、治疗后及随访结束时进行两组患者咳嗽症状、数字评价量表（NRS）及中医证候评分。研究结果显示中药组临床疗效总有效率为 92.9%，对照组为 73.8%；两组患者治疗中、治疗后、随访后咳嗽症状、NRS 和中医证候评分均较治疗前显著下降，且治疗结束后中药组患者咳嗽症状、NRS 和中医证候评分均低于对照组。两组患者发生的不良事件严重程度分级均为轻度，不良事件与药物因果关系判断均为可疑或不可能。认为风寒方能有效缓解风寒恋肺型 PIC 患者的咳嗽、咽痒等症状，减轻咳嗽严重程度，缓解率高、复发率低，且安全性好。

本团队对史利卿教授临床经验方——疏风温肺止咳方治疗 PIC 寒饮伏肺证疗效评价进行了单中心、随机、双盲、安慰剂平行对照临床试验研究，在此研究中，以疏风温肺止咳方为试验组，以疏风温肺止咳方模拟剂（安慰剂）为对照组,最终 71 例受试者进入 FAS、PPS、SS 分析,其中试验组 35 例,对照组 36 例;经治疗,发现试验组在咳嗽症状疗效(咳嗽症状积分、日间咳嗽积分、视觉模拟评分、咳嗽消失 / 基本消失时间、止咳起效时间)、咳嗽生活质量疗效(中文版 LCQ 评分)及中医证候疗效(总有效率、50% 减分率)方面均优于对照组;得出疏风温肺止咳方治疗 PIC 寒饮伏肺证疗效确切且安全性良好的结论。

三、自身前后对照研究

(一)概念

自身前后对照研究(before-after study in the same patient)的研究对象系同一病例,让其接受前后两个阶段、两种不同的试验措施,然后比较两种试验措施的效果差异。因为是同一病例,故前后两个阶段中不需要分层,但第一阶段和第二阶段的观察期(或用药期)必须相等,两个阶段之间应有一定的洗脱期。

在中医药临床疗效评价研究中多以"未接受治疗"为前一阶段干预措施,即所谓治疗前状态,而后一阶段的干预措施为相应的治疗方案。

(二)技术路线 / 操作方法(图 4)

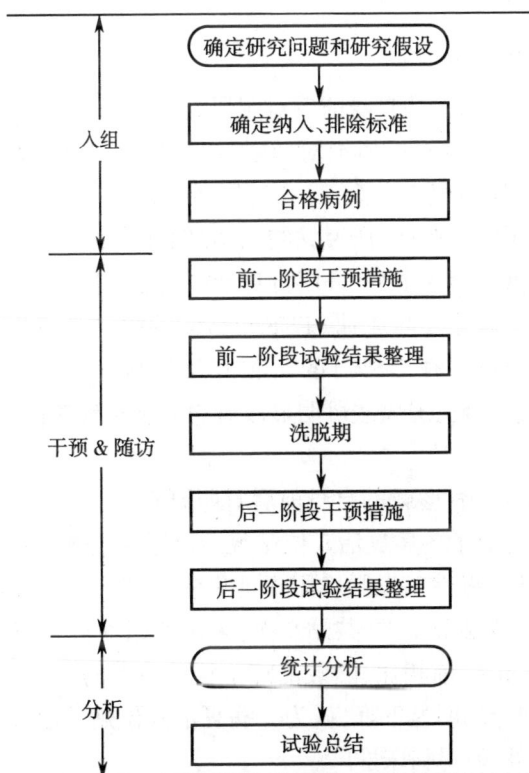

图4 自身前后对照试验技术路线

（三）意义

自身前后对照研究多用于反复发作的慢性疾病治疗措施的评价。自身前后对照的试验组就是病例自身，变量符合单一变量原则，重点关注改变变量前后自身的变化。

（四）自身前后对照的优点和局限性

1. 优点

（1）每例受试者均有接受试验和对照两种措施，具有公平性。

（2）试验措施可以标准化，结果也有一致的衡量标准。

（3）以自身做对照，可消除个体差异，减少样本量，节约时间和成本，统计学效能较高。

2. 局限性

（1）自身进行前、后对照，病情轻重不可能完全一致，难保证两阶段起始点一致，影响前后两阶段的可比性。

（2）应用范围有限，只适用于慢性复发性疾病。

（3）洗脱期过长，可能影响患者的治疗；洗脱期过短，可能影响后阶段的治疗效果。

（五）咳嗽研究举例

1. 中医药治疗 CVA 的自身前后对照研究

一项金匮肾气丸合玉屏风散对咳嗽变异性哮喘肺功能的改善作用的研究中，研究者对金匮肾气丸（汤剂）合玉屏风散加减治疗 CVA 的临床效果和肺功能变化进行了临床观察，研究共纳入 46 例确诊的 CVA 患者，以金匮肾气丸合玉屏风散加减治疗 6 个月，采用自身治疗前后对照方法，发现与治疗前相比，治疗后患者的肺呼气峰流速（PEF），25%、50%、75% 肺活量最大呼气流速（FEF25%，FEF50%，FEF75%）的实测值及实测值 / 预测值均得到明显改善，认为金匮肾气丸合玉屏风散可明显改善患者肺通气功能的情况，该方治疗 CVA 疗效显著。

2. 中医药治疗慢性咳嗽的自身前后对照研究

本团队前期完成了冬病夏治穴位贴敷治疗慢性咳嗽肺脾阳虚证临床疗效观察的研究，共纳入慢性咳嗽肺脾阳虚证患者 52 例，予冬病夏治穴位贴敷疗法，每伏第 1~3 日各贴敷 1 次，共贴 9 次，采用前瞻性自身前后对照方法进行研究，发现与贴敷治疗前相比，贴敷治疗 1 年后患者的咳嗽症状积分、背冷症积分、中医证候积分均明显下降，认为冬病夏治穴位贴敷治疗慢性咳嗽肺脾阳虚证临床疗效显著，值得临床推广。

四、队列研究

(一)概念/定义

队列研究是一种观察性研究方法。在队列研究中,研究者对选定的暴露和未暴露于某危险因素的两组人群进行随访一段时间,然后比较两组人群在这段时间内某一临床事件发生概率的差别,并以此判断危险因素与该临床事件的关系。队列研究大多是前瞻性的,也可以是"回顾性"的,回顾性的队列研究称为非并行队列研究(non-concurrent cohort study),也称作数据库研究(database study)。

(二)技术路线(图5)

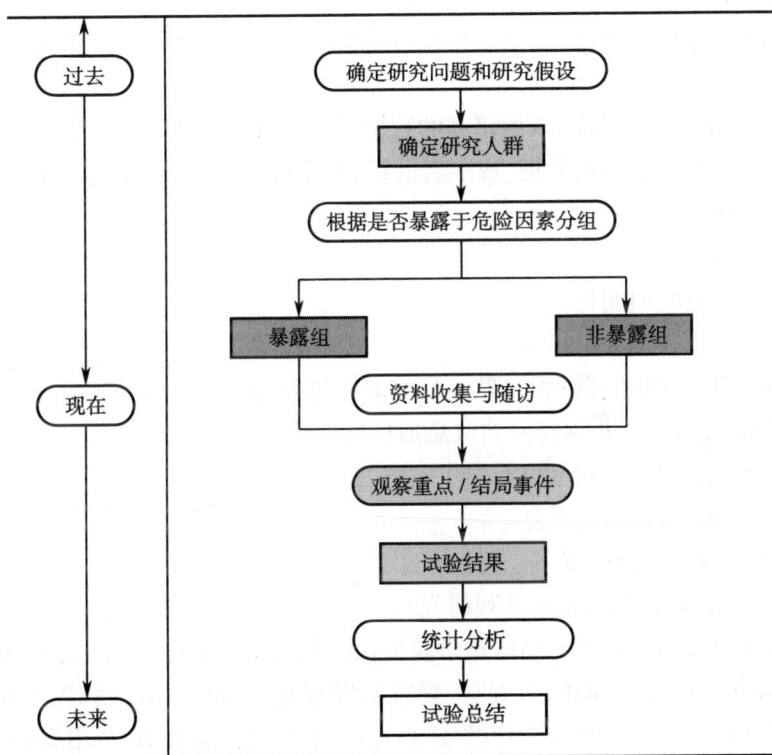

图5 队列研究技术路线

(三)意义

队列研究是由因到果的研究。队列研究可用以完成以下研究:

(1)研究不常见的治疗或预防作用。

(2)探索疾病病因、研究干预或与干预相关的不良作用。

（3）评价医疗服务提供方式和管理模式的效果。

（4）探索疾病预后。

（四）队列研究的优点和局限性

1. 优点

（1）研究可以事先计划：队列研究使用前瞻性研究设计；如果是现在进行的队列研究，研究者可以提前决定纳入标准、测量指标、如何进行最佳测量等问题；收集资料可以采用客观、统一的方式，可以观察到由病因引起的结果。

（2）预测与评估药物不良反应：可以计算疾病或药物不良反应的发生率，精确评估发生疾病或药物不良反应的危险程度。并可对多种药物不良反应结果进行研究，预测从暴露到发病的时间。

（3）结果相对可靠：虽然观察性方法有其局限性，但队列研究的证据比病例对照研究可靠。

（4）相对容易完成：队列研究的数据可以是来自常规收集的数据，也可以是专门为研究而收集的数据，或二者的结合，相对容易完成。成本较随机对照临床试验低。

2. 局限性

（1）研究的周期长。

（2）难以收集大量样本。

（3）资料收集问题：由于队列研究时间过长，面临参加者的大量变动（搬家、更换职业等），很难保持资料收集前后连贯性。

（4）不适用于发病率很低的疾病病因研究。

（5）研究结果难以重复。

（五）咳嗽研究举例

1. 中医药治疗 CVA 的队列研究

浙江中医药大学第二临床医学院邵征洋教授团队通过回顾性分析咳变方治疗 84 例 CVA 患儿的临床资料，观察到以咳变方治疗的 84 例 CVA 患儿的总疗效率高于以西医常规治疗的 41 例 CVA 患儿的总有效率，在用力肺活量、第 1 秒用力呼气容积、最大呼气峰流速及最大呼气中期流速的评价指标中，治疗组的改善幅度均大于对照组，因此认为咳变方是治疗小儿 CVA 的有效方药。一项加味小柴胡汤治疗咳嗽变异性哮喘的疗效观察研究通过回顾性分析 71 例 CVA 患者的临床资料，观察了 35 例采用西药治疗（西医常规治疗）与 36 例采用加味小柴胡汤治疗的患者的疗效差异，发现采用加味小柴胡汤治疗组的总有效率高于对照组，认为加味小柴胡汤治疗 CVA 疗效确切。

2. 本团队的中医药治疗 CVA 队列研究

本团队前期进行了疏风温肺止咳方治疗 CVA 寒饮伏肺证临床疗效评价的回顾性队列研究,本研究共纳入 60 例 CVA 寒饮伏肺证患者,其中治疗组 30 例,对照组 30 例,治疗组予以疏风温肺止咳方口服治疗,对照组予孟鲁司特钠口服治疗,疗程为 14 日;发现治疗组总有效率 96.67%,对照组总有效率 73.33%,治疗组止咳起效时间、咳嗽缓解时间、咳嗽消失时间均短于对照组,治疗组咳嗽缓解率、咳嗽消失率均高于对照组,治疗组咳嗽复发率低于对照组,治疗组咳嗽症状积分、咳嗽视觉模拟评分、中医证候积分较对照组明显降低,治疗组生理状况、心理健康状况、社会功能评分及生活质量评分总分较对照组升高明显。因此认为疏风温肺止咳方治疗 CVA 寒饮伏肺证具有较好疗效。

五、病例系列和单个病例研究与专家经验总结

（一）病例系列和单个病例研究

1. 概念

病例系列是对曾暴露某种相同干预的一批患者的临床结果进行描述和评价。包括两种类型:仅有治疗后结果的病例系列和有治疗前后对照的病例系列。单个病例研究是对单个患者暴露某种干预并产生的某种结果进行描述和评价。病例系列和单个病例研究均属描述性研究,用来记录事件。

2. 意义

病例系列和单个病例研究通常用于:

（1）报告临床典型病例治疗。

（2）分析疗法的潜在危险和不良作用。

（3）描述一种新病或罕见病的临床表现和诊治措施、新的手术方法、护理方法或其他保健措施的研究。

3. 优点和局限性

（1）优点:①可用于观察临床对照试验排除的患者:由于多数临床对照试验排除了儿童、老年人和妊娠妇女,使得这些人群没有得到充分的研究,而这些人群可以在病例系列和单个病例中被充分地记录下来,为日后进一步试验研究提供依据;②观察特殊疾病、并发症和不良反应:由于临床对照试验的人数和观察时间有限,并发症和一些发生率较低、潜伏期较长的严重不良反应在临床试验期间不能被发现;③费用低廉、容易进行:病例系列和单个病例报告是应用已有的病历和潜在的临床资料进行,研究费用相对低廉,且操作容易;④指明未来研究方:严谨设计、严格执行并客观报道的病例系列和单个病例研究可以为临床提供实际的信息,提示两种变量间的关联性,为将来进一步探索

诊断或治疗的研究指明了方向。

（2）局限性：①外在真实性不确定：病例系列和单个病例报告是报告所选择的患者的病史和结果，因而对其他患者的可应用性不明确；②存在严重发表偏倚：病例系列和单个病例报告可能面临严重发表偏倚的困境；③高估观察结果：病例系列和单个病例报告通常未充分考虑混淆因素，造成过高的估计观察结果；很多乐观的结果不能被合理设计的临床对照试验证实。因此，在采用这些报告的结论时要非常谨慎。

（二）专家经验总结

专家经验总结类研究是指通过整理名老中医临床实践经验，运用病案回溯分析、跟师学习记录、结构化访谈等方法，深度挖掘其辨证思维模式、方药运用规律及学术思想体系的临床研究方法，其核心在于将个体化诊疗经验转化为可传承、可验证的中医知识体系。在中医药治疗咳嗽的专家经验总结类研究报道中，多以专家经验总结与个案报道结合的研究范式呈现，或先进行病案示例、后总结专家经验，或先概述专家学术思想、后附病案对思想认识加以佐证等，此类研究为中医病例研究所特有，体现了中医临床经验传承的特点，对学习认识咳嗽的中医病证特点颇有助益，但在采用此类研究报道的结果时需注意其局限性。

（三）咳嗽研究举例

江西中医药大学附属医院刘良徛教授团队通过总结全国名老中医洪广祥教授治疗 CVA 的经验，提出了"治肺不远温"的指导思想，总结了洪广祥教授应用温肺煎合银翘马勃散治疗 CVA 的经验，后附典型医案就在 CVA 的诊治中注重"肺咽兼利，温清并用"的治疗思路加以详述。南京中医药大学第一临床医学院曹治山通过总结史锁芳教授临床辨治上气道综合征的经验，归纳出上气道综合征可根据部位分为"鼻源性咳嗽"与"喉源性咳嗽"两大类，并基于此提出上气道综合征的基本病机为风痰留伏、鼻窍不利，以及痰气互结、咽喉痹阻，并基于以上认识，创立了疏风宣肺化痰利咽方，在临床研究中体现了良好疗效，后附医案两则就此经验认识加以详述。另一项专家经验总结研究中，研究者通过总结金小晶从寒从积论治胃食管反流性咳嗽的经验，提出了胃食管反流性咳嗽的基本病机为虚寒内生、寒阻气逆，并基于此创立了温中祛滞、调枢降逆的治法，后附典型医案一则，对此临床经验进行了详述。

六、咳嗽临床研究相关量表

（一）咳嗽西医常用量表

1. 咳嗽症状积分（cough symptom score, CSS）

（1）介绍：CSS 采用咳嗽症状积分表进行相对量化的症状评分，用于咳嗽程度和疗效的临床评定。CSS 常在患者日记中使用,用于记录患者受试及随访期间每日的日间、夜间咳嗽变化的情况。咳嗽症状积分表见表1。

表1　咳嗽症状积分表

分值	日间咳嗽症状积分	夜间咳嗽症状积分
0	无咳嗽	无咳嗽
1	偶有短暂咳嗽	入睡时短暂咳嗽或偶有夜间咳嗽
2	频繁咳嗽,轻度影响日常活动	因咳嗽轻度影响夜间睡眠
3	频繁咳嗽,严重影响日常活动	因咳嗽严重影响夜间睡眠

（2）出处:CSS 为英国研究者所报道,最初日夜间咳嗽症状积分均分为6 个等级,后经改良形成 0~3 分的 4 个等级的评价,并于我国《咳嗽的诊断与治疗指南（2015）》首次收录咳嗽症状积分表,咳嗽症状积分表的形成源于既往研究中对日间、夜间咳嗽的量化分级评价应用。

（3）指南、指导性文件收录情况:我国《咳嗽的诊断与治疗指南（2015）》及国家药品监督管理局《中药新药用于咳嗽变异性哮喘的临床研究技术指导原则》中就 CSS 用于咳嗽的评估做了推荐。

（4）对量表的评价:自 CSS 被我国《咳嗽的诊断与治疗指南（2015）》收录以来,在既往咳嗽相关的临床研究中被应用广泛,但尚无对咳嗽症状积分表本身的评价研究报道。我国最新《咳嗽的诊断与治疗指南（2021）》中指出咳嗽症状积分表分为日间积分和夜间积分两部分,但不同级别之间不容易区分;且咳嗽症状积分表缺乏循证医学证据,故在我国最新《咳嗽的诊断与治疗指南（2021）》中不再推荐。

（5）应用研究举例:马荣等进行了白牛宣肺汤治疗 PIC 的随机双盲对照临床研究,在止咳疗效的评价中使用了 CSS 进行评价。龙胜泽等研究了徐长卿散剂联合布地奈德治疗激素敏感性咳嗽的临床疗效,在对止咳效果的观察中使用了 CSS（包括日间 CSS 和夜间 CSS）,进行疗效评价。杨献丽对加味小青龙汤治疗风痰恋肺型上气道咳嗽综合征的临床疗效进行了观察,研究中应用了 CSS 对咳嗽程度的变化情况进行评价。

2. 简易咳嗽程度评分表（cough evaluation test, CET）

（1）介绍:CET 包括了对患者日间咳嗽程度、夜间咳嗽对睡眠的影响、咳嗽的剧烈程度、咳嗽对日常生活及心理的影响 5 个条目。详细信息见表2。

表2　咳嗽程度评分表（CET）

请阅读以下问题，并根据您目前的咳嗽情况在相应的地方打√

问题条目	无	很少	有一些	经常	频繁
1. 您白天有咳嗽吗？[a]	1	2	3	4	5
2. 您会因咳嗽而影响睡眠吗？	1	2	3	4	5
3. 您有剧烈咳嗽吗？	1	2	3	4	5
4. 您会因咳嗽影响工作、学习和日常活动吗？	1	2	3	4	5
5. 您会因咳嗽而焦虑吗？	1	2	3	4	5

注：[a] 白天指晨起至入睡前这段时间

（2）出处：CET 由广州呼吸疾病研究所赖克方教授课题组研制，它是用以评估咳嗽严重程度及其对健康影响的一个简单的自我测试；可以简单地评估咳嗽对身体、社会和心理的影响。

（3）指南、指导性文件收录情况：我国《咳嗽的诊断与治疗指南（2021）》新收录了 CET 量表作为对咳嗽严重程度及其对健康影响的简易评估。

（4）对量表的评价：既往研究显示 CET 量表中的各条目评价内容具有一定的独立性和代表性，且 CET 与 LCQ-MC、VAS（视觉模拟评分）、CSS 之间有较强的相关性，证实了 CET 对咳嗽的评估具有很好的重测信度与反应效度。由于被新纳入 2021 版中国咳嗽指南中，在当前研究中应用 CET 的临床研究较少，在今后的研究中有望得到更多的应用。

（5）应用研究举例：中国的一项关于 CVA 的多中心前瞻性观察性队列研究中，应用了 CET 以评估咳嗽对身体、社会和心理方面的全部影响。

3. 视觉模拟评分（visual analogue scale，VAS）

（1）介绍：视觉模拟评分是由患者根据自己的感受在标记 0~10cm 的直线上划记相应刻度以表示咳嗽的程度，也可采用从 0~100mm 标记。

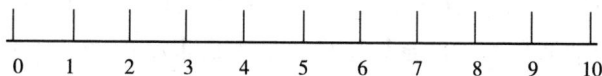

注：患者在标尺上以〇标注

（2）出处：英国研究者在一项关于 COPD 的研究中使用了对咳嗽、呼吸困难、痰液分泌及喘息从无症状到最严重的症状进行视觉模拟评分，后咳嗽的视觉模拟评分逐渐单独应用于咳嗽相关的研究中。2015、2021 版中国咳嗽指南均收录了 VAS，用于对咳嗽的评估。

（3）指南、指导性文件收录情况：我国 2015、2021 版咳嗽指南及国家药品监督管理局《中药新药用于咳嗽变异性哮喘的临床研究技术指导原则》中就咳嗽的VAS用于咳嗽的评估均做了推荐。在既往的咳嗽相关临床研究中应用广泛。

（4）对量表的评价：VAS是患者主观咳嗽程度的整体性评价，与CSS相比，VAS的评分等级划分更细，有助于治疗前后的纵向比较。

（5）应用研究举例：杨献丽在对加味小青龙汤治疗风痰恋肺型上气道咳嗽综合征的临床疗效的研究中应用了VAS对咳嗽严重程度的变化进行评价。张天嵩等对定咳汤治疗PIC的临床疗效进行了研究，在对咳嗽严重程度的评价中应用了VAS进行评价。马荣等在白牛宣肺汤治疗PIC的随机双盲对照临床研究中，在治疗前后应用VAS对咳嗽的严重程度进行了评价。

4. 咳嗽生活质量测评

（1）介绍：针对咳嗽的生活质量测评量表主要包括咳嗽专用生活质量问卷（cough-specific quality of life questionnaire，CQLQ）、莱切斯特咳嗽问卷（Leicester cough questionnaire，LCQ）和慢性咳嗽影响问卷（chronic cough impact questionnaire，CCIQ），各问卷均表现出良好的信度、效度及反应度，在系统评价咳嗽程度和疗效过程中逐渐显示其重要作用。

CQLQ是第一个咳嗽特异性的生活质量量表，量表总共28个条目，涵盖了身体不适、社会心理问题、职业技能、情感健康、极端身体不适及人身安全的恐惧6个领域，总分从28分到112分，得分越高，生活质量越差。中文版CQLQ详见表3。

表3 中文版咳嗽专用生活质量问卷（中文版CQLQ）

1. 家人和/或亲密的朋友再也不能忍受你的咳嗽 ①绝对不同意 ②不同意③同意 ④绝对同意	6. 我咳嗽得干呕 ①绝对不同意 ②不同意③同意 ④绝对同意
2. 我曾长期缺席重要活动如工作、上学或志愿服务 ①绝对不同意②不同意③同意 ④绝对同意	7. 我害怕自己患了艾滋病或肺结核 ①绝对不同意 ②不同意③同意 ④绝对同意
3. 我完全不能参加重要的活动,如工作、上学或志愿服务 ①绝对不同意②不同意③同意 ④绝对同意	8. 我头疼 ①绝对不同意 ②不同意③同意 ④绝对同意
4. 我胃口差 ①绝对不同意 ②不同意③同意 ④绝对同意	9. 我担心得了癌症 ①绝对不同意 ②不同意③同意 ④绝对同意
5. 我胃不舒服和呕吐 ①绝对不同意 ②不同意③同意 ④绝对同意	10. 我眩晕 ①绝对不同意 ②不同意③同意 ④绝对同意

续表

11. 我咳嗽得尿湿裤子 ①绝对不同意 ②不同意③同意 ④绝对同意	20. 我停止参加社会活动,如看电影、看戏和市镇会议 ①绝对不同意 ②不同意③同意 ④绝对同意
12. 我咳嗽得大便失禁弄脏裤子 ①绝对不同意 ②不同意③同意 ④绝对同意	21. 我不得不改变我的生活方式 ①绝对不同意 ②不同意③同意 ④绝对同意
13. 我咳嗽得出汗 ①绝对不同意 ②不同意③同意 ④绝对同意	22. 我浑身疼 ①绝对不同意 ②不同意③同意 ④绝对同意
14. 我咳嗽得声音嘶哑 ①绝对不同意 ②不同意③同意 ④绝对同意	23. 我精疲力竭 ①绝对不同意 ②不同意③同意 ④绝对同意
15. 我咳嗽得呼吸引起疼痛 ①绝对不同意 ②不同意③同意 ④绝对同意	24. 在公众场合,咳嗽使我很尴尬 ①绝对不同意 ②不同意③同意 ④绝对同意
16. 我咳嗽得肋骨断了一根 ①绝对不同意 ②不同意③同意 ④绝对同意	25. 我因为觉得"人们认为我有些不对劲"而烦恼 ①绝对不同意 ②不同意③同意 ④绝对同意
17. 我咳嗽得晚上不能睡觉 ①绝对不同意 ②不同意③同意 ④绝对同意	26. 我想得到"我没有任何严重问题"的保证 ①绝对不同意 ②不同意③同意 ④绝对同意
18. 我咳嗽得打电话时讲话困难 ①绝对不同意 ②不同意③同意 ④绝对同意	27. 因为咳嗽而觉得自己受到过分关注 ①绝对不同意 ②不同意③同意 ④绝对同意
19. 我再也不能唱歌,比如在正式场合唱歌 ①绝对不同意 ②不同意③同意 ④绝对同意	28. 我担心自己有很严重的问题 ①绝对不同意 ②不同意③同意 ④绝对同意

　　LCQ 是简短的、易于应用的咳嗽生活质量量表,包括 19 个条目,分为生理、心理和社会三个领域,在全面评估生活质量的同时又具有简洁、使用方便的特点。既往研究中,对咳嗽相关生活质量的评估,中文版 LCQ 的应用最为广泛,中文版 LCQ 详见表 4。

　　CCIQ 是最新开发的一个咳嗽特异性的生活质量量表,具有简洁、可自测的特点,CCIQ 由 21 个条目组成,涵盖日常活动、社交关系、情绪、睡眠 / 注意力 4 个方面。CCIQ 尚无授权的中文版量表。

表4 中文版莱切斯特咳嗽问卷（中文版LCQ）

1. 在最近的两周里,您会因咳嗽而感到胸痛或腹痛吗?

①一直都是 ②大部分时间都会 ③经常会 ④有时会 ⑤偶尔会 ⑥几乎不会 ⑦从来没有

2. 在最近的两周里,您曾被咳痰困扰吗?

①一直都是 ②大部分时间都会 ③经常会 ④有时会 ⑤偶尔会 ⑥几乎不会 ⑦从来没有

3. 在最近的两周里,您曾因咳嗽而觉得疲倦乏力吗?

①一直都是 ②大部分时间都会 ③经常会 ④有时会 ⑤偶尔会 ⑥几乎不会 ⑦从来没有

4. 在最近的两周里,您能控制您的咳嗽吗?

①一直都是 ②大部分时间都会 ③经常会 ④有时会 ⑤偶尔会 ⑥几乎不会 ⑦从来没有

5. 在最近的两周里,您曾因咳嗽而觉得尴尬难堪吗?

①一直都是 ②大部分时间都会 ③经常会 ④有时会 ⑤偶尔会 ⑥几乎不会 ⑦从来没有

6. 在最近的两周里,您会因咳嗽而感到焦虑吗?

①一直都是 ②大部分时间都会 ③经常会 ④有时会 ⑤偶尔会 ⑥几乎不会 ⑦从来没有

7. 在最近的两周里,您的学习、工作或其他计划受到咳嗽的影响吗?

①一直都是 ②大部分时间都会 ③经常会 ④有时会 ⑤偶尔会 ⑥几乎不会 ⑦从来没有

8. 在最近的两周里,您的休闲或娱乐受到咳嗽的影响吗?

①一直都是 ②大部分时间都会 ③经常会 ④有时会 ⑤偶尔会 ⑥几乎不会 ⑦从来没有

9. 在最近的两周里,您曾闻到油漆、灰尘、烟雾等刺激气味而咳嗽吗?

①一直都是 ②大部分时间都会 ③经常会 ④有时会 ⑤偶尔会 ⑥几乎不会 ⑦从来没有

10. 在最近的两周里,你的睡眠受到咳嗽的干扰吗?

①一直都是 ②大部分时间都会 ③经常会 ④有时会 ⑤偶尔会 ⑥几乎不会 ⑦从来没有

11. 在最近的两周里,您每天都有阵发性的咳嗽吗?

①一直都是 ②大部分时间都会 ③经常会 ④有时会 ⑤偶尔会 ⑥几乎不会 ⑦从来没有

12. 在最近的两周里,您会因咳嗽而觉得失落或沮丧吗?

①一直都是 ②大部分时间都会 ③经常会 ④有时会 ⑤偶尔会 ⑥几乎不会 ⑦从来没有

13. 在最近的两周里,您会因咳嗽而感到厌烦吗?

①一直都是 ②大部分时间都会 ③经常会 ④有时会 ⑤偶尔会 ⑥几乎不会 ⑦从来没有

14. 在最近的两周里,您会因咳嗽而声音嘶哑吗?

①一直都是 ②大部分时间都会 ③经常会 ④有时会 ⑤偶尔会 ⑥几乎不会 ⑦从来没有

15. 在最近的两周里,您觉得精力充沛吗?

①一直都是 ②大部分时间都会 ③经常会 ④有时会 ⑤偶尔会 ⑥几乎不会 ⑦从来没有

16. 在最近的两周里,您会担心咳嗽暗示着某些严重疾病吗?

①一直都是 ②大部分时间都会 ③经常会 ④有时会 ⑤偶尔会 ⑥几乎不会 ⑦从来没有

17. 在最近的两周里,您会担心别人认为您有病吗?

①一直都是 ②大部分时间都会 ③经常会 ④有时会 ⑤偶尔会 ⑥几乎不会 ⑦从来没有

18. 在最近的两周里,您会因咳嗽中断谈话或电话交谈吗?

①一直都是 ②大部分时间都会 ③经常会 ④有时会 ⑤偶尔会 ⑥几乎不会 ⑦从来没有

19. 在最近的两周里,您觉得咳嗽干扰您的同学、朋友或家人吗?

①一直都是 ②大部分时间都会 ③经常会 ④有时会 ⑤偶尔会 ⑥几乎不会 ⑦从来没有

（2）出处:CQLQ 是由 Irwin 教授于 2002 年在北美开发的第一个咳嗽特异性的生活质量量表。2013 年暨南大学马洪明团队获得了 Irwin 教授的授权,完成了对 CQLQ 的汉化和研究,最终形成了中文版的 CQLQ。

LCQ 由英国研究团队开发研制,它是一种可以自我完成的、用于评价慢性咳嗽生活质量的测量方法。2009 年同济大学邱忠民团队在获得 LCQ 设计者 Birring 博士授权后,将原版 LCQ 量表翻译成中文版,并完成对中文版 LCQ 的评价研究,形成了最终的中文版 LCQ。在我国 2015、2021 版咳嗽指南及国家药品监督管理局《中药新药用于咳嗽变异性哮喘的临床研究技术指导原则》中就中文版 LCQ 用于咳嗽生活质量的评估均做了推荐。在既往的咳嗽相关临床研究中应用广泛。

CCIQ 是由意大利研究者开发研制的一个咳嗽特异性的生活质量量表，CCIQ 尚无授权的中文版量表。

（3）指南、指导性文件收录情况：我国 2015、2021 版咳嗽指南及国家药品监督管理局《中药新药用于咳嗽变异性哮喘的临床研究技术指导原则》中对 CQLQ、LCQ、CCIQ 用于咳嗽生活质量的评价均做了推荐。对中文版 LCQ 做了着重推荐，并将中文版 LCQ 的详细内容以附录展示，中文版 LCQ 在咳嗽相关临床研究中得到了广泛应用。

（4）对量表的评价：原版的 CQLQ 已被验证其具有良好的信度和效度，对治疗前后的症状改善亦十分敏感，相关研究也证明了中文版 CQLQ 具有良好的信度和效度，能较好地区分治疗效果。

研究表明原版的 LCQ 与圣乔治呼吸问卷、SF-36 和 VAS 均有良好的相关性，广泛的临床研究也验证了其实用性、可靠性和重测性。中文版 LCQ 在临床应用中也显示出了其良好的重测性和反应性。中文版 LCQ 量表因其简明、易用和对咳嗽高度特异性的特点，成为目前应用较为广泛的咳嗽生活质量量表。

CCIQ 的重测性和反应性已经得到了良好的验证，但因其主要是根据意大利本土患者特点制定，适用范围较窄，在既往国内研究中较少使用。

（5）应用研究举例：王世强等在探讨经方射干麻黄汤治疗风寒恋肺型 PIC 的临床疗效研究中，应用了中文版 LCQ 评价患者咳嗽生活质量的变化情况。胡伟林等对疏风化痰方对 CVA 临床疗效及气道炎性因子的影响进行了研究，在对 CVA 患者咳嗽生活质量的观察中，应用了中文版 LCQ 对其进行评价。李彬等对热敏灸配合质子泵抑制剂治疗胃食管反流性咳嗽疗效观察研究，研究中应用了中文版 LCQ 对胃食管反流性咳嗽患者治疗前后的咳嗽生活质量进行了评价。

（二）咳嗽中医证候量表

1. 介绍及应用现状

中医药治疗咳嗽相关病证的临床研究中，尚缺乏公认的咳嗽系统评价评分量表，目前中医对咳嗽的评价信息多存在于相关疾病或证候的"中医证候评分表"中。中医证候评分表尚无确切定义，多为用于评价中医药治疗某种疾病的中医疗效评价工具，内容包含了所研究疾病及证候的主要临床症状、体征及舌脉信息等，可以较为简便地评价治疗前后病证的变化情况。中医药治疗咳嗽的相关研究中，研究者多根据咳嗽相关的西医指南、中医类专家共识、国家中医药管理局《中华人民共和国中医药行业标准——中医病证诊断疗效标准(ZY/T001.1—94)》、国家药品监督管理局《中药新药临床研究一般原则》、国家药品监督管理局《中药新药用于咳嗽变异性哮喘的临床研究技术指导原则》、《中医内科学》教材、既往咳嗽中医药类研究中的文献报道,并结合临床经验对咳嗽类疾病中医证候学特点中所涉及的咳嗽病证表现,以及疗效评价类研究的要求等,根据研究的需要自行设计使用中医证候量表。

根据既往研究中咳嗽中医证候量表的应用情况,可将咳嗽中医证候量表大致分为以下三类:①针对咳嗽的某一疾病的基本病机设计此类咳嗽疾病的通用中医证候量表;②针对咳嗽的某一疾病的某种证型设计此类咳嗽特定证型的中医证候量表;③对于咳嗽症状的评价和证候的评价分开,仅针对某一种或几种证型设计的单独评价用中医证候量表。其中以①②类的中医证候量表应用最为广泛。在表现形式上,咳嗽中医证候量表多以表格形式展现,部分以文字表述方式呈现。

在既往肺系疾病的疗效研究中,中医证候评分表中所涉及的咳嗽症状的多分为3个等级,评分根据主症、次症的不同,以及咳嗽症状的轻度、中度及重度,设计为2分、4分、6分或1分、2分、3分等。采用中医证候评分表的优势在于,除对咳嗽程度的评价外,尚可呈现病证特点中咳嗽相关症状的情况,如寒饮伏肺咳嗽中,除对咳嗽的评估外,可以见到因存在寒饮病机所表现的咳痰清稀、背冷、四肢冷等情况,而在中医整体观念的理论指导下,这些症状与咳嗽程度的变化是互相影响的,通过对这些症状的量化评价,可以更清晰地反映治疗前后证候的变化情况。目前尚缺乏对于已研制的咳嗽中医类量表评价的研究报道,对各类中医证候量表的信度、效力尚缺乏证据支持。

2. 研究举例

(1)针对咳嗽的某一疾病的基本病机设计此类咳嗽疾病的通用中医证候量表

本团队多年来开展了对咳嗽中医证候量表的应用研究,对于咳嗽,尤其是慢性咳嗽中医证候量表的应用积累了丰富的经验,如针对慢性咳嗽的风邪伏肺基本病机设计了的风邪伏肺证候积分表(表5)。

表5 风邪伏肺证候积分表

主症		评分
咳嗽程度	不咳嗽	0
	轻度咳嗽(时有咳嗽,不影响睡眠)	2
	中度咳嗽(介于轻咳和重度咳嗽,影响睡眠)	4
	重度咳嗽(持续频繁咳嗽,影响正常工作、生活及睡眠)	6

续表

次症		评分
咽痒	咽微痒	1
	咽痒微咳,咳后缓解	2
	咽痒明显,咳后不缓解	3
遇外界寒热变化、冷风、油烟、异味诱发加重	无	0
	有	2
干咳无痰或少痰	无	0
	有	1
夜卧晨起咳剧	无	0
	有	1
咳嗽反复发作或常年不愈	无	0
	有	1

马荣等在白牛宣肺汤治疗 PIC 的随机双盲对照临床研究中,对中医综合症状评分以文字表述的形式呈现。

"①咳嗽评分:重度,昼夜咳嗽频繁或阵咳,影响工作和睡眠(6分);中度,介于轻重之间(4分);轻度,间断咳嗽,不影响正常生活和工作(2分);无咳嗽(0分)。②咽痒评分:明显,痒即咳嗽(4分);轻微,不引起咳嗽(2分);无咽痒(0分)。③咽干评分:有咽干(1分);无咽干(0分)。④咽痛评分:有咽痛(1分);无咽痛(0分)。⑤咳痰评分:痰稍多,难以咳出(3分);少量痰,稍难咳出(2分);极少量痰,易于咳出(1分);无(0分)。⑥小便评分:有小便黄(1分),无小便黄(0分)。⑦口干评分:口干明显(3分);口干(2分);极少口干(1分);无(0分)。⑧大便评分:大便干燥(2分);大便稍干,每日1行,便时延长(1分);正常(0分)。⑨遇风或寒则咳,或食辛辣燥热之品则咳:无(0分);有(1分)。舌象、脉象详细记录,不计分"。

罗社文等对疏风宣肺法治疗 CVA 的临床疗效进行了研究,在对中医证候变化的评价中,采用了中医症状记分法,以文字表述的形式呈现。

　　"根据《中医病证诊断疗效标准》原则按照等级变量观察方法,制定半定量计分标准。①咳嗽情况:无咳嗽(0分);轻度(3分),咳嗽间歇、短暂发作不影响睡眠和工作;中度(6分),经常咳嗽呈阵发性轻微影响睡眠和工作;重度(9分),频繁阵发性咳嗽严重影响睡眠和工作。②咽痒:无咽痒(0分);轻度(1分),轻微咽痒,不引起咳嗽;中度(2分),咽痒较重忍不住咳嗽;重度(3分),咽痒严重,痒即咳嗽。③气急:无气急(0分);轻度(1分),咳嗽时偶有气急的感觉;中度(2分),咳嗽时经常有气急的感觉;重度(3分),咳嗽时气急胸憋,影响休息和工作。④咳痰:无痰(0分);轻度(1分),痰少,痰易咳出;中度(2分),有少量痰,咳后尚易咳出;重度(3分),痰黏,咳后仍不能咳出。⑤鼻塞:无鼻塞(0分);轻度(1分),咳嗽时偶有鼻塞;中度(2分),咳嗽时经常有鼻塞感觉存在;重度(3分),咳嗽时伴严重鼻塞,影响休息"。

　　(2)针对咳嗽的某一疾病的某种证型设计此类咳嗽特定证型的中医证候量表

　　本团队多年来开展了对咳嗽中医证候量表的应用研究,对于亚急性咳嗽和慢性咳嗽中医证候量表的应用研究积累了丰富的经验,如针对 CVA 和PIC 的寒饮伏肺证候评分表(表6)、针对 CVA 和 PIC 的湿热郁肺证候评分表(表7)、针对慢性咳嗽肺脾阳虚证候积分表(表8)。

表6　寒饮伏肺证候评分表

四诊信息	0分	1分	2分	3分
咽痒	无	略感发痒,稍咳即止	明显发痒,须连咳数声或咳出痰液方可暂止	痒感特别,且发作频繁,非用力剧咳而不能暂止
咳痰	无	昼夜咳痰 10~50ml	昼夜咳痰 50~100ml	昼夜咳痰 100ml以上
气短	无	感气短	气短活动加剧	明显气短,影响工作生活
肢倦乏力	无	稍倦,不耐劳动,可坚持轻体力劳动	倦怠较甚,勉强支持日常活动	不能坚持日常活动
形寒肢冷	无	腕踝关节以下冷	肘膝关节以下冷	肘膝关节以上
畏风	无	轻微恶风	显著恶风	显著恶风需避风或添衣被

四诊信息	0分	1分	2分	3分
自汗	无	偶有自汗,见于进食时	稍动自汗,身感有汗	常有自汗湿衣,动则明显
口淡不渴	无	不欲饮水	频饮水,饮可解渴	频饮水,饮不解渴
纳呆	无	食欲欠佳,但基本保持原食量	食欲减退,食量减1/3	不思饮食,食量减1/2以上
食后腹胀	无	偶腹胀	时有腹胀	持续腹胀
便溏	无	便软,成堆不成形2~3次/d	烂便、溏便4~5次/d或稀便1~2次/d	稀便3次/d以上

表7 湿热郁肺证候评分表

四诊信息	0分	1分	2分	3分
咽痒	无	略感发痒,稍咳即止	明显发痒,须连咳数声或咳出痰液方可暂止	痒感特别,且发作频繁,非用力剧咳而不能暂止
咳痰	无	昼夜咳痰10~50ml	昼夜咳痰50~100ml	昼夜咳痰100ml以上
畏寒怕冷	无	轻微怕冷,不影响衣着	怕冷较重,需要穿厚衣服保暖	严重怕冷,感觉自里向外冒凉气
胃寒	无	轻微胃寒,怕进凉食,喜暖无需添加衣被	明显胃寒,得温则减,喜按,进食凉食则易患病,较常人稍多加衣被	显著胃寒怕冷,喜按喜暖,每进食凉食即易患病,较常人必需多加衣被
背冷症	无	平日无明显后背怕凉感觉,仅于遇风(寒)时方觉,得温可缓,持续时间较短	遇风寒加重,得温可缓,持续时间较长	时觉后背怕冷,或自觉后背冒凉气,甚如覆冰,得温不易缓解,持续时间长
口淡不渴	无	不欲饮水	频饮水,饮可解渴	频饮水,饮不解渴
纳呆	无	食欲欠佳,但基本保持原食量	食欲减退,食量减1/3	不思饮食,食量减1/2以上

续表

四诊信息	0分	1分	2分	3分
食后腹胀	无	偶腹胀	时有腹胀	持续腹胀
便溏	无	便软,成堆不成形 2~3次/d	烂便、溏便4~5次/d 或稀便1~2次/d	稀便3次/d以上

表8 肺脾阳虚证候积分表

中医症状	评分			
主要症状	0分	2分	4分	6分
咳嗽	无咳嗽	白天偶有咳嗽,不影响工作生活	白天咳或夜间偶咳,尚能坚持工作	昼夜频繁咳嗽,影响工作和休息
次要症状	0分	1分	2分	3分
咽痒	无	轻微咽痒,不引起咳嗽	咽痒较重,忍不住咳嗽	咽痒严重,痒即咳嗽
口黏	无	偶尔感觉口黏	经常感觉口黏	整日感觉口黏
口苦	无	偶尔感觉口苦	经常感觉口苦	整日感觉口苦
口干不欲饮	无	偶觉口渴,但不欲饮水	经常觉口渴,但不欲饮水	整日口渴明显,但不欲饮水
胸闷	无	轻微	中度	重度
汗出	无	轻微	中度	重度
大便黏滞不爽	无	偶尔	经常	总是

钟云青等对加服宣肃止咳汤治疗风邪犯肺型PIC的临床疗效进行了观察,研究中针对PIC的风邪犯肺型的特点,在中医证候疗效评价中拟定了中医证候评分,以文字表述的方式呈现。

"中医证候评分指标共5个。①咳嗽:无,0分;白天间断咳,不影响工作生活,2分;白天咳嗽或见夜里偶咳,尚能坚持上班,4分;昼夜频咳或阵发,影响工作和休息,6分。②气急:无,0分;咳嗽时偶有气急的感觉,2分;咳嗽时经常有气急的感觉,4分;咳嗽时气急胸闷,影响休息和工作,6分。③咽痒:无,0分;稍咽痒,2分;咽痒欲咳,咳后缓解,4分;咽痒明显,咳后不减,6分。④遇风咳剧:无,0分;有,1分。⑤咳痰黏少:无,0分;有,1分。"

王晶波等开展了清肺润燥汤治疗风燥伤肺型PIC的疗效观察研究,对于PIC的风燥伤肺型的中医证候特点,拟定了中医症状积分用以评价治疗前后的中医证候的变化情况,研究中的中医症状积分以文字形式呈现。

"①咳嗽频度和程度评分:按照等级变量观察方法,制定半定量计分标准。咳嗽频度:0分,无咳嗽;3分,咳嗽间歇、短暂发作;6分,经常咳嗽,呈阵发性;9分,频繁阵发性咳嗽。咳嗽程度:0分,无咳嗽;3分,偶尔咳嗽,多在夜晚或清晨发作,不影响睡眠和工作;6分,咳嗽常作,多在夜晚或清晨发作,轻微影响睡眠和工作;9分,持续性、痉挛性阵咳,昼夜均有发作,影响睡眠和工作。②咳痰评分:按痰量多少设定。0分,无痰;1分,昼夜咳痰量10~15ml;2分,昼夜咳痰量16~50ml;3分,昼夜咳痰量50ml以上。③咽痒评分:0分,无;1分,咽痒,较轻微;2分,咽痒,欲咳嗽。以上3项症状评分相加即得中医症状积分"。

咳嗽相关的西医、中医类评价量表,在临床诊疗、中医证候学特点总结,以及中医药疗效评价等研究中有着广泛的应用。在实际研究中,多种量表常以不同形式组合使用,以满足对咳嗽多维度的评估;虽然咳嗽中医证候相关量表在量表本身的评价中尚缺乏较为系统的研究,但不可否认量表的引入也使得中医药治疗咳嗽的疗效得到了更清晰的量化评价。在今后的研究中,咳嗽中医证候相关量表的开发和研制将会极大促进中医药治疗咳嗽相关研究的发展。

参考文献

[1] 刘建平. 循证中医药临床研究方法[M]. 人民卫生出版社, 2009.

[2] 谢雁鸣. 中医药临床评价方法研究与实践[M]. 人民卫生出版社, 2015.

[3] 沈洪兵, 齐秀英. 流行病学[M]. 8版. 北京: 人民卫生出版社, 2013.

[4] 张希如, 毛琛. 系统综述的愿景: 优劣势分析[J]. 中华疾病控制杂志, 2019, 23(06): 621-624.

[5] 史周华. 预防医学[M]. 2版. 北京: 中国中医药出版社, 2016.

[6] 刘建平, 李昕雪. 临床科研设计的基本原则与常用方法概述(一)[J]. 内科急危重症

杂志, 2012, 18（02）: 120-123.

[7] 刘建平. 单个病例随机对照试验的设计与应用[J]. 中国中西医结合杂志, 2005, 25（03）. 252-254.

[8] 刘建平. 队列研究的设计、实施及方法学问题[J]. 中西医结合学报, 2008, 6（04）: 331-336.

[9] 吴泰相, 商洪才, 卞兆祥. 随机对照实况试验的概念、设计和实施[J]. 中国循证医学杂志, 2009, 9（12）: 1277-1280.

[10] 陈坤. 临床流行病学[M]. 2版. 杭州: 浙江大学出版社, 2018.

[11] 王谦. 祛风宣肺方治疗CVA的疗效观察及其对气道神经源性炎症调控作用的研究[D]. 北京: 北京中医药大学, 2017.

[12] 马荣, 高荣林, 齐文升, 等. 白牛宣肺汤治疗感染后咳嗽的随机双盲对照临床研究[J]. 中医杂志, 2017, 58（20）: 1755-1759.

[13] 龙胜泽, 黄少东, 陈艳, 等. 徐长卿散剂联合布地奈德治疗激素敏感性咳嗽的临床疗效[J]. 上海中医药大学学报, 2022, 36（04）: 26-30.

[14] 杨献丽. 加味小青龙汤治疗风痰恋肺型上气道咳嗽综合征[J]. 中医学报, 2022, 37（08）: 1742-1748.

[15] BRIGHTLING C E, MONTERIO W, GREEN R H, et al. Induced sputum and other outcome measures in chronic obstructive pulmonary disease: safety and repeatability[J]. Respir Med, 2001, 95: 999-1002.

[16] BIRRING S S, PASSANT C, PATEL R B, et al. Chronic tonsillar enlargement and cough: preliminary evidence of a novel and treatable cause of chronic cough[J]. Eur Respir J, 2004, 23: 199-201.

[17] 张天嵩, 杨蓓林. 定咳汤治疗感染后咳嗽的临床研究[J]. 辽宁中医杂志, 2007, 34（09）: 1275-1276.

[18] 马洪明, 陈秋冬, 刘晓妍, 等. 咳嗽特异性生活质量问卷中文版信度效度和反应度评价[J]. 中国实用内科杂志, 2013, 33（06）: 473-475.

[19] BIRRING S S, PRUDON B, CARR A J, et al. Development of a symptom specific health status measure for patients with chronic cough: Leicester Cough Questionnaire（LCQ）[J]. Thorax, 2003, 58: 339-343.

[20] BAIARDINI I, BRAIDO F, FASSIO O, et al. A new tool to assess and monitor the burden of chronic cough on quality of life: Chronic Cough Impact Questionnaire[J]. Allergy, 2005, 60: 482-488.

[21] 王世强, 楼黎明, 张弘, 等. 经方射干麻黄汤治疗感染后咳嗽风寒恋肺证临床疗效观察[J]. 中华全科医学, 2017, 15（06）: 1044-1046.

[22] 胡伟林, 赵珊珊, 涂明利, 等. 疏风化痰方对咳嗽变异性哮喘临床疗效及气道炎性因子的影响[J]. 中医药信息, 2016, 33 (05): 81-84.

[23] 李彬, 白辉辉, 张一. 热敏灸配合质子泵抑制剂治疗胃食管反流性咳嗽疗效观察[J]. 上海针灸杂志, 2019, 38 (06): 597-600.

[24] 罗社文, 李友林, 吴继全, 等. 疏风宣肺法治疗咳嗽变异性哮喘的临床疗效研究[J]. 中华中医药杂志, 2007, 22 (09): 609-612.

第二章　咳嗽实验研究进展

一、咳嗽动物模型

（一）实验动物的选择

当前，咳嗽研究领域常使用豚鼠、大鼠、小鼠、犬、猫、猪等实验动物进行咳嗽及相关疾病模型的建立，不同动物咳嗽反射的形式相异，其调节咳嗽反射的方式不同，对激发咳嗽的因素和反应也各有不同，因此为了适应不同的研究目的和研究要求，应选用合理的模型动物。

啮齿类小型动物如大鼠、小鼠、豚鼠，繁殖快，数量大，饲养繁殖及药物成本低，更易操作及进行大批量研究。大鼠、小鼠的咳嗽反射与人类差异较大，且不敏感，但小鼠转基因型模型完备，可用新技术较多，既往认为小鼠气道可能缺乏咳嗽反射所需部分神经突触及通路，难以区分咳嗽反射和呼气反射，然而近年来有研究表明全身测压仪可识别咳嗽反射，故使用小鼠进行咳嗽研究也更普遍。而大鼠的造模过程需要麻醉，抑制中枢，难于产生咳嗽，且其咳嗽反射来源于喉不是支气管束，并不是咳嗽模型的理想动物。

犬、猫、猪等大型动物的实验操作较为容易，可用于研究药物的进一步筛选。犬适用于观察镇咳药物的作用时间，猫在受机械或者化学刺激后易诱发咳嗽，但该类动物成本高，故由于经济和来源上的考虑，上述动物多用于确定药物初筛后的镇咳疗效研究。

豚鼠免疫系统发达，对于化学刺激十分敏感，大多雾化引咳药易引起咳嗽，其咳嗽反射与人类相似；与清醒状态下的动物相比，麻醉动物和人之间的咳嗽反应性存在不同，而豚鼠可在清醒、不限制活动的状态下进行研究；体外研究提示机械刺激豚鼠迷走神经引起的去极化过程与人类亦较为相似；另外豚鼠还有占地小、脾气温顺、无攻击性的特点，其咳嗽监测也有成熟的仪器，因此豚鼠作为咳嗽模型的实验动物最为理想，是近年来咳嗽新药药理研究、咳嗽反射及相关研究最常用的实验动物。

（二）常用动物咳嗽模型的建立方法

1. 单纯咳嗽动物模型

人类咳嗽的病理生理改变是在无明显的肺部炎症的情况下,对外界环境的刺激表现为咳嗽敏感性的提高,理想的咳嗽动物模型应具备上述特点。

单纯咳嗽模型是指直接通过刺激物刺激而制备的咳嗽模型,此类模型常被用于研究咳嗽反射的发生机制和咳嗽新药的研发等。咳嗽由一系列神经反射所构成,受刺激后,迷走神经传导信号至位于延髓的咳嗽中枢,中枢整合后再下传至相应的运动神经,进而引发咳嗽。与咳嗽反射密切相关的气道传入神经为 Aδ 纤维（有髓鞘）和 C 纤维（无髓鞘）,其末梢突触分别主要感受机械刺激和化学刺激。根据以上神经反射机制,单纯咳嗽模型的制备主要有机械刺激、化学刺激、电刺激、抗原致敏引咳等方法。

（1）机械刺激法:机械刺激法指通过刺激有髓鞘的迷走 Aδ 传入纤维引起单纯咳嗽,基本操作方法如下:将细长状纤维如聚乙烯管、兔胡须等置入动物喉部或者气道内,反复操作 2~3 次,可导致其剧烈、快速咳嗽;或者用异物直接放入气管套管内操作来引发咳嗽。如可使用软聚乙烯导管机械刺激麻醉猫的胸腔内气道,导管在气管内周期性来回移动 6~8 次,持续 10 秒,以引起反复咳嗽。该方法所有刺激都应由一名实验者进行,以尽量保证刺激强度的可比性。机械刺激法简便易行,但需在麻醉状态下进行,尽管由同一名实验者进行,仍不能保证刺激强度一致,难以定量比较。另有研究使用改良仪器来进行气管机械刺激引咳,具体如下:在麻醉兔气管切开后,置入硅橡胶半刚性导管（外径 1.2mm）,穿过气管导管的侧端口直至引发咳嗽（一般距离导管出口 3~4cm）。该导管由一个小型电机驱动,该电机旋转导管（60 个周期 /s）并在短时间（刺激时间设置为 150 毫秒）内将其尖端摩擦到气道黏膜上,来自发动机的电信号可以作为准确识别刺激时间过程的标记。此种方法虽然较上述方法稍烦琐,但是可以控制强度,从而能够定量比较。

（2）化学刺激法:化学刺激法是指采用化学物质（咳嗽刺激剂）刺激呼吸系统引起咳嗽,该法快速简便易行、对样本伤害小、引咳时可保证样本处于清醒状态,因此常用,其药物多选用氨水、柠檬酸、辣椒素、异硫氰酸烯丙酯（alkyl-isothiocyanate, AITC）等。

氨水引咳法是常用的化学刺激法,多使用小鼠进行造模。目前氨水诱咳造模方法大致如下:以 60 只雄性 ICR 小鼠为例,在倒扣烧杯（500ml）中放入一个棉球,并将 300μl 25% 的氨水滴入该棉球中,待 1 分钟饱和后再将小鼠放入该烧杯中45秒,取出后置于另一烧杯中,对小鼠咳嗽情况进行记录,观察典型咳嗽动作(腹肌收缩,有咳声),记录咳嗽潜伏期(从取出开始到第1次咳嗽的时间)及5分钟内咳嗽次数。模型小鼠咳嗽次数增加,咳嗽潜伏期缩短,提示造模成功。氨水浓度常在13%~25%体积浓度之间,但是建议在开展正式实验前进行咳嗽敏感性筛选的预实验以确定适合的激动剂浓度。除使用烧杯等经典容器外,也可利用现代仪器如YLS-8A多功能诱咳引喘仪辅助造模操作,其可以控制药物定时、定量、定浓度,保持物质原有性质。氨水诱咳用量小,较易控制,但吸入氨水对肺部有损伤,且氨水诱发小鼠咳嗽反应性差异较大,故氨水诱咳制备模型多用于初步筛选镇咳药物。

近年来瞬时受体电位(transient receptor potential,TRP)家族在咳嗽发生机制中的作用逐渐受到关注。TRP通道属于非选择性的阳离子通道蛋白,受环境温度、pH值、化学物质、渗透压等变化刺激后,细胞内外阳离子通透性变化,进而调节细胞功能。气道中分布众多感觉神经元上皮,其可表达多种TRP家族成员,被各种外源或内源性物质激活后,产生各种神经肽,继而出现局部组织血管扩张和通透性增加、炎性细胞因子渗出、黏膜出血水肿等神经源性炎症现象,继而导致咳嗽。在TRP家族中,近年来对TRPV1和TRPA1的研究较为深入,TRPV1为非选择性阳离子通道,首先被证实可介导豚鼠咳嗽反射,而TRPA1为非选择性钙离子通道,与TRPV1相类似,二者均广泛分布于感觉神经元细胞,因此其激动剂多用于诱咳及评价咳嗽敏感性,常用激动剂包括柠檬酸、辣椒素、AITC等。

柠檬酸通过刺激C纤维上的TRPV1受体和Aδ传入纤维末端致咳,造模动物多选择豚鼠或小鼠,其咳嗽模型主要用于咳嗽反射机制、药物干预及新药开发等研究,给药途径主要包括雾化吸入和局部注射。雾化吸入具体操作如下:以豚鼠为例,将豚鼠置于双室体描箱中,头部和躯体分别在体描箱的头室和体室内,超声雾化器与体描箱的头室相连,清醒豚鼠每日雾化吸入0.4mol/L柠檬酸溶液2次,每次持续3分钟,共15日。造模结束后对模型豚鼠进行咳嗽反应性检测。咳嗽反应性检测可利用双室体描箱检测系统内的生理描记仪和与麦克风连接的内置录音机分别连续记录体描箱内咳嗽压力波形变化和咳嗽声音,计算从吸入激发溶液到停止吸入后1分钟(共3分钟)内豚鼠出现的咳嗽次数。模型组豚鼠激发后咳嗽次数增加,咳嗽反应性增强,提示造模成功。柠檬酸溶液常用浓度为0.05~0.8mol/L,雾化时间可根据具体情况及预实验结果适当延长,较长时间(3周)的柠檬酸反复刺激,可以更好地模拟人体慢性咳嗽的疾病过程。局部注射参照Tanaka M采用的方法,具体操作如下:使用戊巴比妥钠30mg/kg腹腔注射麻醉豚鼠,分离气管,将聚乙烯导管(内径 0.4mm,长 13cm)插入气管至第 5~6 气管软骨,将导管尖端放置在喉下,距离喉部约 10mm 处固定(导管用线固定于第 6 气管软骨),导管另一端从背部皮下引出,予 1%亚甲蓝 20μl 确定导管放置位置的准确性,以备注射柠檬酸溶液。导管外端以不锈钢管(直径 0.3mm)封闭以防止干燥,长期留置导管时,需每日以室内空气冲洗导管以防止闭塞。注射 0.4mol/L 柠檬酸溶液 20μl(注射 10 次,每次间隔 30 秒)以制备豚鼠模型,模型豚鼠咳嗽次数增加,造模成功。柠檬酸雾化造模较为便捷,但动物真正药物吸入量难以控制,且通过雾化给药常对局部造成刺激,引起咳嗽之外的混淆动作,由于 TRPV1 受体分布于全身,柠檬酸雾化易引起豚鼠全身颤抖,故需要探索出提高气道利用率的方法。相较于此,局部给药有以下优势:①制备过程中较少引起打喷嚏等混淆动作,有利于确定咳嗽症状;②可改变内置导管所在处进而来控制咳嗽刺激物刺激的部位;③可以确保咳嗽刺激物用量的可比性和准确性。但是局部给药仍存在耗费时间久,操作技术复杂,动物死亡率相对偏高的特点,因此临床上雾化造模更为常用。

辣椒素通过刺激 C 纤维上的 TRPV1 受体来引发咳嗽,造模动物以豚鼠或小鼠为主。辣椒素的研究用途与柠檬酸类似,多用于研究咳嗽反射机制、药物开发等,其给药途径与柠檬酸类似。以雾化为例,使用豚鼠造模具体操作如下:将动物置于透明塑料广口瓶中,用超声雾化器将动物暴露于辣椒素水溶液(0.2mmol/L)中 15 秒,然后记录咳嗽次数和咳嗽潜伏期,共 3 分钟。造模成功入选标准为:10 次 < 咳嗽次数 <50 次(3 分钟内)和 10 秒 < 咳嗽潜伏期 <120 秒。辣椒素雾化浓度多为 0.01~10mmol/L,具体造模时间尚无统一标准。与激活多通路的柠檬酸相比,辣椒素造模多用于研究单纯 TRPV1 通路涉及的咳嗽反射机制及新药研究。

AITC 可以特异性激活迷走 C 纤维上的 TRPA1 受体,引起咳嗽的产生,其模型动物多选用豚鼠。将豚鼠置于装有麦克风、摄像头和气压计的透明小动物麻醉诱导箱中,该诱导箱可以实时采集音频、视频、气流和气压并进行数据采集和分析。制备聚山梨酯 80/ 乙醇(AITC 载体)的 50/50 溶液,再将 AITC(80mM)添加到载体溶液中进行雾化(5 分钟)。通常应用 AITC 浓度为 0.3~30mmol/L,亦可在开展正式实验前进行咳嗽敏感性筛选的预实验。应用 AITC 诱咳能够特异性激活 TRPA1 受体,从而进行 TRPA1 相关机制研究。有研究对比 TRPA1 与 TRPV1 激动剂在诱导咳嗽中产生的效力,显示 AITC(10mmol/L)诱导的 C 纤维活化及咳嗽次数,比辣椒素(50μmol/L)弱 3 倍左右。

（3）电刺激法：实验动物被一定频率和强度的电刺激后，会产生咳嗽反射，该方法即为电刺激法，选用动物种类较多，常用刺激部位包括：①豚鼠或狗的气管黏膜；②豚鼠或猫的喉上神经；③猫延髓的背侧部；④狗的胸膜。

对豚鼠进行电刺激引咳，具体如下：豚鼠雌雄各半，体重 300~400g，腹腔注射麻醉后进行气管插管，切开颈部皮肤，剥离气管，插入 Y 型气管套管，一个支管经压力换能器与 Power Lab15 T 数据采集分析系统相连接记录呼吸频率和振幅，将刺激器的铂制单电极固定在气管的背面，尽可能地接近胸部，另一无关电极插入胸部皮下组织中，调节刺激器，刺激强度 3.5V、脉冲宽度 50 毫秒、频率 10 次/s，刺激时间为 20 秒，两次刺激的间隔时间为 5 分钟，记录刺激后 5 分钟内豚鼠的咳嗽次数，模型豚鼠咳嗽次数显著增加，造模成功。具体参数尚无统一标准，如 Yoichiro Sugiyama 等即通过电刺激豚鼠含有气管和喉部传入纤维的喉返神经（脉冲持续时间 0.2 毫秒；频率 10Hz，强度 40~60A），来诱发假想咳嗽。

电刺激法的刺激频率和强度可以定量比较，较机械刺激法更为准确。其中，电刺激喉上神经引咳法通常用于初筛止咳药物后，分析药物是中枢镇咳或是末梢止咳，从而进一步确定药物的作用部位。然而和机械刺激法相似，电刺激法需在麻醉状态下进行，且相较于其他方法来说，易对动物造成较大损伤。

（4）抗原致敏引咳法：实验动物多次被抗原致敏后，再次予以该抗原或其他致咳剂激发，以提高其咳嗽敏感性，加重咳嗽反应，即为抗原致敏引咳法，主要用于过敏性咳嗽动物模型的制备（具体内容见后文变应性咳嗽模型），较辣椒素引起的咳嗽来说，该类咳嗽更易被短效 β_2 受体激动剂及抗组胺药所抑制。

2. 与咳嗽有关的主要疾病动物模型

（1）感染后咳嗽（PIC）模型：PIC 多由病毒性感冒引起，某些细菌性感染亦可致病。目前病理生理机制尚未完全明确，呼吸道病原体感染后引起的气道黏膜损伤、气道炎症、咳嗽敏感性增高、一过性气道高反应、氧化应激等是 PIC 重要的发病机制。据此，PIC 模型造模方法主要包括病毒滴鼻感染法、脂多糖滴鼻法等，也有在此基础上结合烟熏者，常用动物包括豚鼠、小鼠、大鼠。

由于病毒性感冒引起 PIC 多见，故病毒滴鼻感染法为常用方法之一。采用幼龄 BALB/c 小鼠作为造模对象，具体操作如下：使用 SPF 级 BALB/c 小鼠（雌性，42~56 日龄，18~23g）进行造模，用乙醚轻度麻醉小鼠，使用半数组织培养感染量（50% tissue culture infections dose，$TCID_{50}$）为 10^{-3} 的呼吸道合胞病毒(respiratory syncytial virus,RSV)悬液滴鼻,共连续感染 3 日,每只 50μl。感染后第 13 日对小鼠行辣椒素激发试验,若小鼠出现咳嗽、抓脸、打喷嚏明显增多,呼吸加快,脚前伸、颈前伸、腹部收缩等特征体位,且 3 分钟内咳嗽次数大于 10 次,即提示造模成功。该模型采用幼龄 BALB/c 小鼠作为造模对象,与临床上婴幼儿更易被 RSV 感染造成咳嗽表现一致,有研究表明应用 RSV 感染 BALB/c 小鼠后,RSV 病毒可在模型小鼠体内长期存在,模拟亚急性病程,且气道炎症和气道高反应性明显增高。在该造模过程中,对于模型小鼠的肺组织病理、支气管肺泡灌洗液(BALF)等也进行了观察,结果显示模型小鼠肺泡结构改变,气道炎性细胞浸润,BALF 嗜酸性粒细胞升高,血清中多种高敏及炎症相关的细胞因子表达上升,符合 PIC 气道黏膜损伤、气道炎症、咳嗽敏感性增高、气道高反应性的发病机制特点,进一步佐证 RSV 滴鼻可成功建立感染后咳嗽模型。也有在此基础上加以烟熏者:选用 SPF 级豚鼠(雄性,200~350g),将燃有 10 支香烟的 50g 刨花置于自制烟熏箱内,将豚鼠置于该烟熏箱内(每笼 5 只,每箱 6 笼),持续烟熏 30 分钟,1 次/d,连续 7 日,分别于第 2 日和第 3 日,经鼻腔给药,给予豚鼠 RSV 病毒冻存液(滴度 7×10^6 pfu/ml,滴入体积以豚鼠质量 1μl/g 计算),最后一次给药后,间隔 40 分钟,使用枸橼酸激发咳嗽,记录咳嗽潜伏期及累计咳嗽次数,并进行肺组织、血清、BALF 等取材。模型豚鼠肺组织细胞肿胀、变圆、聚集,细胞间隙增宽,出现融合细胞,提示 RSV 病毒感染成功。模型豚鼠肺组织大量炎性细胞浸润,肺泡壁增厚,少有肺泡融合,未造成实质性炎症,且枸橼酸激发后咳嗽次数显著提高,提示产生气道咳嗽高敏感性,血清中 IL-4/IFN-γ 比值显著增高,导致 Th1/Th2 失衡,促进炎症反应,与 PIC 发病机制一致,造模成功。该造模方法将 RSV 感染与烟熏结合使用,相关研究提示,烟雾刺激可以形成气道高反应性及咳嗽高敏感性,因此结合烟熏可以更好地复制 PIC 的发病机制。

革兰阴性菌是细菌感染致 PIC 主要的致病菌之一,脂多糖(lipopolysaccharide,LPS)是衡量革兰阴性菌致病力大小的关键毒素,能激发动物的强烈免疫反应,从而可能引起 PIC 的炎症反应,故目前采用 LPS 造模也较为常见,多通过气管内滴注、滴鼻或雾化途径,常合并烟熏法或辣椒素雾化进行造模。Zhao Y L 利用 LPS 气管内滴注联合烟熏造模:选用 ICR 小鼠(雄性,22~25g),用戊巴比妥钠腹腔注射麻醉小鼠后行气管插管(长 30mm,外径 1.5mm)。使小鼠呈仰卧抬头位,经气管插管插入静脉导管,注入含有 80μg LPS 的无菌生理盐水 50μl。第 8 日,将小鼠置于烟室中,每日暴露于 5 支香烟中 30 分钟,共 30 日完成造模,记录小鼠咳嗽次数,收集小鼠血液、BALF、肺组织等进行检测。小鼠模型出现咳嗽次数增加，提示咳嗽敏感性增高，BALF 中白细胞及中性粒细胞升高，血清中促炎细胞因子 IL-6 和 CRP 水平显著升高，支气管血管周围间质中性粒细胞聚集，支气管黏膜上皮肿胀脱落，气道腔内有炎性细胞渗出，提示存在呼吸道黏膜损伤、气道炎症，造模成功。此外，氧化应激在 PIC 的发生发展中起重要作用，该模型小鼠血清和组织匀浆中超氧化物歧化酶活性明显下降、丙二醛含量上升，提示造模小鼠存在过氧化。利用 LPS 滴注和香烟雾化的造模方法，成功复制了伴有咳嗽敏感性增高、呼吸道黏膜损伤、气道炎症、氧化应激等 PIC 发病机制特点的模型。然而气管内滴注操作较为复杂，小鼠死亡率高，雾化或鼻内滴注法则相对简便。Jia Z 采用利用 LPS 雾化联合烟熏、辣椒素雾化制备 PIC 模型，具体操作如下：选用 SD 大鼠（雄性，180~220g），将大鼠置于 $0.5m^2$ 的烟室中，以 10 支香烟，烟熏 10 日，每日 1 次，每次 30 分钟，在第 11、14 和 17 日，将大鼠乙醚麻醉后使用 LPS 雾化（在 250μl 磷酸缓冲盐溶液中加入 20μg LPS），第 12、13、15、16、18 日雾化吸入辣椒素（10^{-4} M）每日 1 次，每次 3 分钟，收集 BALF、肺组织。模型大鼠 BALF 中白细胞总数及巨噬细胞、淋巴细胞、中性粒细胞百分比均显著升高，支气管上皮大量坏死脱落，支气管腔扩张，支气管壁及周围组织有大量淋巴细胞和中性粒细胞渗入，提示气道黏膜损伤，出现呼吸道炎症，且模型组 BALF 中神经肽类物质如 P 物质（SP）、神经激肽 A（NKA）、神经激肽 B（NKB）、降钙素基因相关肽（CGRP）值显著升高，提示气道神经源性炎症存在，造模成功。该造模方法中采用 LPS 雾化造模，用量较小，可能与结合辣椒素激发增加咳嗽敏感性相关，由于不同浓度的 LPS 可诱导不同程度的气道炎症，故可调整 LPS 剂量使得气道炎症更好模拟 PIC 的病理特点。LPS 滴鼻联合烟熏法易重复，可操作性较好，但是造模时间较久，故仲坤等人通过增加香烟数量来缩短造模周期，结果显示，以 13 支香烟进行烟熏，可将造模时间由传统烟熏造模的 10 日缩短至 7 日，成功建立了一种短周期的造模方法：采用 Wistar 大鼠（雄性，180~220g），置于烟室中，13 支香烟，每日烟熏 15 分钟，1 次 /d，共 7 日。烟熏结束后的第 1、4、7 日，各组大鼠鼻腔滴入含 0.4mg/ml 的 LPS，以 1ml/kg 的体积滴入鼻腔。第 2、3、5、6 日将该组大鼠置于密闭容器中以柠檬酸溶液雾化激发（2.5mol/L），每日 1 次，每次 5 分钟。观察各组大鼠状态并于末次滴鼻 24 小时后测定相关指标。模型大鼠柠檬酸激发咳嗽潜伏期明显缩短，咳嗽次数明显增多，BALF 中白细胞的数量增多，炎性改变严重，模型大鼠肺组织病理切片可见明显炎性细胞浸润，肺内细支气管上皮细胞脱落严重，支气管壁增厚，病变区域的比例大于正常区域的比例，符合 PIC 的病理特征。

（2）变应性/过敏性咳嗽（AC）模型：与日本学者对 AC 的定义不同，我国指南中 AC 不包括嗜酸性粒细胞性支气管炎（EB）。据此国内标准诊断的 AC 患者具有特应质、痰 EOS 正常、无气道高反应性等特征，糖皮质激素、抗组胺药物治疗有效。然而其发病机制有待进一步明确，可能与环境暴露刺激或吸入变应原致咳嗽敏感性升高及非嗜酸性粒细胞性气道炎症相关。豚鼠免疫系统发达，咳嗽反射与人类相似，故多使用豚鼠进行 AC 造模。

目前，AC 模型为研究咳嗽敏感性增高的常用模型，其利用抗原（卵清蛋白腹腔注射）多次致敏后，再次予抗原激发，可显著提高其咳嗽敏感性，模拟过敏性咳嗽的病理生理过程，目前比较成熟的造模是参照 Muraki 等方法建立的豚鼠过敏性咳嗽模型，具体如下：以豚鼠（200~250g）为例，第 1 日豚鼠腹腔注射环磷酰胺 30mg/kg，第 3 日在腹腔注射含有 2mg 卵清蛋白（OVA）+100mg 氢氧化铝的混悬液 1ml，3 周后腹腔注射含有 0.01mg OVA+100mg 氢氧化铝的混悬液 1ml，以加强豚鼠致敏。加强免疫后 3 周，予雾化吸入 10mg/ml 的 OVA 溶液 90 秒激发，计数 3 分钟内的咳嗽次数，筛选出对刺激有咳嗽反射，咳嗽次数大于 10 次，并能重复发生的豚鼠。Masaru 等利用上述造模方法复制的豚鼠 AC 模型，在激发后 72 小时，具有干咳（支气管扩张剂处理有效）、无喘息、组织病理示全气道嗜酸性粒细胞炎症、气道反应性轻度升高的特点，据此得出该模型可以模拟人类 CVA 模型。然而 AC 患者中心气道黏膜活检可见 EOS 浸润，无外周气道 EOS 浸润，后者是 EB 的特征。该模型对支气管扩张剂反应性好、出现全气道嗜酸性粒细胞性炎症及气道反应性轻度升高，与我国临床 AC 诊断标准有较大出入，需进一步完善。

为了减轻过度致敏状态，多使用环磷酰胺注射加强免疫抑制或减少 OVA 量，本团队史利卿教授开展了相关研究工作，比较环磷酰胺 + 高剂量 OVA 腹腔注射造模方案与低剂量 OVA 腹腔注射造模方案两种主动免疫过程，分析咳嗽频次及气道激发情况，发现后者气道收缩反应更为强烈，乙酰甲胆碱浓度阈值较低，更偏向于哮喘模型，而前者随着乙酰甲胆碱浓度增高而平缓上升，可很好模拟咳嗽敏感性增高状态，可以得出，加入免疫抑制剂的模型较单纯减少主动免疫 OVA 剂量模型更优，但仍存在豚鼠死亡率较高、咳嗽反应均一性较差等问题，之后研究可以考虑在加用免疫抑制剂的同时减少 OVA 用量，以期建立更符合临床 AC 特征的动物模型。

（3）咳嗽变异性哮喘（CVA）模型：CVA 的气道炎症主要以 EOS 为主，具有气道高反应性，是慢性咳嗽最常见病因，约占 1/3。CVA 的发病原因与遗传因素和环境理化因素相关，接触各种过敏原对于本病的发生有一定的促进作用。与典型哮喘相似，其发病机制与气道高反应性、神经机制、多种细胞参与的气道慢性炎症和 IgE 介导的变态反应有关。但是 CVA 的咳嗽敏感性较高、气道反应性较典型哮喘低、喘鸣阈值较哮喘高，是其有别于典型哮喘的机制特点。常用动物包括豚鼠、小鼠、大鼠。

　　既往 CVA 的造模方法多参考 AC 造模。现多用 OVA 联合烟熏建立相似度更高的豚鼠 CVA 模型，CVA 的发病可能与接触过敏原相关，且烟熏可提高气道反应性，这为该造模方法提供了理论依据，具体如下：先适应性喂养豚鼠 3 日，第 4 日腹腔注射 0.2% 卵清蛋白溶液 1ml，第 11 日腹腔注射增敏卵清蛋白溶液 1ml（OVA 增敏溶液：将 0.01mg OVA 和 100mg 氢氧化铝溶于 1ml 生理盐水中），第 18~24 日以 1.0% OVA 对豚鼠进行雾化，每日每次 60 秒，同时第 4~24 日每日烟熏 30 分钟。成模标准：首次咳嗽时间明显提前、咳嗽次数明显增多；气道阻力平缓上升；肺组织 EOS 浸润增多。该豚鼠 CVA 模型在咳嗽反应、肺功能测定、肺组织病理学三方面均符合 CVA 特征，且咳嗽次数显著上升、首次咳嗽时间明显提前、气道阻力上升更加平缓，表明 OVA 联合烟熏的造模方法有更好的咳嗽敏感性，更加符合 CVA 气道高反应性较典型哮喘略低的重要特征，该法可行性强，重复性和稳定性好。不同研究者在进行造模时药物用量有所差别，且通过改变 OVA 的剂量、注射时间及次数和调整烟熏剂量等可以建立特殊类型的 CVA 模型，如糖皮质激素不敏感 CVA 模型等。

　　也可采用大鼠与小鼠来建立 CVA 模型，多使用 OVA 造模，或联合烟熏，使用 OVA 致敏 SD 大鼠造模的方法具体如下：采用 SPF 级雄性 SD 大鼠，分别于第 1、8 日大鼠腹腔注射 1ml 致敏液（含 OVA 100mg，氢氧化铝 0.25ml，生理盐水 0.75ml）；第 15 日开始每日雾化吸入 1% OVA 溶液，激发 20 分钟（流量 2ml/min），连续 14 日，造模结束。模型大鼠第 0.1 秒用力呼气容积（FEV0.1），第 0.1 秒用力呼气容积与用力肺活量（FVC）之比（FEV0.1/FVC），最大呼气中期流速（FEF50%）明显降低，外周血白细胞计数、EOS 计数显著升高，血清 IL-4、IL-5、IL-10 水平升高，肺组织及支气管可见结构破坏、大量炎细胞浸润，肺组织 NF-κB p65 蛋白表达升高，IκBα 蛋白表达降低，提示模型豚鼠气道反应性升高，存在气道炎症，符合 CVA 患者的临床特征。甘雨采用 SD 大鼠复制 CVA 模型，在 OVA 注射致敏的基础上，每日在熏烟箱中接受熏烟 30 分钟，连续 2 周。联合烟熏法与单纯 OVA 注射法造模结果区别不大，故目前多采用单纯 OVA 造模的方法。在大鼠选择方面，Brown-Norway（BN）大鼠是高免疫球蛋白（尤其是 IgE）的应答品系，更易诱发出气道变应性炎症与气道高反应性，故较 SD 大鼠、Wistar 大鼠等更适合进行 CVA 的造模。孙文燕采用 BN 大鼠建立了一种较为简便易行的 CVA 大鼠模型，具体如下：BN 大鼠，SPF 级，体重 180~200g,第 1 日腹腔注射 2mg OVA 和 100mg Al(OH)$_3$,3 周后再次腹腔注射 0.01mg OVA 及 100mg Al(OH)$_3$,3 周后用 1% OVA 进行雾化攻击,隔日 1 次,共 7 次,造模结束,其咳嗽症状和气道高反应性符合 CVA 的临床症状,但其免疫反应特征尚需进一步探索。

也有应用小鼠制备 CVA 模型的报道,但小鼠体积小,活动灵敏,药物注射等操作较为困难,且小鼠自主呼吸及肺功能测定难度较大,故不是 CVA 造模首选动物。

(4)上气道咳嗽综合征(UACS)模型:UACS 发病机制尚未完全阐明,且与鼻后滴流的相关性也并不确切,因此指南提议用 UACS 替代 PNDS。除鼻后滴流学说以外,其病理生理学机制可能与气道炎症、感觉神经敏感性增高、鼻功能异常等相关。本病造模方法较少,目前采用 SD 大鼠进行造模。

UACS 被认为与鼻炎、鼻窦炎性疾病及咽喉炎、扁桃体炎等相关,基于国内外文献,史锁芳使用膨胀海绵填塞鼻腔联合香烟雾化 SD 大鼠的方法进行造模,具体如下:将膨胀明胶海绵片(3mm×5mm)置入麻醉后大鼠左侧鼻腔的窦口鼻道复合体处(距离前鼻孔约 15mm),后于该侧鼻腔内滴注 0.5ml 金葡菌悬浊液,海绵放置 4 周后,让大鼠被动吸烟 2h/d,连续 20 日,具体被动吸烟方法为将大鼠置于烟熏箱内,3 支香烟/次,持续 20 分钟,共 3 次,燃烧 9 支香烟,6 小时后重复第 2 轮。自香烟雾化结束后开始观察 30 分钟,以抓鼻、喷嚏、咳嗽、清喉等系列症状的严重程度设置评分标准,总分超过 5 分,出现鼻窦黏膜充血水肿,鼻窦、咽喉大量的炎性细胞浸润,血清炎性介质 IL-8、TNF-α 水平明显升高,造模成功。鼻窦炎是 UACS 发病的原因之一,本法联合了鼻窦炎的造模,符合 UACS 的发病特点,而短时间的烟雾刺激也增加了气道炎症。该造模方法避开了致敏,将鼻窦疾病与气道炎症等因素结合起来,符合鼻窦炎导致 UACS 的临床表现和机制特点。但由于咳嗽病因十分复杂,此造模过程还必须排除其他导致咳嗽的可能因素。且临床上 UACS 的发病还可由于慢性鼻炎、过敏性鼻炎等其他鼻部疾病及咽喉疾病造成,故单一的鼻窦炎联合气道炎症模型不能完全模拟该病,还需要联合其他疾病或从病理生理机制层面对本病进行模型复制。

(5)嗜酸性粒细胞性支气管炎(EB)模型:EB 部分临床表现类似 CVA,以咳嗽为主要症状,特征是气道内 EOS 浸润,因而检查痰中 EOS 增高,而气道炎症范围及平滑肌肥大细胞浸润密度均低于哮喘,氧化应激水平、炎症程度则低于 CVA,无气道反应性,糖皮质激素疗效确切。造模可选用豚鼠或小鼠。

目前尚无一种动物模型可模拟人类 EB 的所有特征,国内外研究者常以 EB 的病理基础嗜酸性粒细胞性气道炎症和无气道高反应性作为造模成功的标准。研究表明多黏菌素 B 可以导致豚鼠嗜酸性肺炎,故而既往采用多黏菌素 B 刺激的方法建立 EB 模型。Ogawa 采用多黏菌素 B 点鼻的方法进行 EB 豚鼠造模,具体如下:Hartley 豚鼠(300~350g),轻度麻醉后,经鼻给予多黏菌素 B 生理盐水溶液[5mg/(ml·kg)],每周 2 次,一共 3 周。末次注射多黏菌素 B 6 日后进行观察,BALF 中 EOS 比例较模型组明显升高,气管、支气管黏膜有大量 EOS 浸润,而肺泡结构、气道反应性正常,予多梯度辣椒素行咳嗽激发时模型豚鼠咳嗽次数明显增加,咳嗽敏感性增高,提示造模成功。

EB 模型的实验动物常选择豚鼠或 BALB/c 小鼠,豚鼠的研究较早,而小鼠被认为是过敏性气道炎症研究的标准模型,且 BALB/c 小鼠具有基因型稳定、大小相似、易重复等特点,相关生物学试剂和抗体易获得,故而近来相关研究多选用小鼠造模。林江涛采用多黏菌素 B 滴鼻的方法成功复制了 EB 小鼠模型,具体如下:选用雌性 BALB/c 小鼠,18~19g,予 12μl 的 0.5% 多黏菌素 B 滴鼻,1 次 /d,共 21 日,造模结束。结果显示多黏菌素 B 滴鼻造模的小鼠 BALF 中 EOS 数明显升高,且与对照组相比,肺顺应性及气道阻力无明显差异,故而认为该造模方法体现了 EB EOS 浸润,无气道高反应性的两个病理生理学特征,造模成功,且该实验进一步证实了嗜酸性粒细胞激活在气道高反应性上起重要作用。然而由于多黏菌素 B 仅是肥大细胞、EOS 释放组胺的刺激剂,并不是公认的抗原刺激剂,因此该模型是否能真正模拟人类 EB 的病因及其发生、发展,仍有待进一步的探索。

钟南山团队模拟哮喘的造模方法建立 EB 模型,通过改变 OVA 激发途径、频次、剂量及变应原颗粒大小建立了无气道高反应性的 EOS 气道炎症小鼠模型。如通过与哮喘小鼠模型同等剂量 OVA 进行滴鼻激发,减少滴鼻次数可得到该小鼠模型,具体方法如下:于第 0、7、14 日予 10μg OVA 和 1.3mg 氢氧化铝生理盐水混悬液 200μl 腹腔注射致敏,第 21、22、23 日腹腔注射戊巴比妥钠 50mg/kg,并给予 10μg OVA 滴鼻激发。雾化辣椒素(0.1mmol/L)用于咳嗽刺激,并使用 FinePointe 软件自动检测、记录小鼠的咳嗽频率,进而测定咳嗽敏感性;麻醉小鼠后将其置于体积描记器室内,使用小动物呼吸机辅助通气,呼吸机设置:频率 120 次 /min,潮气量 0.2ml。在磷酸缓冲盐溶液刺激后,以及在 6.25mg/ml、12.5mg/ml 和 25mg/ml 雾化乙酰甲胆碱(MCh)时,测量肺阻力的变化,进而评估动物的气道反应性。该模型具有慢性咳嗽、气道 EOS 浸润、对类固醇治疗有反应、无气道高反应性的基本特征,可以较好地模拟 EB

疾病。

（6）胃食管反流性咳嗽（GERC）模型：GERC 是指胃酸或其他胃内容物反流至食管导致的咳嗽，发病率亦较高，目前其发病机制尚不完全清楚，主要包括反流理论和反射理论，如微量误吸、食管 - 支气管反射、食管运动功能失调、自主神经功能失调与气道神经源性炎症等，其中食管 - 支气管反射引起的气道神经源性炎症及中枢咳嗽高敏感性在 GERC 的发病过程中起重要作用，食管细菌定植也可能影响其发生和发展。

既往文献曾报道的大鼠、狗、兔等 GERC 模型，多通过全胃切除 + 食管 - 空肠吻合、贲门成形等手术建立，手术复杂，术后死亡率高，因此使用该方法构建 GERC 模型较为困难。赖克方团队使用反复食管滴注盐酸建立了相关模型，多采用豚鼠、大鼠进行模型制备，制备方法如下：选取白色豚鼠（350~450g），灌注前使用氯氨酮溶液 50mg/kg 腹腔注射轻度麻醉豚鼠，插入 5F 胃管于食管中下段，胃管上端则外接输液泵，以 8 滴 /min 速度滴入 0.1N 盐酸（HCl）（包括 0.5% 胃蛋白酶）至食管下段，20min/d，灌注时用绷带固定好豚鼠，使其呈头部垫高的仰卧位，连续 14 日，造模结束后，光镜下可见食管下段黏膜基底细胞层增生，乳头延长，过度角化，部分食管鳞状上皮过度增生、核形态发生改变，与食管炎模型类似，且在光镜下可以观察到模型豚鼠的气管、支气管组织有炎症细胞浸润，同时可引起豚鼠气道神经源性炎症。该法可成功复制伴有气管、支气管黏膜炎症的豚鼠 GERC 模型，与发病机制一致，而迷走神经切断术可以减轻该模型豚鼠的神经源性呼吸道炎症和延髓神经元的活动。利用大鼠制备 GERC 模型方法同上，药物剂量、时间、操作方法相同，在此基础上，以柠檬酸溶液（0.8mol/L）处理 5 分钟，1 次 /d，连续 14 日诱发咳嗽，进而发现了在 HCl 灌流和柠檬酸诱发咳嗽的大鼠模型中，出现了多个延髓核团的兴奋，推断孤束核（NTS）、迷走神经背核（DMV）、三叉旁核（Pa5）和中间网状核（IRT）神经元可能参与了 GERC 发病。

（7）咳嗽高敏感动物模型：由于慢性咳嗽患者普遍存在咳嗽高敏感性，故近年来提出咳嗽高敏综合征（cough hypersensitivity syndrome，CHS）这一概念。咳嗽敏感性是指外界刺激机体时，其表现的咳嗽难易程度。咳嗽高敏感性是慢性咳嗽重要的临床与病理生理学特征，其发生机制尚未完全明确，目前国内外研究认为与 TRP 通路及嘌呤能 P2X3 受体激活、气道炎症、神经通路及咳嗽中枢的易化等相关。

在构建动物模型时应尽量与 CHS 病理生理学改变类似，即在较低水平的温度、机械及化学刺激时即可表现出较为显著的咳嗽高敏感性，而以非特异性气道炎症为主或无明显的肺部炎症改变。目前构建咳嗽高敏感性模型的方法包括空气污染物暴露、病毒感染等。

空气污染问题日益突出,对呼吸健康有着较多不利影响,机动车燃烧排放的废气是空气污染的主要来源,而柴油机动车可以排放更多的 PM(颗粒物)、NO_x。赖克方团队既往以柴油尾气暴露诱导咳嗽敏感增高模型,具体方法如下:暴露前筛选出咳嗽敏感性正常的豚鼠,构建柴油发动机尾气与暴露室连通的装置,待室内颗粒物浓度稳定到目标浓度时,将豚鼠放入暴露室内进行暴露,以 PM2.5 的浓度作为主要指标,目标浓度为 $200\mu g/m^3$,每日暴露于柴油尾气环境 3 小时,连续暴露 14 日,尾气暴露结束之后的第 12 小时,对对照组豚鼠和所有暴露组豚鼠进行咳嗽激发试验。暴露组豚鼠咳嗽次数增加,咳嗽潜伏期变短,BALF 细胞总数增多,以中性粒细胞和 EOS 为主,且随尾气浓度增加而上升,肺组织病理显示不同程度的支气管周围炎,SP 增加,肺组织、结状神经节和颈静脉神经节的 TRPA1 表达增加,说明柴油尾气诱导的豚鼠非特异性气道炎症与气道神经源性炎症均和 TRPA1 的表达相关。本实验构建的柴油尾气室内暴露可成功诱导豚鼠咳嗽敏感性增高,实验条件稳定可控,低浓度尾气暴露组的 PM2.5 浓度为 $210\pm60\mu g/m^3$,与真实世界 PM2.5 浓度更相近,因此该暴露浓度可以作为造模参考。该团队还提出一个自然实验模型,即将豚鼠暴露于交通隧道的交通尾气污染物中 7~14 日(珠江隧道,平均每小时车辆数量超过 2 000 辆,交通尾气浓度远高于过滤空气环境,与交通相关的 PM2.5 大约是过滤空气中的 4 倍),交通尾气污染物暴露可增加豚鼠自发性咳嗽,引起 BALF 中 EOS 和中性粒细胞的显著增加,并导致气管和支气管黏膜下层 EOS 的显著浸润,可被地塞米松显著抑制,说明该造模方法可诱导豚鼠的咳嗽敏感性增高和非过敏性嗜酸性炎症,自然实验模型可以更好地拟合实际暴露条件,有利于更真实地研究城市大气污染致病机制,但是存在地点和浓度的差异,操作中亦有诸多不便,因此将自然条件与室内暴露进行有机结合可以完善该类模型的造模方法。

此外另有香烟烟雾诱导造模方法:每日烟熏 2 次,每次 10 支香烟,连续 14 日,最后一次烟熏暴露 24 小时后使用 0.8M 柠檬酸 1 分钟雾化攻击诱咳,分别于雾化 1 分钟和雾化 5 分钟后用 Buxco 系统自动检测和记录咳嗽次数。模型组豚鼠的咳嗽频率显著增加,潜伏期变短,BALF 中细胞总数增加,中性粒细胞比例升高,肺组织中炎性细胞浸润增加,中央气道上皮和黏膜增厚,小气道上皮和平滑肌明显增厚,正常肺泡结构消失,肺组织中的 TNF-α 和 IL-8 水平显著升高,此法制备的咳嗽模型不仅咳嗽敏感度增加,而且明显激活非特异性呼吸道炎症。

(8)病证结合动物模型:咳嗽病证结合动物模型构建是解析中医药疗效

机制的重要突破口,是基于中医辨证论治理论体系,将咳嗽疾病特征与中医证候要素有机结合建立的病证结合动物模型。其能够更精准地模拟临床复杂证候演变过程,为揭示中药复方多靶点调控机制提供研究载体,对推动中医药治疗咳嗽疾病的现代化研究具有重要价值。

本团队前期完成了 PIC 寒饮伏肺证、CVA 寒饮伏肺证、慢性咳嗽寒饮伏肺证、慢性咳嗽湿热郁肺证的病证结合动物模型的相关研究。

在 PIC 寒饮伏肺证病证结合模型的构建中,选用雄性 Hartley 豚鼠,适应性喂养 3 日,第 4~10 日于自制烟熏箱中,以电动鼓风机持续送烟,每日烟熏 15 分钟,每日 13 支烟;第 11、14、17 日,予乙醚浅麻醉后,将 0.4mg/ml 的脂多糖溶液以 1ml/kg 的体积滴入鼻腔;第 12、13、15、16 日,将各组豚鼠置于自制动物雾化箱内,用 0.8mol/L 柠檬酸雾化 3 分钟,每日 1 次激发豚鼠咳嗽,综合烟熏、脂多糖滴鼻及柠檬酸雾化法建立感染后咳嗽豚鼠咳嗽高敏感性疾病模型。并在上述操作的基础上适应性喂养第 3 日结束后将各组豚鼠置于气温为 0℃的寒冷环境中 3h/d,并持续喂食冰水 12h/d,施加"形寒 + 饮冷"刺激 14 日,建立感染后咳嗽寒饮伏肺证病证结合模型。每日观察各组豚鼠状态,并于造模结束后 24h 内用 0.8mol/L 柠檬酸雾化 3 分钟,测定 5 分钟内的咳嗽次数。该模型豚鼠造模结束后出现明显的咳嗽症状,甚者咳声连续,高频发作,伴见四肢不温,形体消瘦,精神萎靡,蜷卧不动,毛发凌乱无光泽、脱落,口鼻白色黏液分泌物、耳口唇欠红润、小便清长、大便稀溏等症状体征。肺组织结构破坏及炎症反应明显,血清中 IL-8、IL-1β 及 TRPA1、SP、NKA 的基因及蛋白表达水平均升高。因此,通过上述烟熏、LPS 滴鼻、柠檬酸雾化、0℃冷冻及喂食冰水法,可成功建立感染后咳嗽寒饮伏肺病证结合模型,其探讨感染后咳嗽寒饮伏肺证豚鼠模型建立的物质基础可能是通过增加冷通道 TRPA1 介导的气道神经源性炎症,从而增加咳嗽敏感性实现的。

在 CVA 寒饮伏肺证病证结合模型的构建中,选用雄性 Hartley 豚鼠,适应性喂养 3 日后,每只豚鼠肌注 4% OVA 溶液 0.5ml,同时腹腔注射 10% 氢氧化铝溶液 0.2ml;从第 14 日开始,用 1% OVA 溶液雾化激发,隔日 1 次,共 7 次,同时进行"形寒 + 饮冷"造模,"形寒":0℃寒冷环境 3h/d,"饮冷":持续冰水混合物喂养 12h/d;第 28 日,将豚鼠置于自制雾化箱内,用 100μmol/L 辣椒素雾化 120 秒,记录 5 分钟(含雾化时间 120 秒)内豚鼠咳嗽次数,大于 10 次者即为造模成功,从而建立 CVA 寒饮伏肺病证结合模型。该模型咳嗽次数增多、气道阻力增加,BALF 中白细胞总数、EOS 百分比升高,BALF 上清液及血清中 IL-4、IL-5、IL-13 水平升高,肺组织病理也表现出气道黏膜上皮结构不完整,肺泡壁增厚,支气管周围、黏膜层、黏膜下层、肺泡壁周围及腔内有大量炎性细胞浸润,反映了实验豚鼠气道敏感性增高,气道免疫炎症的存在,所建立的动物模型可较好模拟 CVA 疾病的发病机制,且与人类 CVA 刺激性干咳、偶伴喘息的临床症状相一致。在一般状态与行为表现上,模型可见形体偏瘦,精神状态差,蜷卧不动、扎堆明显,耳、口唇色淡欠红润,口、鼻出现分泌物,偶可闻及鼻音,四肢不温,小便量明显增加,大便偏软、不成形等表现,可较好模拟 CVA 寒饮伏肺患者的临床表现,体现了该病证的证候特征。

在慢性咳嗽寒饮伏肺证病证结合模型的构建中,选用雄性 Hartley 豚鼠,先参照文献建立咳嗽敏感性增高模型,实验第 1 日,豚鼠腹腔内注入环磷酰胺(30mg/kg),2 日后腹腔注射 OVA 2mg、氢氧化铝 100mg,3 周后腹腔内加强注射 OVA 0.01mg、氢氧化铝 100mg,使豚鼠致敏。加强免疫后 3 周,将 2 组豚鼠置于自制雾化箱内,雾化吸入 1% OVA 溶液 90 秒,豚鼠出现频繁咳嗽、口鼻分泌物增多、腹肌抽搐、伸出前脚、颈部伸向前、张口等特征性体征,120 秒内咳嗽次数大于 10 次者为咳嗽敏感性增高造模成功。在实验第 32 日,将造模成功的豚鼠置于气温为 0~4℃的寒冷环境中,每次 2 小时,2 次 /d,并予日常饮用冰水,同时冰水灌胃 2.5ml/ 次,2 次 / 日,施加"形寒饮冷"刺激 14 日,造模结束。该病证结合动物模型除具有咳嗽次数增加、气道阻力增高、肺组织病理变化等特点外,还有寒饮伏肺的症状表现,如形体偏瘦,精神状态略差,反应欠灵活,行动迟滞,扎堆明显,腹式呼吸明显,耳、口唇色淡欠红润,口、鼻出现分泌物,皮毛零乱、脱落、欠光泽,四肢不温,饮食欠佳,小便正常,大便偏软、不成形。其一般状态及行为与慢性咳嗽寒饮伏肺证患者的临床症状表现一致,体现了该病症的证候特征。本模型根据"形寒饮冷则伤肺"的传统理论,采用外部寒冷刺激(形寒)+ 冰水灌胃(饮冷)联合的方法,成功建立了慢性咳嗽寒饮伏肺病证结合动物模型。

在慢性咳嗽湿热郁肺证病证结合模型的构建中,选用雄性 Hartley 豚鼠,先适应性饲养 3 日,环境条件设置为日常光照 / 黑暗交替 12 小时,温度 21~22℃,湿度 30%~50%。实验第 4 日,每只豚鼠按照 30mg/kg 比例腹腔注射环磷酰胺溶液;第 6 日,每只豚鼠腹腔注射含有 2mg OVA+100mg 氢氧化铝的混悬液 1.5ml;第 27 日,腹腔加强注射含有 0.01mg OVA+100mg 氢氧化铝的混悬液 1.5ml,使豚鼠致敏;从第 34 日开始,将豚鼠置于温度 32±2℃,相对湿度 95% 的气候箱中,上下午各 4 小时(上午 8:00—12:00,下午 13:00—17:00),在普通饲料喂养基础上将常规饮用水更换为 200g/L 高糖溶液,并予高脂溶液 1.1ml/100g 灌胃,高脂溶液隔日予 1ml/100g 白酒灌胃,即高脂溶液与白酒交替灌胃,连续操作14日;第48日,将豚鼠置于雾化箱内,雾化吸入1% OVA溶液90秒激发,以诱发咳完成慢性咳嗽湿热郁肺证病证结合动物模型制备,2分钟内咳嗽次数大于10次,且出现湿热郁肺证相关症状表现则提示慢性咳嗽湿热郁肺证病证结合模型造模成功。造模完成后,病证结合模型出现不同程度的湿热郁肺证症状表现:精神萎靡,蜷卧不动,皮毛枯槁无光泽、有脱落,饮水量少,小便量少,大便黏滞,部分可见大便颗粒表面油脂附着,与中医湿热郁肺证临床表现相似。在咳次数、气道阻力方面均有增加、BALF及血清中IL-4、IL-1β,以及TNF-α水平增加,肺组织中NF-κB、TLR4蛋白表达水平和NF-κB mRNA表达水平均增加,肺组织病理提示在上皮受损、炎性细胞浸润、支气管管腔变形等方面更加严重。提示湿热内外因素复合的咳嗽敏感性增高模型在动物行为学、咳嗽敏感性、气道反应性、气道炎症等方面都具有较好的临床拟合度,操作性强,可重复性好。

　　罗银河采用小剂量内毒素滴鼻 + 甲状腺素灌胃 + 辣椒素雾化诱导及慢性吸入纸烟烟雾的方法建立了肺热阴虚型慢性咳嗽动物模型,具体方法如下:先将雄性SD大鼠暴露于纸烟烟雾中建立气道高反应性模型:将大鼠放入自制烟熏箱,点燃10g锯末屑 +48 支香烟,30分钟后取出大鼠,每日2次,共持续10日。烟熏结束后在第11、14、17日上午以浓度为0.4mg/ml的LPS滴鼻液滴鼻,按10μl/10g体重计算滴鼻量以建立肺热模型;第11~19日每日下午以浓度为30mg/ml的甲状腺素混悬液3ml/只灌胃以建立阴虚模型。并以辣椒素雾化诱咳,分别于第12、13、15、16、18、19日晚上以浓度为 1×10^{-4} mol/L的辣椒素激发液雾化激发引咳,每次3分钟,1次/d。每日观察大鼠状态,并于末次雾化诱咳24小时后测定相关指标。动物模型咳嗽敏感性增加、气道炎症存在、肺组织病理改变,疾病造模成功。大鼠体质量明显减轻,肛温上升,毛发无光泽,脱落严重,烦躁不安,反应过激,呼吸浅快,鼻干发红,进食减少,口渴喜饮,大便干结,体现了肺热阴虚的证候特点。该造模过程中,先使用纸烟烟熏法诱导大鼠形成慢性气道高反应性,然后采用内毒素滴鼻法诱导大鼠气道产生炎性改变,释放各种炎性介质,初步模拟疾病早期的外感过程,再根据"热邪嚣张,灼伤阴津"的理论,使用甲状腺素片灌胃的方式模拟疾病中期邪热久恋,灼伤阴津,阴虚内热的病机演变过程,其间定期使用辣椒素雾化激发诱导大鼠发生咳嗽,最终成功复制出感染后慢性咳嗽肺热阴虚证的病证结合动物模型。

　　谢梦洲模拟了慢性咳嗽脾肾阳虚病证结合动物模型,其采用先烟熏,再以番泻叶灌胃,冰水湿身后风扇吹干的方法进行制备。具体如下:先烟熏80分钟,2次/d,制备慢咳模型,再以番泻叶2ml/kg灌胃,1次/d;冰水湿身,风扇吹干30分钟,1次/d以制备脾肾阳虚证模型,共持续10周。除有咳嗽、喘息,肺及支气管组织典型病理学改变之外,病证结合模型大鼠体温显著低于正常对照组。此外,研究表明,睾丸素变化是脾肾阳虚的敏感指标,而甲状腺功能的降低,在肾阳虚病机学中占有重要的位置。模型组大鼠血清睾丸素及FT$_3$(游离三碘甲状腺原氨酸)、FT$_4$(游离甲状腺素)显著降低,提示下丘脑-垂体-靶器官轴存在着缺陷,这些激素直接参与体温变化。这同时也提示苦寒泻下和风寒湿之邪从体表侵犯,内外夹杂,更易损伤脾肾二脏阳气。

王文丽建立并评价了CVA痰瘀互结病证结合动物模型,模拟中医病因,以幼龄大鼠肺脾气虚,烟熏致痰浊内生,长期激怒联合高脂饮食致气滞血瘀,建立痰瘀互结中医证候模型;模拟西医病因病理,OVA+氢氧化铝致敏,辣椒素激发,建立西医大鼠CVA模型。具体如下:①烟熏方法复制肺气虚大鼠模型:将大鼠置于自制透明雾化吸入箱,使用OVA生理盐水溶液雾化激发隔日烟熏20分钟的方法以致肺虚,同时烟熏操作可致大鼠气道反应性增高,符合CVA病理特征。②高脂饮食联合长期激怒法建立气滞血瘀、痰瘀互结动物模型:A. 高脂饲料喂饲;B. 长期激怒法:分别用纱布包裹尖端的止血钳夹大鼠尾巴,令其与其他大鼠厮打,激怒全笼大鼠,每次刺激30分钟,4次/d。造模结束后进行验模,外观上可见大鼠皮毛黄湿无光泽,时有脱落,消瘦,肛周毛发常沾有粪便污物等现象,四肢末端指腹、口周皮肤颜色深暗,同时出现呼吸急促、烦躁不安、咳嗽喘息、排尿排便增多等症状,偶可闻及哮鸣音,自发活动明显减少,咳嗽次数增加,支气管病理形态改变,BALF涂片EOS计数显著升高。该造模方法选择幼龄大鼠,其肺脾常不足,烟熏耗伤肺气,肺气虚则易感外风,脾气虚失运则痰浊内生,宿痰内伏于肺;长期激怒致肝郁气滞,气滞血瘀;过食肥甘厚味,致脾失健运,聚湿生痰,阻滞脉络,久则痰瘀互结,建立大鼠CVA病证结合动物模型。王文丽还通过OVA+氢氧化铝致敏,辣椒素激发联合模拟中医病因,以幼龄大鼠肺虚、阴液亏虚,烟熏致肺虚,长期激怒致肝郁犯肺建立了CVA肝郁肺虚病证结合动物模型。其造模方法与上述基本一致,采用烟熏致肺气虚,激怒致肝郁化火的机理进行造模。该模型选择幼龄大鼠,其具有素体阴常不足、阴液亏虚,长期激怒使肝气郁结,肝木化风,木火刑金,肺虚肝旺,成功建立了CVA肝郁肺虚病证结合动物模型。

3. 动物咳嗽的评价

咳嗽模型建立的标准之一是动物咳嗽敏感性的增加,因此,如何判断动物的咳嗽行为并准确记录是动物模型建立的重要环节。研究者应当根据电生理、呼吸波形、声音改变来判断咳嗽，与打喷嚏、呼气反射及叹气相鉴别。典型的咳嗽有以下几种特征：①咳嗽时动物应具有特征性体位，如豚鼠咳嗽时，可见其伸出前脚、颈部伸向前、张口等；②咳嗽的特殊声音；③咳嗽时流速 - 时间曲线特征性的改变。咳嗽时流速 - 时间曲线的特征性改变是判断动物咳嗽的客观标准，即 V2wc（指已根据动物体重矫正的，咳嗽前胸腔内压升高，用力呼气发生咳嗽时外界进入体描箱的气体量）=8.1ml/kg，DHPC（指加压相到呼气相所经历的时间）=127.8ms。

可以借助一些软件系统来准确评价动物的咳嗽。以豚鼠为例，将豚鼠置于体描箱内，通过体描箱侧壁的流量传感器收集数据，经前置放大器传送至计算机监测咳嗽发生时流速 - 时间曲线的改变。监测咳嗽声波的麦克风置于体描箱内，咳嗽声经放大传送至计算机。在监测豚鼠的自发性咳嗽时，也可将录音笔放置于单独饲养豚鼠的笼内，记录下 24 小时内的所有声音，通过声音分析软件如 Adobe audition 或者 Cool edit 进行声音波形及声音特征的判断，从而计数 24 小时内豚鼠的咳嗽次数。

小鼠的生理解剖结构微小，声音信号微弱，其咳嗽监测较为困难，难以分清咳嗽与呼气反射。陈莉延等在经典豚鼠咳嗽监测方法的基础上开发出 FinePointe（FP）小鼠咳嗽检测软件，该软件通过 Buxco 无创肺功能检测系统体描箱，使用辣椒素雾化激发，在小鼠自由活动时，观察小鼠腹部运动情况，记录异常呼吸波形，并同时使用微型麦克风检测小鼠的咳嗽声音，进而建立了一种接近自然情况的比较成熟的小鼠咳嗽检测方法。

二、中医药治疗咳嗽的药效机理研究进展

（一）动物实验

1. 单味药

射干是治疗咳嗽的常用药物，含有异黄酮成分，有抗炎、止咳等药理活性。射干提取物可通过干预花生四烯酸环氧化酶 -2（Cyclooxygenase-2，COX-2）、细胞色素 P450（CYP450）信号通路来减轻肺组织炎症，进而减少合胞病毒感染后咳嗽豚鼠模型的咳嗽时间。野鸢尾黄素是射干的活性成分，其可以降低豚鼠合胞病毒感染后咳嗽的咳嗽频率，并可以减少 BALF 中 EOS 的数量，升高 IFN-γ，下调 IL-4/IFN-γ 比值，升高 T-bet 蛋白表达水平，从而改善气道炎症。白射干素可以通过降低白细胞、淋巴细胞、中性粒细胞总数及 IL-4，升高 IFN-γ 水平，发挥其抗炎、止咳的作用，改善 LPS 诱导的 PIC 豚鼠模型的咳嗽症状。

五味子长于敛肺止咳，常用于治疗久咳，其主要成分有木脂素、多糖及

挥发油等,其乙醇提取物和乙醇水提取物显著降低了咳嗽超敏豚鼠的咳嗽频率。五味子乙醇提取物中石油醚萃取物(PEE)、乙酸乙酯萃取物(ECE)显著降低了咳嗽超敏豚鼠的咳嗽频率,口服 PEE 和 ECE 可减弱肺总白细胞、中性粒细胞及肺 TNF-α 和 IL-8 浸润,增加肺超氧化物歧化酶(SOD)和谷胱甘肽(GSH)活性,下调丙二醛(MDA)的活性,并使肺组织炎症细胞浸润减轻。五味子多糖的含量较高,具有抗氧化、护肝、抗炎、抗肿瘤等功效。五味子总多糖对于烟草烟雾诱导的咳嗽高敏性豚鼠具有止咳及抗炎活性,可以显著减少豚鼠的咳嗽次数,延长咳嗽潜伏期,降低 BALF 中性粒细胞比例,下调 IL-6、IL-8的水平,改善气道、肺组织病理学改变,显著降低咳嗽敏感性,抑制气道非特异性慢性炎症。五味子果多糖也显著降低暴露于香烟的动物 BALF 中的炎症细胞比例和非特异性气道炎症。

青藤碱具有多种药理活性作用,如抗炎、降压、镇痛、抗心律失常等,史利卿教授团队研究发现,其可以通过性别决定区 Y-box 蛋白 5(SOX5)/TRPV1途径减轻辣椒素诱导的咳嗽豚鼠气道神经源性炎症,而 SOX 基因家族在 T 细胞免疫反应中发挥作用,可以抑制 Th2 细胞介导的炎症。

乌梅味酸、涩、性平,归肝、脾、肺、大肠经,具有敛肺,涩肠,生津,安蛔之效。乌梅提取物(FW)能显著降低香烟暴露豚鼠的咳嗽频率、降低炎症细胞数量,减轻气道上皮和黏膜下层增厚,还能明显抑制香烟诱导豚鼠肺组织中TNF-α 和 IL-8、中央气道黏液的过量分泌。

柚皮苷和柚皮素是化橘红的分离成分,味辛、苦,性温,归肺、脾经,可理气宽中,燥湿化痰,其常用于咳嗽痰多,食积伤酒,呕恶痞闷,具有镇咳、祛痰、抗炎等作用,柚皮素可明显减少 CVA 豚鼠咳嗽和气道高反应性(AHR),抑制BALF 中白细胞、IL-4、IL-5 和 IL-13 的增加。柚皮素明显改善肺组织的病理变化。

枇杷叶味苦、微辛,性微寒,入肺、胃经,能够清肺止咳,和胃降逆,止渴,主治肺热痰嗽,阴虚劳嗽,咯血,衄血,吐血等。枇杷叶提取物可以使 CVA 小鼠咳嗽次数和总支气管壁面积(Wat)/ 支气管基底膜周长(PBM)比值减少,咳嗽潜伏期延长,体重增加,一般情况优于模型组。HE 染色结果显示,枇杷叶提取物能减少肺组织炎性细胞浸润,改善肺组织病理结构。对 α- 平滑肌肌动蛋白(α-SMA)、基质金属蛋白酶 -9(MMP-9)、基质金属蛋白酶组织抑制剂 -1(TIMP-1)的表达有明显的抑制作用,并在一定程度上使肠道菌群正常化。

蕨麻系高原蔷薇科野生植物,生津止渴、健胃补脾、益气补血,藏医常以其入药,具有止咳利痰、收敛止血的功效。不同剂量的蕨麻水提物和多糖均能明显抑制小鼠咳嗽频率,并延长了咳嗽的潜伏期,乙醇提取物效果差。相同剂量的多糖显示出比水提物更好的生物活性。

灯台叶,产广东、云南等地,性凉,味苦,能止咳祛痰,退热消炎。灯台叶吲哚生物碱对感染后咳嗽(PIC)的疗效表现在下调白细胞总数、中性粒细胞数、细胞因子 IL-6、CRP,维持 SOD、MDA 的平衡。总吲哚生物碱(TA)的药理作用优于单一吲哚生物碱,这可能与四种主要生物碱[灯台树次碱(Sch)、19-epischolaricine(Epi)、vallesamine(Val)、薯蓣皂苷(Pic)]的协同作用有关。

柴胡皂苷 d 可减少 CVA 豚鼠咳嗽次数,降低 EOS 数量,下调血清 IL-5 和 TNF-α 水平,柴胡皂苷 d 可能通过降低 CVA 豚鼠 IL-5 和 TNF-α 的表达,达到治疗 CVA 的目的。

2. 复方

本团队经验方祛风宣肺方由炙麻黄、前胡、厚朴、青风藤、炙百部、炙紫菀等组成,具有祛风宣肺止咳的功效,临床疗效确切,在实验研究中发现该方对于咳嗽敏感性增高豚鼠模型有着较好的治疗作用,其可以减少豚鼠咳嗽次数,降低气道高反应性,减轻气道神经源性炎症,降低咳嗽敏感性,其机制可能与以下几个方面有关:首先祛风宣肺方可以修复气道损伤、抑制气道炎症细胞分泌及影响磷酸化 p38 丝裂原活化蛋白激酶(p-p38 MAPK)的表达水平。其次,祛风宣肺方可以抑制 TRPV1 的表达,下调肺组织 TRPA1、SP、CGRP 基因表达水平,下调肺组织中磷脂酶 C(PLC)-β、TRPV1、TRPA1、神经激肽 -1 受体(NK-1R)的蛋白表达水平,从而改善豚鼠的肺组织病理,减轻肺组织炎症。祛风宣肺方还可以降低敏感性增高豚鼠血浆及支气管肺泡灌洗液中组胺、白三烯、中性粒细胞弹力蛋白酶的水平,其较孟鲁司特在减轻炎性作用方面效用更明显。

加味六安煎化裁于《景岳全书》,其方药组成包括法半夏 6g,橘红 6g,茯苓 6g,甘草 3g,杏仁 6g,白芥子 6g,海浮石 20g,葶苈子 6g,瓜蒌 10g,胆南星 4g,炒莱菔子 10g,主治寒痰郁肺证。现代机制研究表明,加味六安煎可减轻咳嗽次数、降低气道反应性,可能通过减轻气道炎症,改善气道重塑等来实现。加味六安煎可减少肺组织炎性细胞浸润,降低充血、水肿程度,可能通过调节 IL-2、IL-4、IL-12、IL-13 的水平,进而调整 Th1/Th2 的平衡状态,抑制气道炎症细胞浸润,减轻气道炎症程度,也可调节体内 TNF-α 及 IL-5 的含量,降低 EOS 的水平,从而减轻气道炎症。此外,加味六安煎可降低 MMP-9、TIMP-1 基因相对表达量、减低 MMP-9/TIMP-1 比值,调节内源性转化生长因子 -β(TGF-β)mRNA 和 MMP-9 mRNA 的表达,减少胶原面积、降低胶原容积分数,减少平滑肌面积／支气管基底膜周径（Warn/Pbm）、气管内壁面积／支气管基底膜周径（Wai/Pbm），减少气道周围胶原沉积，减轻气道胶原沉积状态，延缓气道上皮下纤维化，改善气道重塑。同时，线粒体损伤在气道炎症和气道重塑之间起桥梁作用，抑制线粒体损伤可以减少上皮细胞损伤，抑制气道重塑模型组电镜下线粒体减少，加味六安煎可抑制线粒体损伤。

苏黄止咳胶囊由麻黄、紫苏叶、地龙、蜜枇杷叶、炒紫苏子、蝉蜕、前胡、炒牛蒡子、五味子等组成，由名老中医晁恩祥教授针对 CVA 所研制。现代药效机理研究显示，苏黄止咳胶囊可改善烟熏联合 OVA 雾化所诱导 CVA 豚鼠模型的咳嗽症状、气道炎症及气道阻力。有研究表明，苏黄止咳胶囊通过激活芳香烃受体（AhR）- 核因子 E2- 相关因子 2（Nrf2）通路，并在体内和体外诱导核转位，从而降低 TNF-α、IL-1β 和 IL-6 等炎症介质的表达水平，缓解气道炎症，并提高小鼠体内 SOD、GSH 和总抗氧化能力（T-AOC）的水平，减轻了肺部组织的氧化应激负担，减少模型小鼠咳嗽次数，延长咳嗽潜伏期。此外，苏黄止咳胶囊和布地奈德联合治疗能有效降低 CVA 豚鼠的 AHR，改善咳嗽症状，减轻肺组织损伤，降低 IL-8、TNF-α，改善呼吸道炎症。苏黄止咳胶囊可以通过调节 p38 MAPK 信号通路逆转 CVA 糖皮质激素不敏感，其可能通过调控丝裂原活化蛋白激酶磷酸酶 -1（MKP-1）水平来介导 p38 MAPK 信号通路，苏黄止咳胶囊和布地奈德在 CVA 中表现出协同作用。

三拗汤加全蝎、僵蚕，是在经典方三拗汤的基础上加味全蝎、僵蚕，对具有刺激性、痉挛性、顽固性等"风咳"特点的咳嗽治疗效果较好。其可能通过调节肺和脑组织中免疫细胞因子 IL-4、IL-13、神经肽神经生长因子（NGF）、CGRP，神经源性炎症介质前列腺素 E_2（PGE_2），以及 TRPA1/TRPV1/TRPV5 离子通道，降低辣椒素引起的咳嗽次数，降低 EOS 计数和炎症细胞数量，降低气道高反应性，减轻气道炎症和肺损伤，改善气道神经源性炎症，对模型小鼠具有抗哮喘、止咳作用。

黄龙止咳口服液由麻黄、地龙、杏仁、紫苏子、桑白皮、前胡、蝉蜕、旋覆花组成，相较于 CVA 动物模型组，黄龙止咳口服液治疗组肺组织炎症细胞浸润明显减少，可有效减轻气道炎症，降低气道呼气间歇（Penh）值，进而减轻 CVA 模型小鼠的气道高反应性。黄龙止咳口服液能改善 CVA 小鼠气道炎症及气道高反应性，其机制可能与抑制 TLR4/ 髓样分化因子（MyD88）/NF-κB 信号通路有关，通过抑制上游 TLR4 与 MyD88 结合，从而抑制 TLR 介导的 MyD88 信号依赖信号转导途径，进一步降低或延迟下游 NF-κB 信号通路的活化，减少促炎因子 IL-4、IL-5、IL-13 的释放。黄龙止咳口服液治疗组小鼠肺组织中 TLR4、MyD88 和 p-NF-κBp65 的蛋白表达明显降低,气道周围 TLR4 和 p-P65 蛋白聚集减少,血清中炎症细胞因子 IL-4、IL-5、IL-13 的水平降低,相较于黄龙止咳口服液低剂量组,高剂量组的作用更明显。上述蛋白和细胞因子是非特异性免疫的组成部分,TLR4 与 MyD88 结合,可以刺激 NF-κB、IL-4、IL-5、IL-13 等炎性因子,导致嗜酸性粒细胞炎症,进而使 Th1/Th2 处于失衡状态。即黄龙止咳口服液可以通过 TLR4/MyD88/NF-κB 信号通路调控炎症因子的释放,从而调节小鼠气道炎症。同时,黄龙止咳口服液通过降低机体的 IL-4 含量、升高 IFN-γ 含量发挥治疗 CVA 的作用。此外,黄龙止咳口服液还能够降低气道炎症介质白三烯 E4(免疫炎性介质、气道变异性炎症的重要炎症介质,抗气道重塑)、神经生长因子(免疫炎症 - 神经炎症介质)、CGRP(神经源性炎症介质)水平,调节免疫学炎症介质及神经源性炎症介质的表达水平。

寒喘祖帕颗粒由小茴香、芹菜籽、神香草、玫瑰花、芸香草、荨麻子、铁线蕨、胡芦巴、甘草浸膏组成。其属于维吾尔族医药,其具有镇咳、化痰、温肺止喘的作用,常用于急性感冒,寒邪所致的咳嗽及异常黏液质性哮喘。在动物实验中发现,相较于 CVA 豚鼠模型组,寒喘祖帕颗粒治疗组豚鼠经辣椒素诱导的咳嗽次数减少,体重增加,嗜酸性气道炎症和气道高反应性同时减轻;且寒喘祖帕颗粒治疗组豚鼠血清中 IL-4、IL-5 和 TNF-α 的水平降低,IFN-γ 的水平增加,TLR4 和 GATA 结合蛋白 3(GATA3)的 mRNA 和蛋白表达减弱,T-bet 的 mRNA 和蛋白表达增加。即寒喘祖帕颗粒通过调节 Th1/Th2 失衡和 TLR4 受体来改善 OVA 诱导的豚鼠 CVA 症状,对 CVA 具有显著治疗作用。

金沸止嗽散化裁于宋代《博济方》,由旋覆花、麻黄、荆芥、前胡、半夏、赤芍、甘草等组成。止嗽散则是清代程国彭所著《医学心悟》中治疗外感咳嗽的有效方剂。在动物实验中,与空白组相比,模型组豚鼠肺组织 TRPA1 表达呈增加趋势,与 CVA 豚鼠模型组相比,各给药组豚鼠 BALF 中 EOS 百分比呈不同程度降低趋势,且各给药组豚鼠肺组织 TRPA1 表达不同程度减少。该实验得出,TRPA1 参与 CVA 嗜酸性气道慢性炎症过程。而金沸止嗽散有降低 CVA 豚鼠支气管肺泡灌洗液 EOS%,减少肺组织 TRPA1 表达的趋势,具有减轻 CVA 豚鼠肺组织炎症细胞浸润的作用。金沸止嗽散对 TRPV1 也有调节作用,与空白对照组比较,CVA 模型组大鼠肺组织 TRPV1 蛋白表达呈增加趋势;与模型组比较,各给药组大鼠 TRPV1 蛋白表达呈不同程度减少趋势。可见金沸止咳汤可以减轻气道慢性炎症,降低气道高反应性,并可通过下调 CVA 大鼠肺组织中 TRPV1 蛋白表达,减少嗜酸性阳离子蛋白(ECP)、白细胞介

素 -4（IL-4）、白细胞介素 -5（IL-5）、转化生长因子 -β1（TGF-β1）的含量,发挥控制气道慢性炎症的作用。

桑皮止咳颗粒由北宋钱乙《小儿药证直诀》的泻白散和清代《医学心悟》的止嗽散化裁而来,在动物实验中,桑皮止咳颗粒能够有效改善 CVA 模型豚鼠的体征状态、咳嗽症状,减轻肺组织炎症,降低模型豚鼠慢性气道炎症反应的程度。也可明显降低 CVA 模型豚鼠血清及 BALF 中组胺（HA）和白三烯（LTB4）的含量,其治疗 CVA 的作用机制可能与调节参与免疫炎症反应的炎症介质 HA 和 LTB4 的水平相关。桑皮止咳颗粒剂还可明显降低 CVA 模型豚鼠肺组织中 IL-4 的含量,提升 IFN-γ 的含量,能够有效地抑制炎症因子的释放,对细胞因子具有一定调节作用。脂酰肌醇 3 激酶（PI3K）/丝氨酸/苏氨酸蛋白激酶（AKT）信号通路可以调控氧化抗氧化失衡,桑皮止咳颗粒通过影响 PI3K/AKT 信号通路,调节 γ-谷氨酰半胱氨酸合成酶（γ-GCS）的表达,显著改善 CVA 所致的氧化抗氧化失衡现象,发挥抗氧化作用。其可以显著缓解炎症细胞浸润,清除活性氧（ROS）以发挥抗炎、抗氧化的作用。除此之外,桑皮止咳颗粒对 RSV 诱导的 PIC 小鼠原癌基因 c-fos 蛋白及相关炎性因子表达也有一定影响,其通过下调 c-fos 蛋白的表达,抑制了 IL-4、IL-5、IL-13 的分泌,降低 EOS 集聚,减轻肺组织病理改变,有效地改善了 PIC 小鼠的高敏状态,达到治疗目的。

芩百清肺浓缩丸可以通过减少 IL-6、TNF-α 和 SP 的含量,从炎症始动初期发挥作用,从而多靶点减轻 PIC 状态下的炎症反应、减轻和延缓咳嗽。

风寒方的组成包括麻黄、苦杏仁、生姜等,风寒方以“疏风透邪,宣肺止咳”立法,是针对 PIC“外邪袭肺,肺失宣肃”的主要病机特点化裁而制,在动物实验中,与模型组（枸橼酸引咳）比较,风寒方干预组显示出改善咳嗽反射敏感性的作用。且风寒方疗效不弱于抗病毒口服液。故风寒方干预组具有改善咳嗽反射敏感性的作用。

抗支糖浆是根据伏寒、伏痰理论,由《金匮要略》射干麻黄汤加减而成,在抗支糖浆对 CVA 豚鼠模型 Th17/调节性 T 细胞（Treg）失衡的免疫调节机制研究发现,与空白对照组比较,模型组 BALF 和血清中 IL-6、IL-17 的含量明显升高,IL-10、IL-35 的含量明显降低;与模型组比较,各干预组 IL-6、IL-17 的含量明显降低,IL-10、IL-35 的含量明显升高;与地塞米松组比较,抗支糖浆中、高剂量组无显著性差异。维甲酸相关孤核受体 RORγt 促进 Th17 分化,进而促进炎症反应,又头/翼状螺旋转录因子（Foxp3）为 Treg 特异性转录因子,主要为免疫抑制,二者在功能上相互抑制,维持平衡。与模型组比较,抗支糖浆组豚鼠 RORγt 蛋白表达明显降低,Foxp3 蛋白表达升高。抗支糖浆可通过降低 CVA 豚鼠模型 BALF 及血清中细胞因子 IL-6、IL-17 的水平,升高 IL-10、IL-35 的水平,从而起到抑制 CVA 气道炎症、调节 Th17/Treg 平衡的作用。抗支糖浆还可能通过下调 RORγt mRNA 及蛋白表达,上调 Foxp3 mRNA 及蛋白表达,从而起到调节 Th17/Treg 平衡的作用。

钩薄过敏颗粒以过敏煎(五味子、乌梅、银柴胡、防风)为基础,具体由钩藤、薄荷、银柴胡、防风、黄芪、桔梗、鱼腥草、虎杖、生甘草、紫菀、乌梅、马鞭草、款冬花等 13 味中药组成,钩藤、薄荷为常用对药,钩藤息风、解痉,薄荷解郁利咽,两者配合可清热解痉、利咽止咳;银柴胡、黄芪、防风、乌梅、甘草在临床中有较强的抗变态反应作用,具有祛风止痒、解痉止咳之功,其中用黄芪代替过敏煎中五味子,取其补益肺气、增强机体免疫力;鱼腥草、虎杖、马鞭草是临床常用止咳对药,有清热、利咽、止咳、活血之功;桔梗、紫菀止咳化痰。全方"祛风论治",疏肝泄热、息风止痉。在研究钩薄过敏颗粒对 CVA 大鼠肺组织 MMP-9 及其 TIMP-1 表达的影响中发现,钩薄过敏颗粒组大鼠肺组织中 TIMP-1、MMP-9 mRNA 和蛋白表达水平较模型组降低,其中对 MMP-9 mRNA 和蛋白的抑制作用更为明显,通过下调 TIMP-1、MMP-9 表达,抑制气道重塑,进而改善 CVA 大鼠咳喘症状,减轻气道炎症。

加味喉科六味汤,其出自清代《喉科指掌》卷二,"喉科七十二症,治一切咽喉不论红白,初起之时,漱一服可愈"。方药包括荆芥穗三钱,薄荷(要二刀香者妙)三钱,炒僵蚕、桔梗、生粉草、防风各二钱。在研究加味喉科六味汤对 UACS 大鼠血清 IL-6、IL-8、TNF-α 的影响中发现,加味喉科六味汤各剂量组大鼠鼻部症状评分明显低于模型对照组;血清 IL-6、IL-8、TNF-α 水平较模型组明显降低。故得出加味喉科六味汤治疗 UACS 可有效控制临床症状,降低炎性介质的释放的结论。

通降和胃方根据肺胃相关理论所制,其组方化裁于《伤寒论》旋覆代赭汤及《丹溪心法》左金丸合方,前者具有降逆化痰,益气和胃之功,后者具有清泻肝火,降逆止呕之效,共奏疏肝泄热、和胃降逆的效用。在通降和胃方对 GERC 豚鼠外周机制干预研究中发现,通降和胃方及其拆方能够减少 GERC 豚鼠气道感觉神经肽 SP、NKA、NKB、CGRP 的释放,从而减轻食管、肺组织炎症,进而减轻咳嗽。

3. 外治法

刘氏小儿推拿"推胸背法"来自湘西,是我国主要的小儿推拿流派之一,经过刘开运的继承和发扬,形成独具特色的湘西刘氏小儿推拿。"推胸法"和"推背法"是刘氏特有的复式操作手法,其手法操作范围是以膻中和肺俞为中心的前胸和后背部,覆盖了肺脏的前后体表投影区,其手法刺激信号可直接渗透至肺脏,故常常相须配伍使用,以治疗呼吸系统疾病。刘氏小儿推拿可能通过 IL-4/ 信号转导和转录激活因子 6(STAT6)信号通路调节 CVA 大鼠的气道变应性炎症,同时能提高孟鲁司特钠咀嚼片的临床疗效,其机制可能为降低 CVA 大鼠血液中的 IL-4 含量,减少 IL-4 与细胞膜上 IL-4R 结合,从而降低了 STAT6 的激活,使其磷酸化后的 p-STAT6 含量减少;阻断了 p-STAT6 进一步促进 Th2 型细胞产生 IL-4,使气道炎症不断放大的循环过程。实验显示,刘氏"推胸背法"对 CVA 大鼠的 IL-4/STAT6 信号通路有一定的调节作用,可能通过减少血液中 IL-4 含量、抑制 STAT6 的磷酸化而改善气道 Th1/Th2 细胞网络因子平衡,抑制 Th2 类细胞因子,使平衡向 Th1 方向逆转。

扶正固本汤联合穴位贴敷,扶正固本汤中用党参、山药、山茱萸补脾、肺、肾之气,以培本固元;佛手、茯苓调理气机以防滋腻过甚;白芥子、半夏降逆化痰,蝉蜕疏散内外风邪,桔梗宣气止咳,五味子收敛肺气,炙甘草调和诸药。伏九贴是名老中医郭振武教授依据"冬病夏治"理论研制的治疗咳喘病的有效方剂,具有温补肺气,止咳平喘之效,其贴于双侧大椎、肺俞、膏肓,以及膻中穴。扶正固本汤联合穴位贴敷能够通过提高 IL-10、TGF-β 表达,抑制 IL-4 的表达,减轻气管炎症,从而减轻咳嗽次数。

针刺对于咳嗽的治疗也有一定疗效,通过观察针刺肺俞、肾俞穴对 CVA 大鼠咳嗽次数及基质金属蛋白酶 -9(MMP-9)、基质金属蛋白酶抑制剂 -1(TIMP-1)表达的影响,发现与 CVA 大鼠模型组比较,治疗组大鼠咳嗽次数显著减少。与正常组比较,模型组大鼠肺组织有大量炎性细胞浸润,组织充血水肿严重,肺组织胶原沉积程度严重;与模型组比较,治疗组炎性因子浸润情况显著改善,组织间隙充血、水肿情况减少,肺组织胶原沉积程度减轻。与正常组比较,模型组肺组织 MMP-9 和 TIMP-1 蛋白表达均明显升高;与模型组比较,治疗组肺组织 MMP-9 和 TIMP-1 蛋白表达均降低。且治疗组大鼠肺组织中 IL-8 的表达量明显减少,因而通过针刺肺俞、肾俞穴可减少 CVA 大鼠咳嗽次数,减少肺组织胶原沉积程度,减轻炎症反应,改善肺组织形态,其机制可能与其抑制 MMP-9 和 TIMP-1 的表达有关。另有研究者建立豚鼠肺切除术后咳嗽模型,造模(右肺切除)成功后,A 组给予针刺肺经(双侧太渊、列缺)治疗,B 组给予针刺非经非穴治疗,C 组模型组不予处理。结果得出针刺肺经有助于缓解豚鼠肺切除术后咳,PGE_2 和缓激肽(BK)测定出现明显改变(与针刺非经非穴组、模型组相比,$P<0.01$),豚鼠肺组织免疫组化形态学减轻。

（二）细胞实验

1. 含药血清

在蝉芩颗粒对 LPS 诱导人支气管上皮细胞神经源性炎症的干预机制研究中,将人支气管上皮细胞(16HBE)随机分为空白组、模型组,蝉芩颗粒高、中、低剂量组,N-硝基-L-精氨酸甲酯(L-NAME)组,除空白组均采用 LPS 诱导构建体外神经源性炎症细胞模型,造模后分别给予相应含药血清干预。采用细胞计数试剂盒 8(CCK-8)法检测细胞活力,RT-qPCR 法检测细胞诱导型一氧化氮合酶(iNOS)、可溶性鸟苷酸环化酶(sGC)、环磷酸鸟苷(cGMP)依赖性蛋白激酶(PKG)、TRPV1、P 物质、IL-6、IL-1β、细胞间黏附分子-1(ICAM-1)的 mRNA 表达,蛋白免疫印迹(western blot)法检测细胞 iNOS、sGC、PKG 的蛋白表达,荧光分光光度法检测细胞内钙离子浓度。与空白组比较,模型组细胞活力下降,iNOS、sGC、PKG、TRPV1、SP、IL-6、IL-1β、ICAM-1 mRNA 表达增高,iNOS、sGC、PKG 蛋白表达增高,Ca^{2+} 水平升高(均 $P<0.01$)。与模型组比较,蝉芩颗粒高剂量组及 L-NAME 组细胞活力增加,上述分子指标均被有效抑制($P<0.01$)。即蝉芩颗粒可能通过下调人支气管上皮细胞中 iNOS/NO-cGMP-PKG 通路、抑制 TRPV1 通道减少速激肽 SP 及炎症因子释放,从而减轻神经源性炎症。

本团队经验方祛风宣肺方含药血清也可以通过下调 Ras-Raf-MAPK 信号通路相关基因和蛋白的表达,从而减轻 NGF 介导的气道神经源性炎症。其利用 NGF 制备体外神经源性炎症细胞模型,造模后给予含药血清干预。采用四甲基偶氮唑蓝(MTT)法检测各组细胞的增殖率,使用流式细胞仪检测各组细胞凋亡率,并用逆转录聚合酶链式反应(RT-PCR)及 Western blot 法检测各组细胞 Pan-Ras、c-fos、NK-1R mRNA 及蛋白表达情况。与正常组相比,模型组细胞增殖率、凋亡率、Pan-Ras、c-fos、NK-1R mRNA 及蛋白的表达均升高。与模型组相比,阿斯美组和祛风宣肺方高、中、低剂量组细胞增殖率、凋亡率、Pan-Ras、c-fos mRNA 及蛋白的表达均降低;祛风宣肺方高、中剂量组均能够明显降低 NK-1R mRNA 及蛋白的表达。故认为祛风宣肺方通过下调 Ras-Raf-MAPK 信号通路相关基因和蛋白的表达,进而减轻 NGF 介导的气道神经源性炎症,降低咳嗽敏感性。

苏黄止咳胶囊体外 A549 细胞实验与动物实验结论一致,三拗汤加全蝎、僵蚕对 16HBE 细胞炎症损伤具有保护作用等,均在细胞实验的基础上进一步证实了动物实验的结论。

2. 单体

研究显示,乙醇提取的四个木脂素,包括五味子素,五味子素 A,脱氧五

味子素和 γ- 五味子素,均能显著抑制香烟提取物诱导的 A549 细胞 TRPV1、TRPA1 和一氧化氮合酶 3(NOS3)的表达及 NO 释放。在大鼠气管环中添加柚皮苷和柚皮素能够使由卡巴醇(CCh)诱发的紧张性收缩得到放松。用 CCh 或高 KCl 刺激原代培养的气管平滑肌细胞后,柚皮苷和柚皮素均能抑制细胞内 Ca^{2+} 的增加,该反应也可被 IbTX(BK 通道抑制剂)抑制。

参考文献

[1] 赖克方.慢性咳嗽[M].2 版.北京:人民卫生出版社,2019.

[2] 梁婷,黄露,曹征宇.清宣止咳颗粒止咳、祛痰、抗炎作用评价[J].中成药,2022,44(02):410-415.

[3] 张童洋子,魏为利,邱忠民.豚鼠咳嗽反应性的不同检测方法研究[J].同济大学学报(医学版),2017,38(01):24-29.

[4] MOTOMU T, MARUYAMA K. Cough reflex induced by microinjection of citric acid into the larynx of guinea pigs:new coughing model.[J].Journal of Pharmacological Sciences,2003,93(4):465-470.

[5] 王笃军,康立欣,赵力,等.桑叶经霜对其传统功效清肺润燥作用的影响[J].天然产物研究与开发,2017,29(09):1546-1550+1601.

[6] 王敏,白晓红,刘芳,等.桑皮止咳方对呼吸道合胞病毒诱导的感染后咳嗽小鼠 c-fos 蛋白及相关炎性因子表达的影响[J].中华中医药杂志,2020,35(12):6038-6042.

[7] 吴怡,姜鸿,张颖,等.鸢尾黄素对感染后咳嗽豚鼠的抗气道炎症作用[J].中华中医药学刊,2021,39(02):106-109+269.

[8] 吕天宜,李得民,杨道文,等.卵清蛋白(OVA)致敏联合烟熏法建立咳嗽变异型哮喘豚鼠模型[J].中国比较医学杂志,2020,30(10):1-7.

[9] 甘雨,乔敏,丁春晓,等.固本止咳平喘颗粒对咳嗽变异性哮喘大鼠肺组织病理及 Th1/Th2 类细胞因子的影响[J].中华中医药学刊,2019,37(11):2614-2617+2822.

[10] 楚慧伦,孔德明,丁子桐,等.Brown-Norway 大鼠咳嗽变异性哮喘模型的建立[J].中国比较医学杂志,2018,28(03):63-66.

[11] 曹治山,史锁芳.上气道咳嗽综合征大鼠模型的建立与评价[J].江西中医药,2015,46(01):40-42.

[12] 周婷,王孟清,罗银河.肺热阴虚型感染后慢性咳嗽大鼠模型的建立及评价[J].中医药导报,2016,22(05):16-20.

[13] 谢梦洲,何军锋,屈娅婷,等.脾肾阳虚慢性咳嗽大鼠模型的研制[J].湖南中医药大学学报,2010,30(09):30-33.

[14] 王文丽,李冬梅,施雷.咳嗽变异性哮喘病证结合动物模型的建立和评价[J].中医药

导报, 2016, 22 (07): 24-27+35.

［15］汪天青,张颖,姜鸿,等 . 中药射干提取物改善豚鼠呼吸道合胞病毒感染后气道炎症的作用研究［J］. 中华中医药学刊, 2019, 37 (09): 2128-2132+2313.

［16］赖思琪,张嘉琪,黎美棋,等 . 五味子总多糖对烟草烟雾诱导的咳嗽高敏豚鼠的止咳抗炎活性［J］. 中华中医药杂志, 2022, 37 (03): 1644-1647.